Hüftgelenks-endoprothetik

Aktueller Stand – Perspektiven

Herausgegeben von
R. Rahmanzadeh und M. Faensen

Mit 197 Abbildungen

Springer-Verlag
Berlin Heidelberg New York Tokyo
1984

Professor Dr. med. Rahim Rahmanzadeh
Priv.-Doz. Dr. med. Michael Faensen

Abteilung für Unfall- und Wiederherstellungschirurgie
Klinikum Steglitz der Freien Universität Berlin
Hindenburgdamm 30, D-1000 Berlin 45

*Symposion zu Ehren von
Professor Dr. med. Robert Schneider
anläßlich seines 70. Geburtstages*

ISBN-13:978-3-540-13077-2 e-ISBN-13:978-3-642-69496-7
DOI: 10.1007/978-3-642-69496-7

CIP-Kurztitelaufnahme der Deutschen Bibliothek
Hüftgelenksendoprothetik : aktueller Stand – Perspektiven / [Symposion zu Ehren von Professor Dr. med. Robert Schneider anläßl. seines 70. Geburtstages]. Hrsg. von R. Rahmanzadeh; M. Faensen. – Berlin ; Heidelberg ; New York ; Tokyo : Springer, 1984.
ISBN-13:978-3-540-13077-2

NE: Rahmanzadeh, Rahim [Hrsg.]; Symposion zu Ehren von Professor Doktor med. Robert Schneider (1982, Berlin, West); Schneider, Robert: Festschrift

2124/3140/543210

Inhaltsverzeichnis

Mitarbeiterverzeichnis

Besselaar, P. P., Dr., Orthopedie, Academisch Ziekenhuis, Grimburgwall 10, NL-1012 Amsterdam

Blümel, G., Prof. Dr., Direktor, Institut für Experimentelle Chirurgie der Technischen Universität, Ismaninger Str. 22, D-8000 München 80

Burri, C., Prof. Dr., Ärztlicher Leiter der Abteilung für Unfallchirurgie, Hand-, Plastische- und Wiederherstellungschirurgie der Universität Ulm, Oberer Eselsberg, D-7900 Ulm

Buse, H., Prof. Dr., Chefarzt, Chirurg. Abt. des Krankenhauses Bethel, Promenadenstr. 3–5, D-1000 Berlin 45

Claes, L., Priv.-Doz. Dr., Abt. für Unfallchirurgie, Hand-, Plastische- und Wiederherstellungschirurgie der Universität Ulm, Oberer Eselsberg, D-7900 Ulm

Dreyer, J., Prof. Dr., Chefarzt, Orthopädische Klinik, Rotdornallee 64, D-2820 Bremen-Lesum

Durbin, F., Dr., Orthopädische Klinik, Klinikum der Justus-Liebig-Universität, Freiligrathstr. 2, D-6300 Gießen

Eichler, J., Prof. Dr., Ärztlicher Direktor der Orthopädischen Klinik, Mosbacher Str. 10, D-6200 Wiesbaden

Enes-Gaiao, F., Dr., Oberarzt, Abt. für Unfall- und Wiederherstellungschirurgie, Klinikum Steglitz der Freien Universität, Hindenburgdamm 30, D-1000 Berlin 45

Etter, C., Dr., Abt. für Unfallchirurgie, Hand-, Plastische- und Wiederherstellungschirurgie der Universität Ulm, Oberer Eselsberg, D-7900 Ulm

Faensen, M., Priv.-Doz. Dr., Abt. für Unfall- und Wiederherstellungschirurgie, Klinikum Steglitz der Freien Universität, Hindenburgdamm 30, D-1000 Berlin 45

Friedebold, G., Prof. Dr., Direktor der Orthopädischen Klinik und Poliklinik der Freien Universität im Oskar-Helene-Heim, Clayallee 229, D-1000 Berlin 33

Fritsche, H.-M., Dr. med., Chirurg. Abt., Kreiskrankenhaus, D-8100 Garmisch-Partenkirchen

Gronert, H.-J., Dr., Abt. für Orthopädie und Traumatologie, Krankenhaus am Urban, Dieffenbachstr. 1, D-1000 Berlin 61

Gross, U., Prof. Dr., Geschäftsführender Direktor, Institut für Pathologie, Klinikum Steglitz der Freien Universität, Hindenburgdamm 30, D-1000 Berlin 45

Gruber, U., Sigri Elektrographit GmbH, D-8901 Meitingen

Haas, S., Priv.-Doz. Dr., Institut für Experimentelle Chirurgie der Technischen Universität, Ismaninger Str. 22, D-8000 München 80

Hahn, F., Priv.-Doz. Dr., Oberarzt, Abt. für Unfall- und Wiederherstellungschirurgie, Klinikum Steglitz der Freien Universität, Hindenburgdamm 30, D-1000 Berlin 45

Hoos, R., Dr. Orthopädische Klinik der Med. Hochschule, Klinik III im Annastift e.V., Heimchenstr. 1–7, D-3000 Hannover 61

Jäger, M., Prof. Dr. med., Direktor, Orthopädische Klinik und Orthopädische Polikliniken der Ludwig-Maximilians-Universität und der Staatlichen Orthopädischen Klinik München Harlaching, Harlachinger Str. 51, D-8000 München 90

Jenny, H., Dr., Oberarzt, Orthopädische Universitätsklinik Kantonsspital, CH-4055 Basel

Kallenberger, A., Priv.-Doz. Dr., Zahnärztliches Institut der Universitätsklinik, Kantonsspital, CH-4031 Basel

Ketterl, R., Dr., Chirurgische Klinik und Poliklinik des Klinikums rechts der Isar der Technischen Universität, Ismaninger Str. 22, D-8000 München 80

Kienzle, H., Dr., Chirurgische Abt., Kreiskrankenhaus, D-8100 Garmisch-Partenkirchen

Kummer, B., Prof. Dr., Direktor, Anatomisches Institut der Universität, Joseph-Stelzmann-Str. 9, D-5000 Köln 41

Lechner, F., Prof. Dr., Ärztlicher Direktor, Kreiskrankenhaus, D-8100 Garmisch-Partenkirchen

Marti, R. K., Prof. Dr., Academisch Ziekenhuis, Universiteit van Amsterdam, Meibergdreef 9 NL-1105 AZ Amsterdam

Mathys, R. sen., Dr.h.c. med., Fabrik für Chirurgie-Instrumente, Herstellung Künstlicher Gelenke, CH-2544 Bettlach

Mathys, R. jun., Dipl. Ing. ETH, Fabrik für Chirurgie-Instrumente, Herstellung Künstlicher Gelenke, CH-2544 Bettlach

Morscher, E., Prof. Dr., Vorsteher Orthopädische Universitätsklinik, Kantonsspital, CH-4055 Basel

Müller, M. E., Prof. Dr., Stiftung Maurice E. Müller für Fortbildung und Forschung in orthopädischer Chirurgie, Murtenstr. 35, CH-3008 Bern

Neugebauer, R., Dr., Abt. für Unfallchirurgie, Hand-, Plastische- und Wiederherstellungschirurgie der Universität Ulm, Oberer Eselsberg, D-7900 Ulm

Oest, W., Dr., Orthopädische Klinik, Klinikum der Justus-Liebig-Universität, Freiligrathstr. 2, D-6300 Gießen

Plitz, W., Dipl.Ing., Leiter des Labors für Biomechanik und experimentelle Orthopädie der Orthopädischen Klinik und Poliklinik der Ludwig-Maximilians-Universität, Harlachinger Str. 51, D-8000 München 90

Rahmanzadeh, R., Prof. Dr., Leiter der Abt. für Unfall- und Wiederherstellungschirurgie, Klinikum Steglitz der Freien Universität, Hindenburgdamm 30, D-1000 Berlin 45

Refior, H. J., Prof. Dr., Orthopädische Klinik der Med. Hochschule, Klinik III im Annastift e. V., Heimchenstr. 1–7, D-3000 Hannover 61

Roggenland, G., Dr., Abt. für Unfallchirurgie, Universitätsklinikum, Hufelandstr. 55, D-4300 Essen 1

Schmit-Neuerburg, K. P., Prof. Dr., Direktor, Abt. für Unfallchirurgie, Universitätsklinikum, Hufelandstr. 55, D-4300 Essen

Schneider, R., Prof. Dr., Spezialarzt FMH für Chirurgie, Klinik Linde, Blumenrain 101, CH-2502 Biel

Siahaan, T., Dr., Orthopädische Klinik, Klinikum der Justus-Liebig-Universität, Freiligrathstr. 2, 6300 Gießen

Späh, H. J., Dr., Orthopädische Klinik, Rotdornallee 64, D-2820 Bremen-Lesum

Steinemann, S. G., Prof. Dr. sc. nat., Institut Straumann AG, CH-4437 Waldenburg

Strunz, V., Priv.-Doz. Dr., Abteilung für Kieferchirurgie und plastische Gesichtschirurgie im Klinikum Steglitz der Freien Universität, Hindenburgdamm 30, D-1000 Berlin 45

Thull, R., Prof. Dr., Zentralinstitut für biomedizinische Technik, Universität Erlangen-Nürnberg, Turnstr. 5, D-8520 Erlangen

Wagner, H., Prof. Dr., Chefarzt der Orthopädischen Klinik Wichernhaus, Rummelsberg, D-8501 Schwarzenbruck/Nürnberg

Weller, S., Prof. Dr., Ärztlicher Direktor, Berufsgenossenschaftliche Unfallklinik, Rosenauer Weg 95, D-7400 Tübingen

Wendt, P., Priv.-Doz. Dr. rer. nat., Institut für experimentelle Chirurgie der Technischen Universität, Ismaninger Str. 22, D-8000 München 80

Wessinghage, D., Prof. Dr., Chefarzt des BRK Rheuma-Zentrums, Orthopädische Klinik, D-8403 Bad Abbach

Zak, K., Dr. med. Dr. Ing., Abt. für Orthopädie und Traumatologie, Krankenhaus am Urban, Dieffenbachstr. 1, D-1000 Berlin 61

Teil I

Einführung und allgemeine Probleme

Die Entwicklung des künstlichen Hüftgelenkersatzes

G. Friedebold[1]

Will man die Bedeutung des künstlichen Gelenkersatzes, des wesentlichsten und zugleich faszinierendsten Fortschritts der Gelenkchirurgie, so recht erfassen, scheint es notwendig, einen Blick auf die Problematik zu werfen, vor der die alten Chirurgen um die Jahrhundertwende standen und deren Lösung sie betrieben.

Natürlich wußte man auch damals, daß es nicht möglich sein würde, derart deformierte Oberschenkelköpfe (Abb. 1) wegzubaden, wegzuturnen, wegzuspritzen oder mit Wärme zu beseitigen und damit die anatomische und funktionelle Ausgangssituation wiederherzustellen. Den konservativen Verfahren waren von vornherein Grenzen gesetzt. Die Problematik dessen, was man *Arthrosis deformans* nennt, die Erkrankung eines Gelenkes mit Verformung beider Gelenkkörper, ist gekennzeichnet durch Schmerzen, zunehmende Einschränkung der Beweglichkeit und schließlich Belastungsinstabilität. Konservative Therapie ist symptomatische Therapie; die Wiederherstellung eines schmerzfreien, beweglichen und belastungsstabilen Gelenkes ist damit nicht erzielbar.

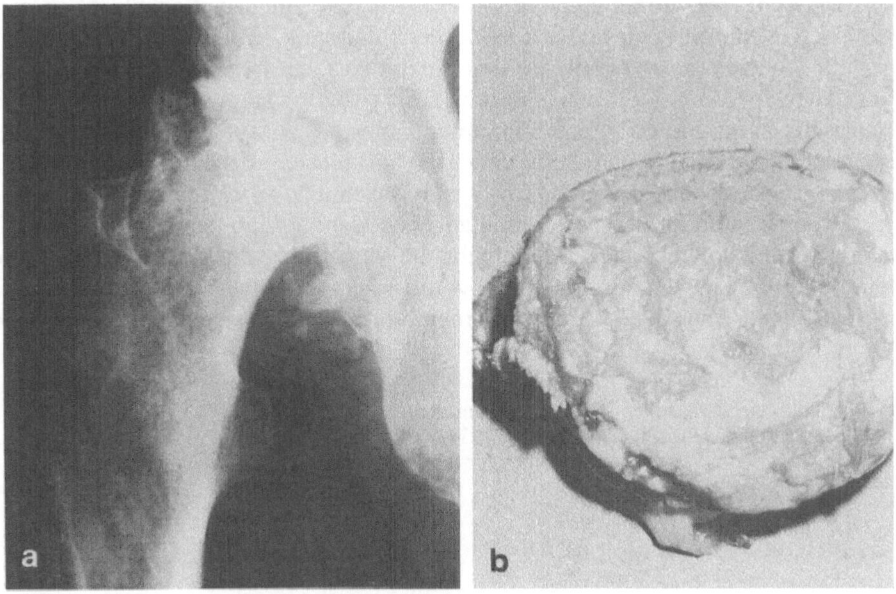

Abb. 1. **a** Röntgenbild und **b** anatomisches Substrat bei Koxarthrose

1 Prof. Dr. G. Friedebold, Direktor der Orthopädischen Klinik und Poliklinik der Freien Universität im Oskar-Helene-Heim, Clayallee 229, 1000 Berlin 33

Der Traum der Chirurgen der Jahrhundertwende schien mit der verbesserten Schmerzbekämpfung, v. a. aber der Asepsis, erfüllbar zu werden. Die verformten Gelenkkörper wieder kongruent zu machen, bedeutete Ausfräsung von Kopf und Pfanne. Solche Sine-sine-Plastiken boten jedoch nur geringe Chancen: Wurde zu viel von der artikulierenden Fläche entfernt, so entstand Instabilität; zu sparsame Resektion war in der Regel mit Verknöcherung verbunden, die bei eintretender Versteifung doch noch zu einem zufriedenstellenden klinischen Ergebnis führen konnte, da wenigstens die Schmerzen beseitigt waren.

Erst die Interposition lebenden Gewebes fing diese Verknöcherungstendenz solcher Art neugeformter Gelenke ab. Die Aussichten, die Beweglichkeit wiederherzustellen, wurden damit verbessert. Payr (1910) verwendete Faszie, Lexer (1924) Unterhautfettgewebe und Rehn (1934) bevorzugte Kutis. Es sollte erwähnt werden, daß Löffler (persönliche Mitteilung 1953) in der Charité noch Ende der 40er Jahre Skrotalhaut interponierte; ein Verfahren, das sich vermutlich deshalb nicht sehr durchgesetzt hat, weil es schon damals sehr grob gegen die Chancengleichheit verstieß.

Die Tabelle 1 gibt Aufschluß darüber, mit welcher Zurückhaltung derartige Plastiken durchgeführt wurden. Indikation ist hier das in Fehlstellung eingesteifte Gelenk nach alter inaktiver Tuberkulose. Man traute sich noch nicht so recht an Arthroplastiken heran. Etwa um das Jahr 1923 wurde der nächste entscheidende Schritt in der Entwicklung vollzogen: Erstmalig wird künstliches Material zur Interposition verwendet. Es sind Alltagssubstanzen: Glas oder Bakelit. Bereits im Jahre 1902 war jedoch offenbar einmal eine solche metallische Interposition mit Goldfolie erfolgt. Näheres wurde nicht darüber berichtet. Interpositionsplastiken mit künstlichem Material erwiesen sich jedoch erst dann als erfolgreich, als ihrem Inaugurator Smith-Peterson (1939) mit den biokompatiblen Legierungen aus Kobalt, Chrom und Molybdän die Metallegierung zur Verfügung stand, die sich etwa 1938 durchgesetzt hatte. Sie erfüllte die Hauptanforderung an alle Implantate: Im aggressiven biologischen Milieu keine Schäden auszulösen, die dann schließlich bis zur Sarkogenität gehen können. Damals waren wenig Möglichkeiten zu systematischen Experimenten in dieser Richtung gegeben, denn es gab keine geeigneten klinischen Labors. So war es eigentlich mehr die Vorstellung der ersten Pioniere, die einem Material Gewebsfreundlichkeit voraussagen konnte. Tierversuche waren vorausgegangen, aber das große Experiment, das für eine systematische klinische

Tabelle 1. Hüftgelenksplastiken (die eingeklammerten Zahlen bezeichnen die Rezidive). (Aus: Payr 1934)

W. S. Baer	27 (7)
Lexer	7 (3)
Payr	3 (1)
Jeletzkij	2 (1)
Rochet	2
Murphy	1
Krüger	1
Vulpius	1
Schepelmann	1
	45

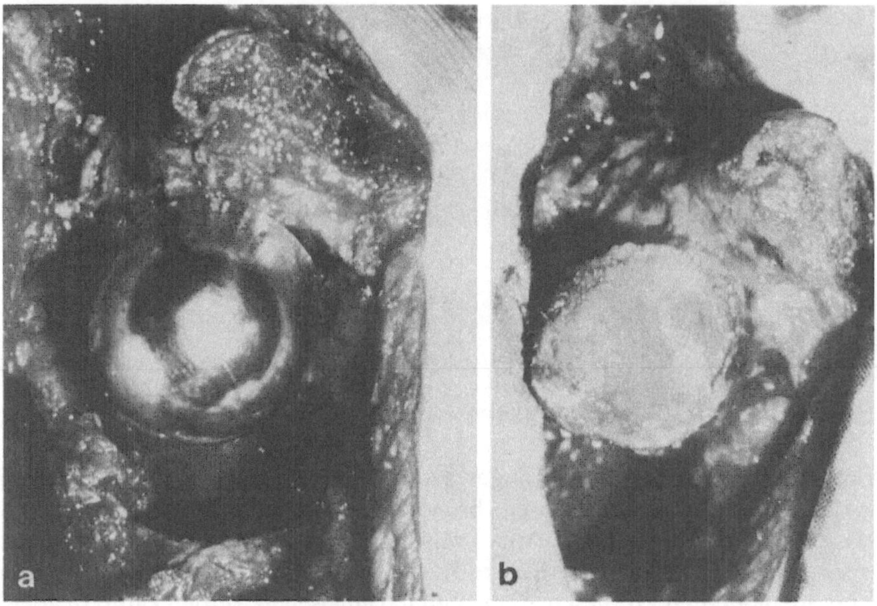

Abb. 2 a, b. Kongruente Gelenksituation bei Kappenplastik

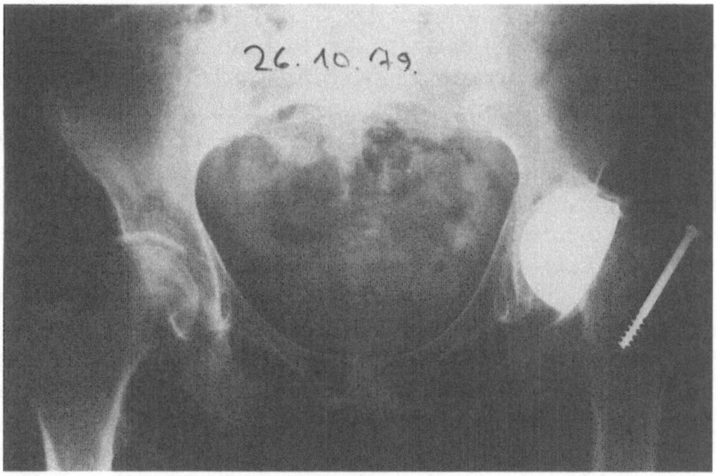

Abb. 3. Röntgenbild bei Smith-Peterson-Cup

Anwendung zur Grundlage wird, blieb noch aus. So eilten in manchen Fällen die klinischen Erfahrungen der Grundlagenforschung voraus. Sie waren es dann auch, auf die sich die weitere Forschung stützen mußte.

Smith-Peterson-Kappen standen in verschiedenen Größen zur Verfügung. Bei exakter Formung des Kopfes (Abb. 2) und kongruenter Ausfräsung der Pfanne gab es bisweilen gute Ergebnisse. Persönlich habe ich dieses Verfahren noch nach Ein-

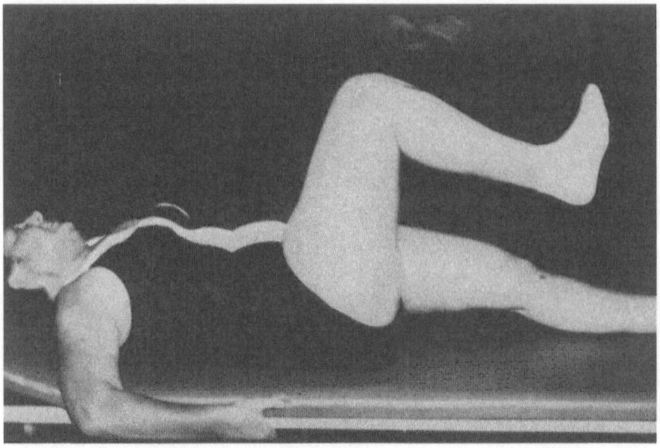

Abb. 4. Funktion der Cup-Plastik (gleiche Patientin wie Abb. 3)

führung der Totalendoprothese angewendet. Es bedeutete für jüngere Menschen mit doppelseitiger Koxarthrose ein brauchbares Angebot. Die Ergebnisse waren etwa zu 50% befriedigend. Die Abb. 3 zeigt eine Patientin, die 14 Jahre lang mit einer solchen Smith-Peterson-Plastik zufrieden war (Abb. 4), ein Zeitraum, der auch für unsere modernen Prothesen als erfolgreich angesehen werden kann. In aller Regel aber scheiterte der Erfolg dieser Alloplastik an der Problematik, die jeder Paarung von Metall mit organischem Gewebe innewohnt, nämlich der progredienten Zerstörung des hyalinen Knorpels und seiner basalen Knochenschicht durch den unterschiedlichen Härtegrad der Gelenkpartner. Gestörter Stoffwechsel durch Fortfall des Synovialflusses für den Restknorpel und verstärkter Abrieb der Tangentiallamellen in der obersten Knorpelschicht durch den harten Fremdkörper bewirken mehr oder weniger rasch eine Nudierung der darunterliegenden Zellschichten mit Zerfall derselben und Freisetzung von lysosomalen Enzymen, die die progressive Zerstörung fortsetzen. Die Deformierung des organischen Gelenkpartners, dem Schmierung nicht mehr zur Verfügung steht, führt schließlich eine Situation herbei, die der ursprünglichen Arthrose an klinischer Bedeutung nicht nachsteht. Der Mißerfolg dieser Plastik ist vorgezeichnet.

Die besten subjektiven Ergebnisse solcher Arthroplastiken waren häufig die, die mit Ankylosierung endeten. Nach Entfernung solcher Kappen zeigte sich bisweilen ein einigermaßen gleichmäßiger Knorpelüberzug an Kopf und Pfanne, der u. a. Cervenanski (1973) veranlaßte, sich mit der Entfernung der Metallkappe zu begnügen, also sozusagen eine sekundäre Sine-sine-Plastik durchzuführen. Da es sich jedoch nur um einen der Wechsellastbeanspruchung nicht gewachsenen Faserknorpel handelt, war auch diese Lösung nicht von Dauer. Hauptfaktor für den Mißerfolg der Smith-Peterson-Cup-Plastik war die durch den starken Abrieb induzierte Fibrosierung der Umgebung bis zur Verknöcherung, die aber, da sie niemals Malignitätsgrad erreichte, vertretbar blieb. Als Ursache für diese Entwicklung war die fehlende Stabilität einer derartigen Interpositionsplastik anzusehen, die allseitige Beweglichkeit eines großen Fremdkörpers. So war der nächste Schritt vorgezeichnet: Der künstliche Gelenkteil wurde nicht einfach interponiert, sondern zum stabilisierten Gelenkpartner gemacht. Der künstliche Gelenkersatz war geboren, der Begriff der „Endoprothese" geprägt.

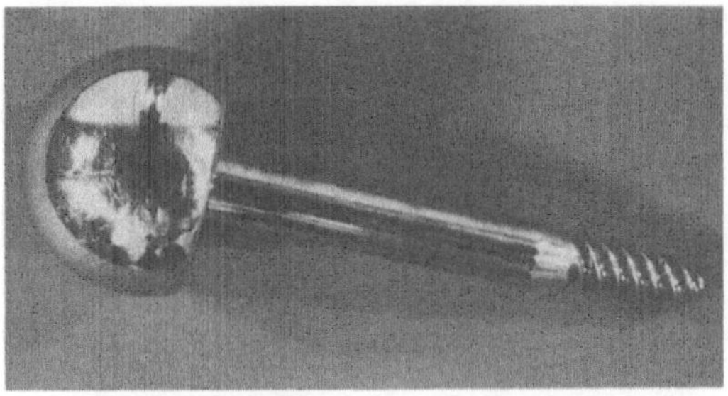

Abb. 5. Modell einer ursprünglichen Judet-Prothese

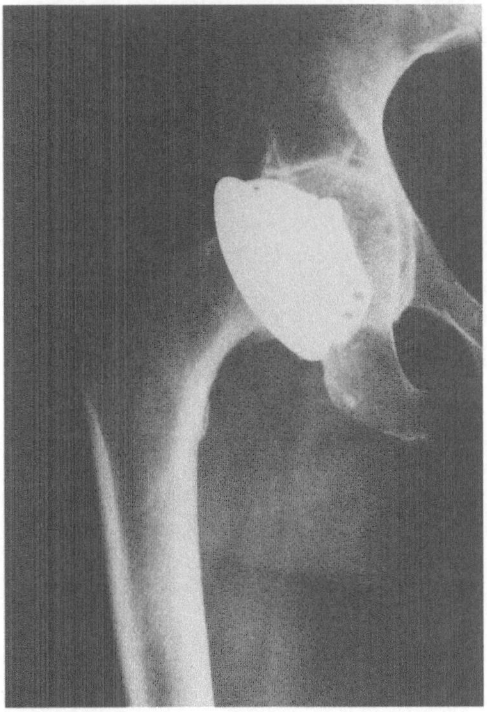

Abb. 6. Röntgenbild einer isolierten Pfannenprothese nach McBride

Die ersten dieser Hüftkopfprothesen besaßen Pilzform (Abb. 5). Von R. und J. Judet (1950) entwickelt, aus Metall, aber auch aus Plexiglas hergestellt, boten sie gegenüber dem Cup den Vorteil größerer Ausgangsstabilität. Das Problem der ungünstigen Paarung blieb jedoch dasselbe. Immerhin schien die Lebensdauer solcher Hemialloarthroplastiken, bei denen nur einer der Gelenkkörper – in der Regel der Kopf – ersetzt wurde, verbessert zu sein, besonders, wenn die Position der Prothese in Orientierung an den biomechanischen Erkenntnissen von Pauwels ein gewisses Maß an Valgität aufwies.

Der isolierte Pfannenersatz durch ein Modell von Urist (1957) oder McBride (1951) (Abb. 6) konnte sich als Form der Hemialloarthroplastik nicht durchsetzen. Die zunehmende Anzahl frühzeitig gelockerter oder ausgebrochener Kopf-Hals-

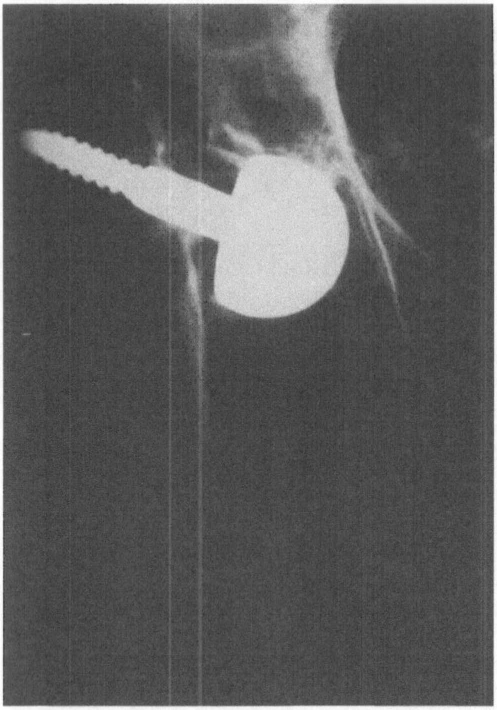

Abb. 7. Röntgenbild einer ausgelockerten Judet-Prothese

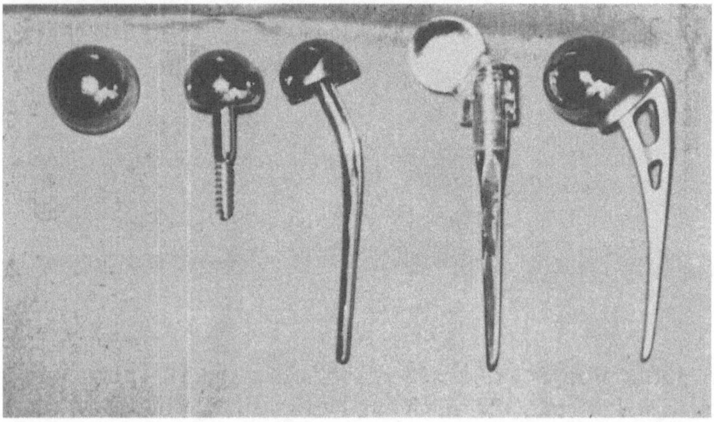

Abb. 8. Übergang zu Langschaftmodellen; von *links* nach *rechts:* Smith-Peterson-Cup, Judet-Prothese, Merle d'Aubigne-Modell, Modelle von Lange-Rettig und Moore

Prothesen (Abb. 7) verlangte nach einer Lösung mit höherer Ausgangsstabilität. Sie wurde durch Konstruktion von Modellen erreicht, deren Verankerung mit mehr oder weniger langem Schaftteil in der Markhöhle des Femurs erfolgte. Zu nennen sind hier Merle d'Aubigne (1954) in Frankreich, Lange (1951) und Rettig (1952) in Deutschland sowie Moore (1959), Thompson (1966) und Eicher (zit. nach Cozen

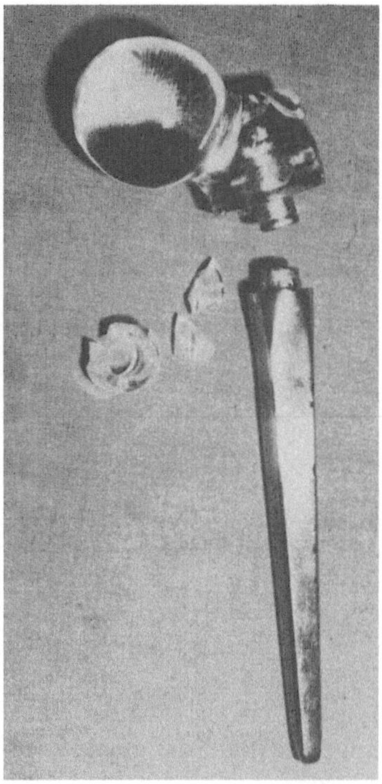

Abb. 9.
In situ gebrochene Plexiglasprothese nach Lange-Rettig

1963) in den USA (Abb. 8). Das Verankerungsprinzip war jeweils unterschiedlich: Formschlüssige Gestaltung des Schaftes, wie bei Thompson oder Merle d'Aubigne, Drahtfixation wie bei Lange und Rettig oder Einbringen von Knochenspänen in einen dafür vorgesehenen Schlitz in der Prothese wie bei Moore. Durchgesetzt haben sich bis heute v.a. die Modelle von Thompson und Moore, beide aus Chrom-Kobalt-Molybdän-Legierung. Das Material „Plexiglas" der Lange-Rettig-Prothese war der Wechsellastbeanspruchung auf Dauer nicht gewachsen. Veränderungen durch Abrieb, aber auch Materialbrüche, waren die Folge (Abb. 9).

Das Funktionieren dieser von der Ausgangsstabilität her besseren Prothesen hängt entscheidend von der Kongruenz der artikulierenden Flächen ab. Diese ist bei der Arthrosis deformans nur dann möglich, wenn man die Pfanne ausfräst. Damit gelangen jedoch die deletären Folgen der ungünstigen Materialpaarung um so rascher zur Entwicklung. Die Hemialloarthroplastiken erfuhren dadurch sehr bald eine Beschränkung auf isolierte Schäden von Oberschenkelhals und -kopf bei intakter Pfanne, d.h. auf Schenkelhalsfrakturen und deren Folgen Pseudarthrose und Kopfnekrose. Nur bei einwandfreier Sphärizität der knöchernen Pfanne und exakter Kongruenz mit dem metallischen Kopf besteht in Abhängigkeit vom Grad der Osteoporose Aussicht auf Funktionserhalt des Gelenkes für einige Zeit. Ohne diese Voraussetzungen ist in mehr oder weniger kurzer Zeit die Protrusion des metallischen Kopfes durch das Acetabulum zu erwarten (Abb. 10) und ein Zweiteingriff in der Regel unumgänglich. Immerhin verbessert der relativ geringe Operationsaufwand bei Anwendung dieser Methode bei frischen Schenkelhalsbrüchen von Men-

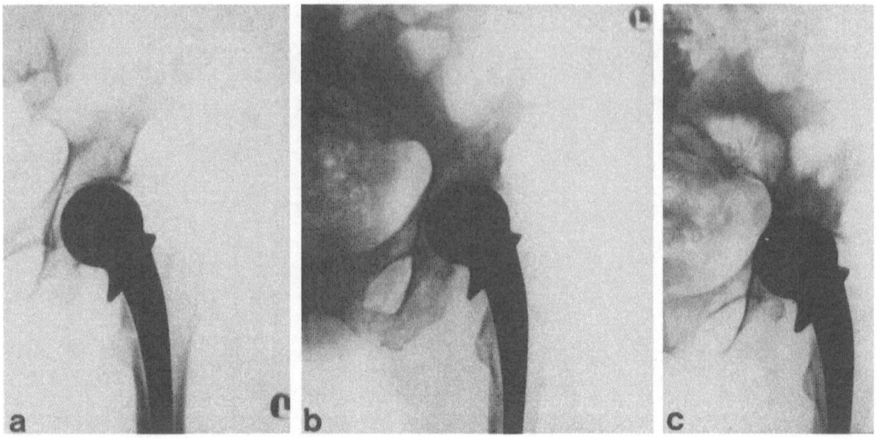

Abb. 10a–c. Protrusion bei Hemialloarthroplastik mit Thompson-Prothese: **a** nach Operation; **b** nach 6 Monaten; **c** nach 1 Jahr

schen mit kurzer Lebenserwartung die Chancen eines raschen Wiedereintritts in den Alltag. Für die Arthrosis deformans aber, den eigentlichen Anlaß zur Arthroplastik, ergab sich zwingend die Forderung nach Ersatz *beider* Gelenkkörper durch künstliche Teile, die miteinander artikulieren könnten. Zwei Grundprobleme galt es zu lösen:

1. Das Material mußte nicht nur biokompatibel sein; seine Verträglichkeit mußte auch den Bedingungen des gegenseitigen Bewegens und Miteinandergleitens im biologisch-aggressiven Milieu auf Dauer standhalten. Damit traten die tribologischen Materialeigenschaften, nämlich Abrieb und Reibung, in den Vordergrund.
2. Die notwendige Ausgangsstabilität für beide Teile zwang zu verstärkter Beschäftigung mit dem Verankerungsproblem.

Für dieses neue Projekt der Entwicklung einer Totalendoprothese für das Hüftgelenk leisteten John Charnley in Großbritannien und Maurice E. Müller in der Schweiz die entscheidende Pionierarbeit. Daneben vollzogen sich Alternativkonstruktionen, die hier nur gestreift werden sollen.

Tatsächlich wurde in der *Reibung* der für das Funktionieren des Gelenkes entscheidende Faktor gesehen. Dem metallischen Kopf-Hals-Teil, der bereits seine Bewährungsprobe bestanden hatte, wurde ein Gelenkpartner zugeordnet, der im technischen Bereich bereits vielfältig Anwendung gefunden hatte: der Kunststoff. Charnley, der den aus V4A-Stahl bestehenden Kopf besonders klein dimensioniert hatte, nämlich ca. 2,5 cm, gelang es damit zwar, die Reibung gegenüber dem Kunststoff besonders niedrig zu halten, der punktuelle Druckeffekt verstärkte jedoch den Abrieb des Kunststoffs nicht unerheblich. Auch Müller, der von vornherein einen größeren Kopfdurchmesser bevorzugte, wie er auch heute noch Gültigkeit besitzt, erlebte jedoch die gleichen Mißerfolge mit diesen Totalprothesen der ersten Generation. Hauptursache war die Wahl des Kunststoffs. Es hatte sich zunächst das Teflon angeboten. Teflon war in Amerika über 300000mal für Herzklappen verwendet worden. Erfahrungen über die Verträglichkeit dieses Kunststoffs im Körper lagen somit vor. Die Belastung eines mechanisch beanspruchten Gelenkes ist jedoch an-

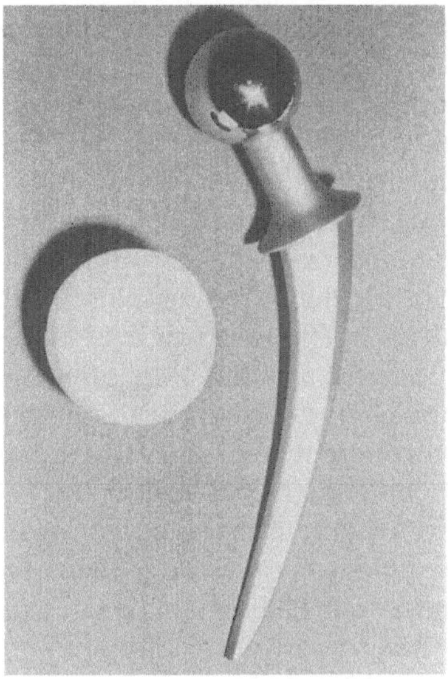

Abb. 11. Totalprothese nach Müller-Charnley

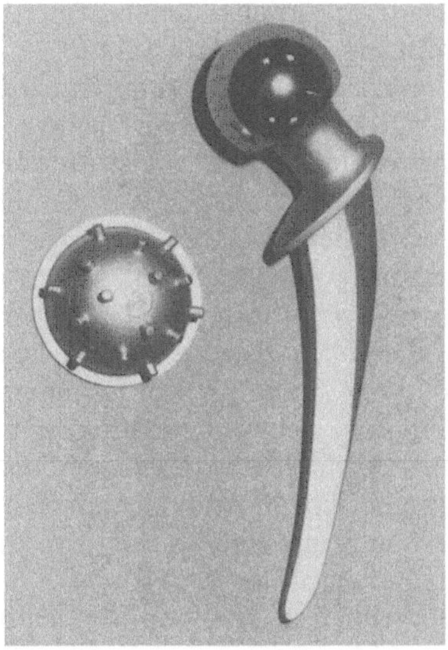

Abb. 12. Totalprothese nach McKee-Farrar

ders zu bewerten als die einer Herzklappe, die nur von strömender Flüssigkeit beeinflußt wird. Das Teflon erwies sich als erheblich abriebsanfällig. Bereits nach wenigen Jahren waren Nachoperationen unumgänglich. Auch ein zweites Übergangsmaterial, das sowohl Charnley als auch Müller erprobten, blieb ungeeignet, bis jene Substanz gefunden wurde, die auch heute noch den ersten Platz einnimmt: das hochverdichtete Polyäthylen (Abb. 11).

In paralleler Entwicklung hatte McKee (1966) in Norwich zusammen mit seinem Mitarbeiter Farrar ein Gelenk zur Anwendung gebracht, das entgegen allen technischen Erfahrungen eine Paarung gleicher Metallegierungen - Chrom-Kobalt-Molybdän - vorsah (Abb. 12). Trotz der biomaterialtechnischen Bedenken hat diese Prothese viele Anhänger gefunden, die z. T. Zehnjahreserfolge vorweisen können. Heute ist auch diese Prothese nur als eine Episode in der Entwicklung der Endoprothetik anzusehen. Die explosionsartige Ausweitung der biomechanischen Labors und ihrer Forschungsmöglichkeiten hat auch dieses Modell in die Historie verwiesen.

Immerhin war der metallische Oberflächenabrieb geringer als der des Kunststoffs. Er erlangte bei korrekter Positionierung der Prothesenteile erst spät eine Größenordnung, die rasch zu zunehmender Blockierung der Artikulation führte und Bewegungen damit auf die Grenzzone übertrug. Der Abrieb des hochverdichteten Polyäthylens liegt dagegen bei 1 mm in 5 Jahren, d. h. in 25 Jahren ist der Pfannenboden um 0,5 cm verdünnt, ein Problem, das die Verwendung des Kunststoffs bei Menschen mit hoher Lebenserwartung in Frage stellt.

Das größere Problem aber blieb die *Stabilität der Verankerung* der Prothesenteile. Die Lösung fand Charnley (1970 a) in Form des PMMA, des Knochenzements. Das Einbringen eines selbsthärtenden Kunststoffs in vorbereitete Knochenräume, der in Form eines Leims eine stabile Verbindung zwischen vitalem Gewebe und künstlichen Implantaten herzustellen vermochte, schien tatsächlich die Lösung des Problems „Stabilität" zu sein.

Gute Beweglichkeit durch extrem niedrige Reibung und hohe Ausgangsstabilität durch Zementierung machten das neue Gelenk so vielversprechend, daß sich eine breite Anwendung geradezu aufdrängte. Die Frühergebnisse waren bestechend. Die Erkenntnis, daß schmerzgeplagte, schwer gehbehinderte Menschen binnen weniger Wochen weitgehend beschwerdefrei und mit beweglicher Hüfte in ihren Alltag zurückkehrten, führte dazu, daß auch in kleinen Krankenhäusern, in denen das Arthroseproblem bisher Objekt physikalischer Therapie war, Hüftendoprothetik betrieben wurde. Die hohe Erfolgsquote verleitete zu immer breiterer Anwendung. Alternative Verfahren standen fast außerhalb der Diskussion; sie wurden auch von eingeweihten Patienten in der Regel von vornherein abgelehnt. Besonders kennzeichnend für diese Euphorie aber war die zunehmende Herabsetzung des Lebensalters im Indikationsbereich des Gelenkersatzes. Höhere Ansprüche, geringere Schonung, größere Vitalität der knöchernen Prothesenlager bewirkten jedoch eine Art Zerreißprobe für die neue Methode. Die Folge war ein Phänomen, das mit zunehmender allgemeiner Verbreitung und Beobachtungsdauer des Verfahrens immer stärker Bedeutung gewann: die *Lockerung* der Prothesenteile.

Die notwendige kritische Einstellung erforderte die Beschränkung auf alte Menschen. Verlängerung der Leistungsfähigkeit des künstlichen Gelenkes ist notwendig, wenn eine Anwendung auch bei Jüngeren mit langer Lebenserwartung gerechtfertigt sein soll, die sich nicht erst im hohen Alter auf ein schmerzfreies und funktionstüchtiges Gelenk verlassen wollen. Dieses Ziel erforderte die Beschäftigung mit den Ursachen der „Lockerung". Sie wurde zum Hauptgegenstand der endoprothetischen Forschung.

Sie erstreckte sich auf drei prinzipielle Fragen:

1. Das „Design" der Totalprothese, da es für die Verteilung der auftretenden Kräfte und deren gleichmäßige Einleitung in den Knochen unter der Wechsellastbeanspruchung von wesentlicher Bedeutung ist.
2. Das „Material" der Prothesenteile, das in seiner Paarung höchsten tribologischen Ansprüchen genügen muß, damit Abrieb und Reibung so niedrig gehalten werden können, daß eine Übertragung von Scherkräften auf das Lager vermieden wird.
3. Das „Verankerungsproblem", mit und ohne Hilfe von Zement ein Höchstmaß an Ausgangsstabilität zu schaffen.

ad 1) Die Formgebung der Totalprothese hat zwar durch zahlreiche Eigenkonstruktionen eine Reihe von Varianten hervorgebracht, ist aber im Prinzip weitgehend einheitlich gestaltet. Sie erfährt im heutigen Müller-Charnley-Modell eine Art Standardisierung, in der biomechanische Berechnungen und praktische Erfahrungen in hohem Maße übereinstimmen. Voraussetzung ist eine korrekte Implantation von Kopf und Pfanne, die weder Luxationstendenzen noch punktuelle Druckverteilung bewirkt.

ad 2) Eine Standardposition nimmt auch die Metall-Kunststoff-Paarung innerhalb der Materialauswahl ein. Das günstige Reibungsverhalten ist Anlaß zur Vernachlässigung des sehr spät zu erwartenden Verschleißeffektes durch Abrieb. Immerhin gibt dieser Abrieb Anlaß zur Erprobung neuer Biomaterialien und ihrer Paarungen.

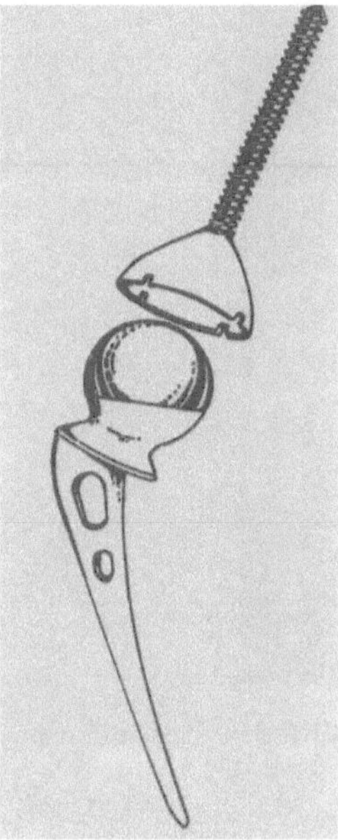

Abb. 13. Zementfreie Totalprothese nach Ring. (Aus: Cotta u. Schulitz 1973)

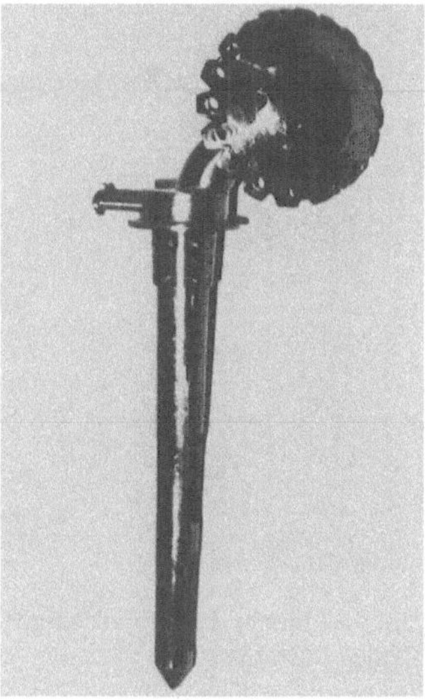

Abb. 14. Zementfreie Totalprothese nach Sivash

Von den Metallen haben sich die Chrom-Kobalt-Molybdän-Legierungen gegenüber dem V4A-Stahl endgültig durchgesetzt. In Konkurrenz hat sich das Titanium, v. a. in Form seiner Aluminiumlegierung, als wertvoll erwiesen. Es diente bereits Sivash als Ausgangsmaterial für seine Totalprothese. Hinzugekommen ist die Aluminiumoxidkeramik, das Polyacetal und neuerdings der Kohlefaserverbundwerkstoff. Alle drei weisen ausgezeichnete Eigenschaften auf und haben längst über die technische Erprobung hinaus auch in der praktischen Anwendung ihre Bewährungsprobe bestanden. Für alle Materialien – v. a. aber für die Keramik – gilt die Forderung nach gleichmäßiger Druckverteilung auf die artikulierenden Flächen, d. h. nach korrekter Positionierung der Prothesenteile, da andernfalls der Vorteil der günstigen tribologischen Eigenschaften rasch verlorengeht. Aus diesem Grund wird vielfach weiterhin einer Kunststoffpfanne als Partner des neuen Materials der Vorzug gegeben.

ad 3) Während das Materialverhalten – selbst im biologischen Milieu – weitgehend im Biomechaniklabor vergleichbaren Bedingungen unterworfen werden kann, bleibt das Hauptproblem die Verankerungsstabilität. Es ist ein Problem der Oberflächengestaltung zwischen Prothese und vitalem Knochen. Hier ermöglicht der Zement die Überbrückung aller Zwischenräume, so daß ein inniger und ausgedehnter Kontakt zustande kommt.

Dieser Überbrückung sind jedoch Grenzen gesetzt. Je größer die Zwischenräume, desto mehr Zement ist erforderlich. Mit zunehmender Schichtdicke des Zements wird dieser jedoch vermehrt Scherkräften ausgesetzt, denen er auf Dauer immer weniger gewachsen ist. Dies gilt um so mehr, wenn der Zement durch unsachgemäße Zubereitung – Blutbeimengungen bei zu früher, Unterbrechungen

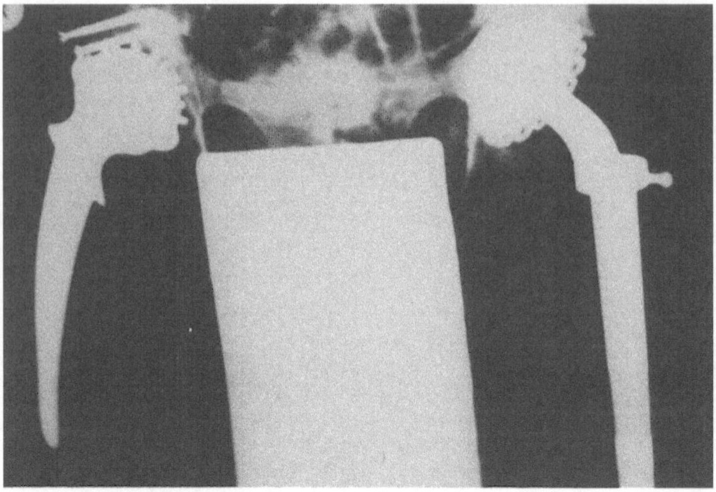

Abb. 15. Röntgenbild: Doppelseitiger totaler Gelenkersatz *rechts* mit Modell McKee-Farrar, *links* mit Modell nach Sivash

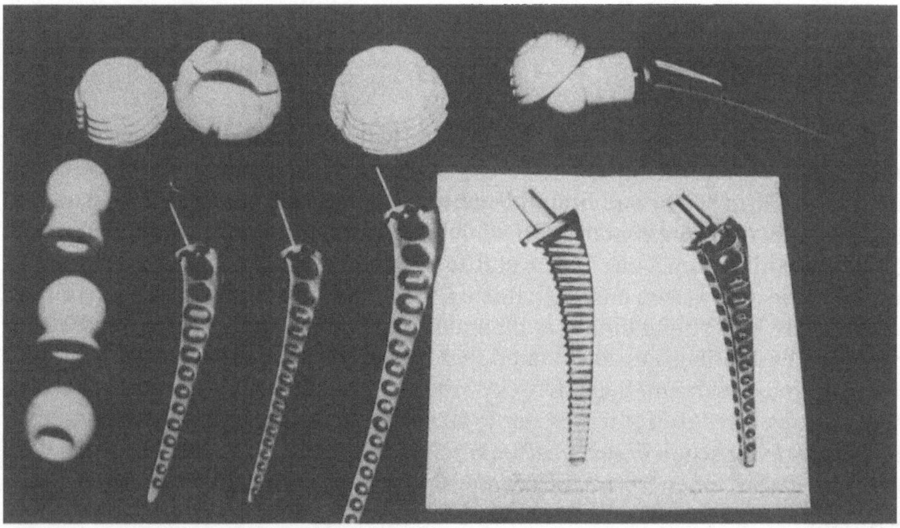

Abb. 16. Modelle aus Al-Oxid-Keramik nach Mittelmeier

bei zu später Implantation – Inhomogenität aufweist und damit frühzeitig brüchig wird. Prothesen-Knochen-Abstände von 1 cm gelten bereits als problematisch.

Dieser Unsicherheitsfaktor Zement war Anlaß für die Entwicklung zementfrei implantierbarer Endoprothesen. Hier waren bereits einige Erfahrungen vorausgegangen. So wurde die von Ring verwendete Metallpfanne mit langer Schraube im Becken verankert (Abb. 13), was eine exakt definierte Position mit Hilfe eines Zielgerätes erforderte, während der Schaft nach dem ursprünglichen Moore-Prinzip fixiert wurde. Auch die Titanprothese von Sivash (1967) (Abb. 14), bei der Kopf- und

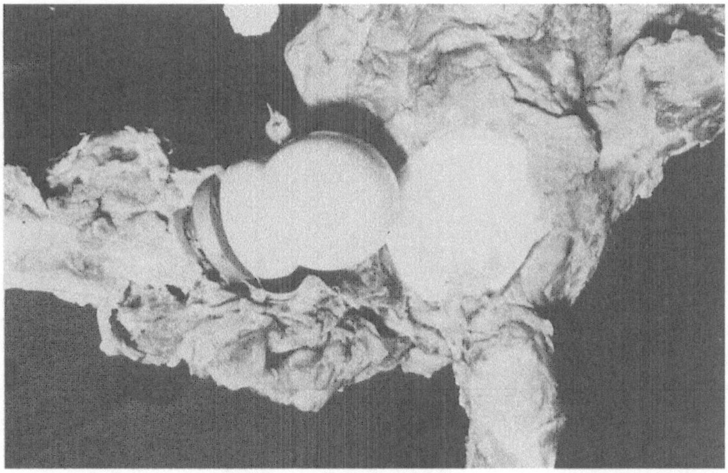

Abb. 17. Al-Oxid-Keramikprothesenteile im anatomischen Präparat

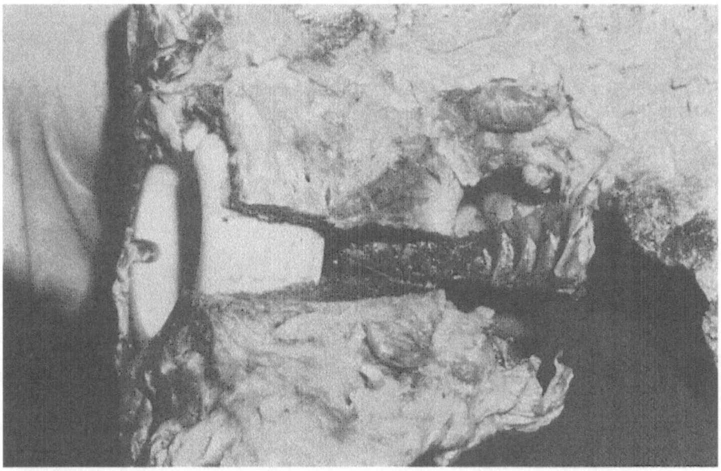

Abb. 18. Schnittpräparat mit eingeschraubter Pfanne

Pfannenteil, mit einem Sprengring verbunden, gleichsam in einem Stück eingesetzt wurden, war durch die Oberflächengestaltung für das Eindringen neu gebildeten Knochens aus dem intraoperativ stark zertrümmerten Pfannenlager aufgeschlossen, während der Schaft durch die Art seiner Konstruktion und der Stiftfixation des Trochanters einigermaßen rotationsstabil verankert wurde (Abb. 15).

Von den neuen Modellen haben v. a. *vier* bereits so viele Anhänger gefunden, daß eine Aussage über Ergebnisse möglich ist, die die Siebenjahresgrenze überschreiten; eine Zeitspanne, in der bei zementierten konventionellen Prothesen bereits eine beachtliche Lockerungsrate zur Beobachtung gelangt ist. Bei allen Modellen steht das Problem der Oberflächenvergrößerung im Vordergrund.

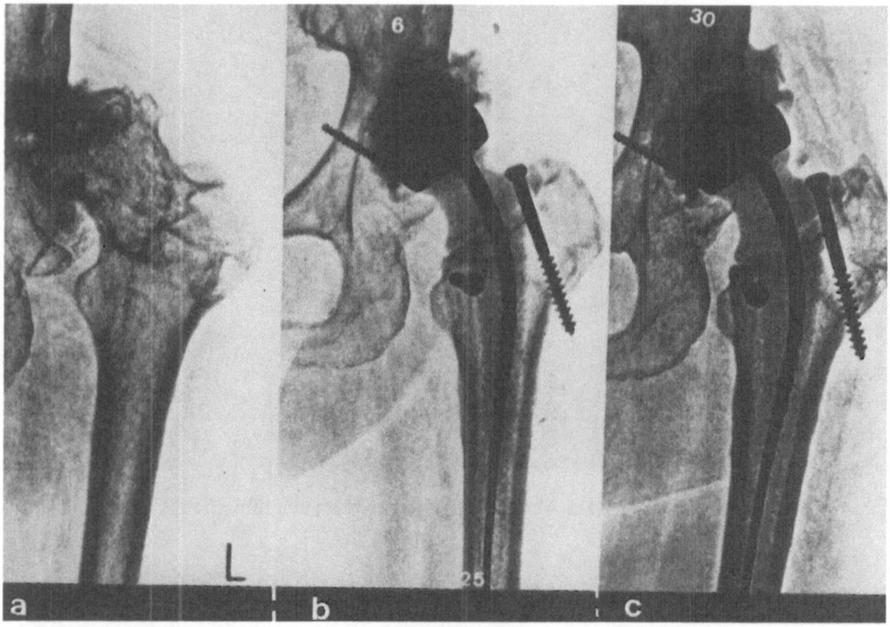

Abb. 19 a–c. Röntgenbild einer sog. „isoelastischen" Prothese aus Polyacetal. (Aus: Morscher u. Mathys 1975)

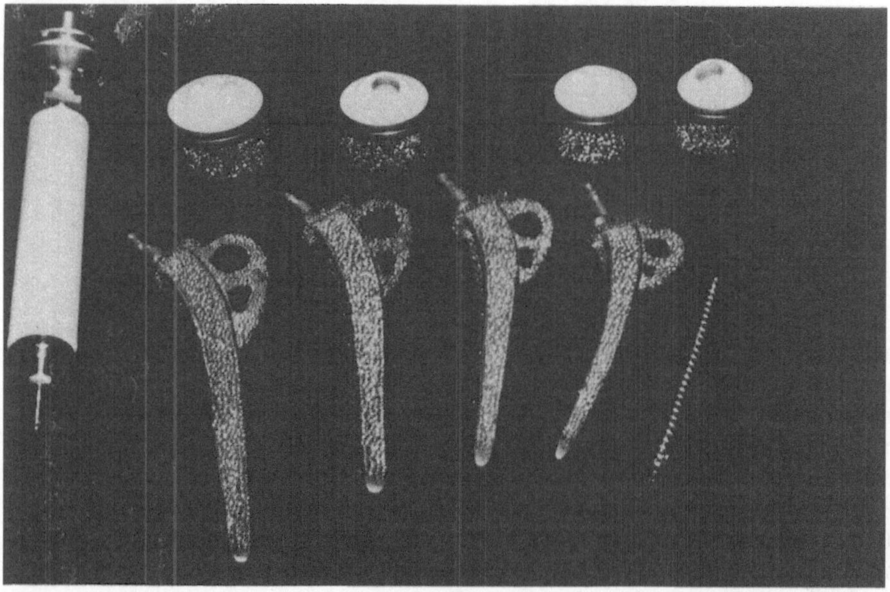

Abb. 20. Totalprothese nach Judet, zementfrei implantierbar. (Geschenk von R. Judet an G. Friedebold)

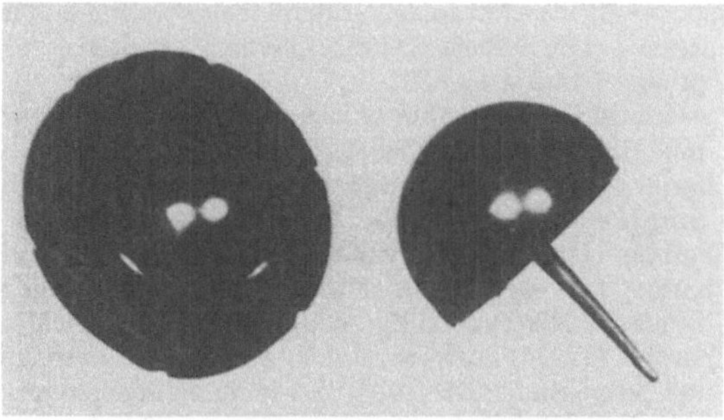

Abb. 21. Kohlefaserprothese nach dem Doppel-Cup-Prinzip, Entwicklung von Rettig und Weber. (Aus: Weber u. Rettig 1980)

1. Die ausgezeichnete tribologische Eigenschaft der Aluminiumoxidkeramik (Abb. 16) wird für die artikulierenden Flächen genutzt, dabei wird die Pfanne im Acetabulum mit Gewindezügen (Abb. 17) eingebracht, die vorgeschnitten werden, während der keramische Kopf in variabler Größe auf einen metallischen Schaft konisch fixiert wird (Abb. 18), der, mit besonderer Strukturierung versehen, ohne Spielraum in die Femurmarkhöhle eingebolzt wird.
2. Die aus Polyacetal bestehende sog. „isoelastische" Prothese (Abb. 19), deren elastische Materialeigenschaft knochenähnlich ist, so daß die auftretenden Wechsellasten als Druckkräfte in den Knochen eingeleitet und nicht in Scherkräfte umgesetzt werden sollen. Auch hier besteht eine spezielle Oberflächengestaltung.
3. Die Poroprothese von Judet (1976) (Abb. 20) gegen eine Kunststoffpfanne artikulierend, die in einen Metallmantel eingebettet ist. Dieser sowie der metallische Schaft sind oberflächenbeschichtet, so daß eine gute Ausgangshaftung gegenüber den Knochen erzielt wird.
4. Die Kohlefaserverbundprothese ist noch im jüngsten Entwicklungsstadium begriffen (Abb. 21). Bei ausgezeichneten tribologischen Eigenschaften bleiben im Hinblick auf die Art des Verbundmaterials und seiner geforderten mechanischen Qualitäten noch einige Fragen offen.

Keines dieser Modelle überschreitet bisher die Grenze von physikalischer Stabilisierung in Richtung auf einen echten chemischen Verbund mit der organischen Knochenmatrix. Auch in dieser Richtung zeichnen sich experimentell bereits Wege ab. Die Entwicklung bleibt abzuwarten. Die sich inzwischen auf 20 Jahre erstrekkende, umfangreiche praktische Erfahrung mit der ausgereiften Müller-Charnley-Prothese zeigt immerhin, daß bei richtiger Auswahl von Prothesentyp und -größe, richtiger Positionierung sowie Verwendung einer nur dünnen Zementschicht vorerst zufriedenstellende Langzeitergebnisse erwartet werden können.

Literatur

Amstutz HC (1968) Polymers as bearing materials for total hip replacement: A friction and wear analysis. J Biomed Mater Res 3: 547

Amstutz HC, Loding M (1976) Wear of polymeric bearing materials: The effects of in vivo implantation. J Biomed Mater Res 10: 25

Baer NS (1918) Arthroplasty with animal membrane. Am J Surg 16: 171
Buchholz HW, Strichle E (1972) Gleitreibverhalten von künstlichen Hüftgelenken mit Kunststoffpfanne. Chirurg 43: 453
Cervenansky J (1973) Cup arthroplasty of the hip in our clinical practice. In: Arthroplasty of the hip. Thieme, Stuttgart
Charnley J (1960 a) Anchorage of the femoral head prosthesis to the shaft of the femur. J Bone Joint Surg [Br] 42: 28
Charnley J (1960 b) Surgery of the hip joint. Br Med J I: 84
Charnley J (1970 a) Acrylic cement in orthopaedic surgery. Livingstone, Edinburgh
Charnley J (1970 b) Total hip replacement by low-friction arthroplasty. Clin Orthop 72: 7
Charnley J (1975) Fracture of femoral prosthesis in total hip replacement. Clin Orthop 111: 105
Cotta NH, Schulitz KP (1973) Der totale Hüftgelenksersatz. In: Ruckelshausen M (Hrsg) Technische Entwicklung der Hüftendoprothese. Thieme, Stuttgart, S 6/7
Cozen L (1963) Arthroplasty of the hip and a review in the very young Patient. Clin Orthop 31: 39
Dörre E, Beutler H, Geduldig D (1975) Anforderungen an oxidkeramische Werkstoffe als Biomaterial für künstliche Gelenke. Arch Orth Unf Chir 83, 269
Friedebold G (1967) Die Alloarthroplastik und ihre speziellen Indikationen. Chir Plast Reconstr 4: 98
Friedebold G (1969) Fehlerquellen bei Alloarthroplastiken der Hüfte und ihre Vermeidung. Z Orthop 105: 553–556
Friedebold G, Winter I, Höfig D (1979) Klinische Ergebnisse nach alloplastischem Hüftgelenkersatz durch Keramikendoprothesen. Orthop Prax 15: 1044–1047
Hackenbroch M (1956) Über Erfahrungen mit modellierenden Resektionen des Femurkopfes bei der Arthrosis deformans coxae. Atti del 40. Congr. Soc. Int. Ortop. Traum. Roma 1955. Instituto per la Diffusione die opere Scientifiche, Mailand 255
Heipertz W, Willert HG, Zichner L (1976) Das Risiko der Implantatlockerung – eine Analyse unseres Krankengutes. Orthop Prax 12: 1104
Hey-Groves EW (1923) Arthroplasty. Br J Surg 11: 234
Hinterberger J, Ungethüm M (1978) Untersuchungen zur Tribologie und Festigkeit von Al_2O_3-Keramik Hüftendoprothesen. Z Orthop 116: 209–302
Holz U, Weller S, Lohfert H (1980) Erfahrungen mit den Alloplastiken, Gelenkflächenersatz im Hüftgelenk. Z Orthop 118: 681–690
Huggler AH, Schreiber A (1978) Alloarthroplastik des Hüftgelenkes. Thieme, Stuttgart
Judet J, Judet R (1950) The use of an artificial femoral head for arthroplasty of the hip joint. J Bone Joint Surg [Br] 32: 166
Judet R (1976) Totale Hüftendoprothese aus Porometall ohne Zementverankerung. Z Orthop 1/3: 828
Küttner H (1911) Die Transplantation aus der Leiche. Bruns Beitr Klin Chir 75: 1
Lange M (1951) Orthopädisch-chirurgische Operationslehre. Bergmann, München
Lange M (1968) Orthopädisch-chirurgische Operationslehre. Ergänzungsband. Bergmann, München
Lexer E (1924) Die freie Transplantation. In: Neue deutsche Chirurgie. Enke, Stuttgart
Lexer E (1931) Die gesamte Wiederherstellungschirurgie. Barth, Leipzig
McBride EB (1951) A metallic femoral head prosthesis for the hip joint. J Int Coll Surg 15: 498
McKee GK (1951) Artificial hip joint. J Bone Joint Surg [Br] 33: 465
McKee GK, Watson-Farrar J (1966) Replacement of arthritic hips by the McKee-Farrar-prosthesis. J Bone Joint Surg [Br] 48: 245
Merle d'Aubigne R (1954) Functional results of hip arthroplasty with acrylic prosthesis. J Bone Joint Surg [Am] 36: 451
Mittelmeier H (1974) Zementlose Verankerung von Endoprothesen nach dem Tragrippenprinzip. Z Orthop 112: 27
Moore AT, Bohlman HR (1943) Metal hip joint – A case report. J Bone Joint Surg 25: 688
Moore AT (1952) Metal hip joint. A new self locking Vitallium prosthesis. South Med J 45: 11
Moore AT (1959) The Moore self-locking Vitallium prosthesis in fresh femoral neck fractures. Am Acad Orthop Surg 16: 309
Morscher E, Mathys R (1975) Erste Erfahrungen mit einer zementlosen isoelastischen Totalprothese der Hüfte. Z Orthop 113: 745

Müller ME (1970a) Die Gelenkplastiken am Hüftgelenk. Chir Plast Reconstr 7: 59
Müller ME (1970b) Total hip prosthesis. Clin Orthop 72: 46
Müller ME (1974) Der derzeitige Stand der Totalendoprothese des Hüftgelenkes. Z Orthop 112: 953
Murphy JB (1903) Arthroplasty. Am J Surg 57: 593
Murphy JB (1904) Ankylosis, arthroplasty, clinical and experimental. Trans Am Surg Assoc 12: 315
Pauwels F (1973) Atlas zur Biomechanik der gesunden und kranken Hüfte. Springer, Berlin Heidelberg New York
Payr E (1910) Über die operative Mobilisierung ankylosierter Gelenke. Verh Dtsch Orthop Ges 9: 354
Payr E (1934) Gelenksteifen und Gelenkplastiken. Springer, Berlin
Rehn E (1934) Zur Wiederherstellungschirurgie der Gelenke. Arch Klin Chir 180: 395
Rettig H (1952) Die Hüftarthroplastik mit Spezialprothese. Z Orthop 82: 290
Rettig H, Nöh E, Auff'Mordt M, Alkalin M, Hüttinger KJ, Rosenblatt (1976) Kohlenstoff als Implantatwerkstoff. MOT 96: 109
Ritter G, Grünert A, Schweikert CH (1973) Biomechanische Ursachen von Lockerung und Bruch der Hüftendoprothesen. Arch Orthop Trauma Surg 77: 154
Ruckelshausen MC (1973) Haltbarkeitswartung von Hüfttotalprothesen in Abhängigkeit von Verschleiß, Reibungskoeffizient und Kopfdurchmesser und technische Entwicklung der Hüftendoprothesen. In: Cotta NH, Schulitz KP (Hrsg) Der Totale Hüftgelenkersatz. Thieme, Stuttgart
Schepelmann E (1917a) Die funktionelle Arthroplastik. Beitr Klin Chir 108: 585
Schepelmann E (1917b) Ziele und Wege der Arthroplastik. MMW 64: 563
Schneider R (1982) Die Totalprothese der Hüfte. Huber, Bern Stuttgart Wien (Aktuelle Probleme in Chirurgie und Orthopädie, Bd 24)
Semlitsch M (1974) Technischer Fortschritt bei künstlichen Hüftgelenken. Techn Rundschau Sulzer 56: 235
Sivash KM (1967) Alloplasty of the hip joint, a laboratory and clinical study. Medical Press, Moskau
Smith-Petersen MN (1939) Arthroplasty of the hip – a new method. J Bone Joint Surg 21: 269
Smith-Petersen MN (1948) Evolution of the mould arthroplasty of the hip joint. J Bone Joint Surg [Br] 30: 59
Thompson FR (1966) An essay on the development of arthroplasty of the hip. Clin Orthop 44: 73
Turner R, Scheller AD (1982) Revision total hip arthroplasty. Grune & Stratton, New York
Ungethüm M (1978) Technologie und biomechanische Aspekte der Hüft- und Kniealloarthroplastik. Huber, Bern Stuttgart Wien (Aktuelle Probleme in Chirurgie und Orthopädie, Bd 9)
Ungethüm M, Refior HJ (1974) Ist Aluminiumoxidkeramik als Gleitwerkstoff für Totalendoprothesen geeignet? Arch Orthop Trauma Surg 79: 97
Urist MR (1957) The principles of the hip-socket arthroplasty. J Bone Joint Surg [Am] 39: 786
Vulpius O, Stoffel A (1920) Orthopädische Operationslehre. Enke, Stuttgart
Wagner H (1975) Der alloplastische Gelenkflächenersatz am Hüftgelenk. Arch Orthop Trauma Surg 82: 101
Weber BG (1970) Die Rotations-Totalendoprothese des Hüftgelenkes. Z Orthop 107: 304
Weber U (1979) Kohlenstoffe als Implantatwerkstoffe in der Hüftgelenksendoprothetik. Habilitationsschrift, Giessen
Willert HG, Semlitsch M (1975) Kapselreaktionen auf Kunststoff- und Metallabrieb bei Gelenkendoprothesen. Sulzer Techn. Rundschau 2
Wilson JN, Scales JT (1970) Loosening of total hip replacements with cement fixation. Clin Orthop 72: 145

Einfluß von Aprotinin auf Thrombozytenverhalten, Gerinnungsparameter und Laktatspiegel beim Hüftgelenktotalersatz

R. Ketterl[1], P. Wendt[2], S. Haas[2], H.-M. Fritsche[3], H. Kienzle[3], F. Lechner[3] und G. Blümel[2]

Einleitung

Eine intraoperative Aktivierung des Gerinnungspotentials und der Thrombozytenfunktion beim totalen Hüftgelenkersatz wird für eine Reihe von intra- und postoperativen Komplikationen verantwortlich gemacht [1, 7, 8, 11]. So fanden Modik et al. bei Patienten mit Hüftgelenkersatz Veränderungen der Lunge, die denen der sog. Schocklunge ähnlich sind [8]. Dabei dürfte die bei diesen Patienten gefundene gesteigerte Thrombozytenfunktion für die auftretende akute pulmonale Dysfunktion mit vermehrtem Gefäßwiderstand im Lungenkreislauf, Konstriktion der Bronchioli und Abnahme des O_2-Gehaltes im arteriellen Blut sicherlich einen gewissen Stellenwert haben [7, 8]. Die pulmonale Insuffizienz und die ausgedehnte Gewebstraumatisierung mit Störung der Mikrozirkulation bewirken einen Anstieg des Blutlaktatspiegels.

Es wird daher nach einer wirkungsvollen Prophylaxe gesucht, ohne daß dabei die Blutungsneigung gesteigert wird. Der Einsatz herkömmlicher Thrombozytenaggregationshemmer (z. B. Acetylsalizylsäure) birgt die Gefahr einer vermehrten Blutung in sich, da die Plättchen irreversibel geschädigt werden. Ebenso kann die Verabreichung von Heparin nicht bedenkenlos gesteigert werden, um einen ausreichend protektiven Effekt zu erzielen. Neueren Untersuchungen zufolge ist Aprotinin in der Lage, die Thrombozytenfunktion zu modifizieren und so diesen Anforderungen zu entsprechen [4, 5, 10].

In einer prospektiven randomisierten Doppelblindstudie sollte der Effekt von Aprotinin auf das Thrombozytenverhalten, verschiedene Gerinnungsparameter und der Blutlaktatspiegel beim alloarthroplastischen Hüftgelenkersatz geprüft werden.

---

1 Dr. R. Ketterl, Direktor, Chirurgische Klinik und Poliklinik des Klinikums rechts der Isar der Technischen Universität, Ismaninger Straße 22, D-8000 München 80

2 Dr. rer. nat. P. Wendt, Priv.-Doz. Dr. S. Haas, Prof. Dr. G. Blümel, Institut für Experimentelle Chirurgie der Technischen Universität, Ismaninger Straße 22, D-8000 München 80

3 Dr. med. H.-M. Fritsche, Dr. H. Kienzle, Prof. Dr. F. Lechner, Chirurgische Abteilung, Kreiskrankenhaus, D-8100 Garmisch-Partenkirchen

Material und Methoden

32 stoffwechselgesunde Patienten, die sich durch Unterschrift zur Aufnahme in die Studie bereit erklärt hatten, erhielten nach Abnahme eines Vorwertes anhand einer Randomliste das Prüfmuster mit der Aufschrift „Trasylol A“ oder „Trasylol B“ in einer Dosierung von 20000 KIE/kg KG. Anschließend wurden Blutproben 10 min nach Ende der Kurzinfusion, zum Zeitpunkt der Präparation des Femurschaftes, sowie 1, 2, 6 und 24 h nach Ende der Kurzinfusion entnommen und für die verschiedenen Untersuchungen aufbereitet. Es wurden folgende Bestimmungen durchgeführt: Thrombozytenzahl, zirkulierende Plättchenaggregate nach Wu u. Hoak [13], Thrombozytenadhäsivität nach Morris [9], kollagen- und ADP-induzierte Thrombozytenaggregation nach Born [2], spontane Plättchenaggregation nach Breddin et al. [3], Thrombelastogramm nach Hartert [6], PTT (Koagulometer), Faktor-X-Aktivierung (Aktinreagens, chromogenes Substrat S 2222) und Blutlaktatspiegel.

Nach Abschluß aller klinischen und laborchemischen Untersuchungen wurde der Kode gebrochen. Es zeigte sich, daß „Trasylol A“ das Verum war.

Die statistische Auswertung erfolgte mit dem Student-t-Test.

Ergebnisse

Die Auswertung aller anamnestischen und präoperativen Laborparameter ergab, daß beide Untersuchungsgruppen in ihrer Ausgangslage zur gleichen Grundgesamtheit gehörten.

Die Anzahl von freien, nichtaggregierten Blutplättchen ist unmittelbar nach Präparation des Knochenmarkes im Femurschaft in beiden Untersuchungsgruppen gegenüber dem Ausgangswert erniedrigt.

Zu diesem Zeitpunkt ist der Abfall der Thrombozytenzahlen in der Plazebogruppe wesentlich stärker ausgeprägt als in der Verumgruppe, jedoch läßt sich kein statistisch signifikanter Unterschied errechnen (Abb. 1).

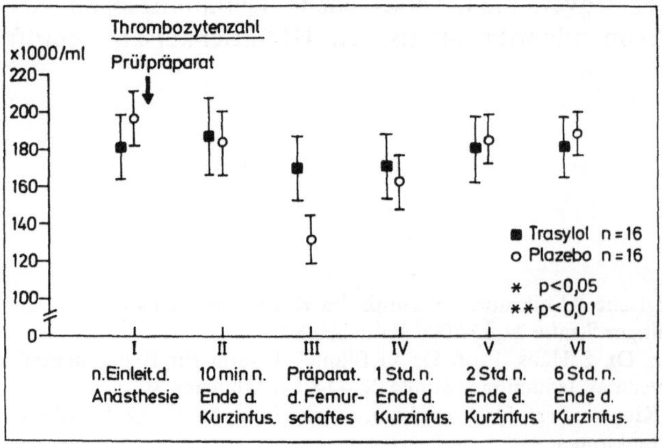

Abb. 1. Zahl der freien, nichtaggregierten Thrombozyten

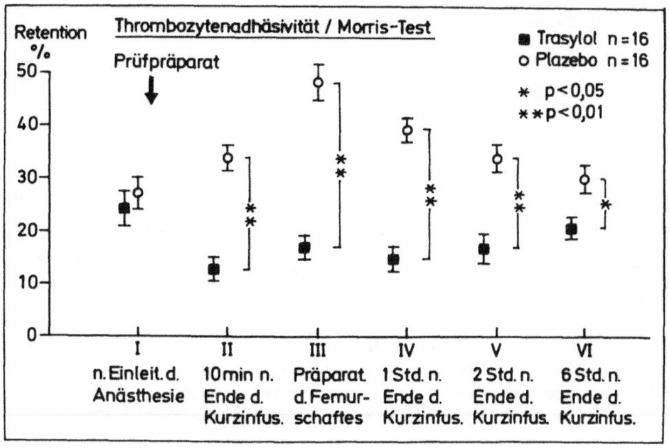

Abb. 2. Prozentzahl der nach standardisiertem Glasperlenkontakt retinierten Blutplättchen

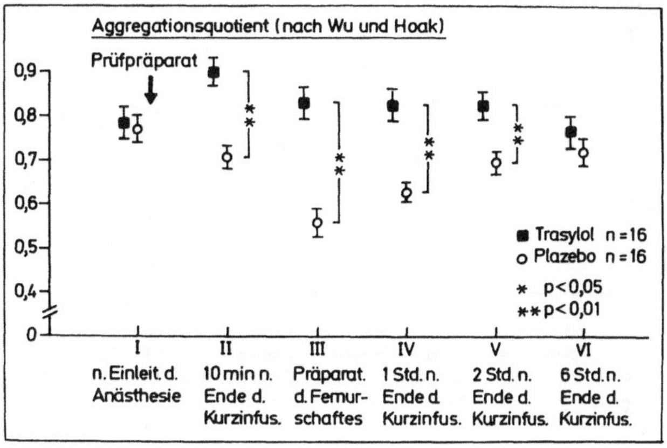

Abb. 3. Nachweis zirkulierender Plättchenaggregate durch den Aggregationsquotienten. (Nach Wu u. Hoak [13]). 1,0 ≙ : keine Aggregate; < 1,0 ≙ : Aggregate vorhanden (je kleiner der Aggregationsquotient, um so mehr Thrombozyten sind zu Aggregaten zusammengelagert)

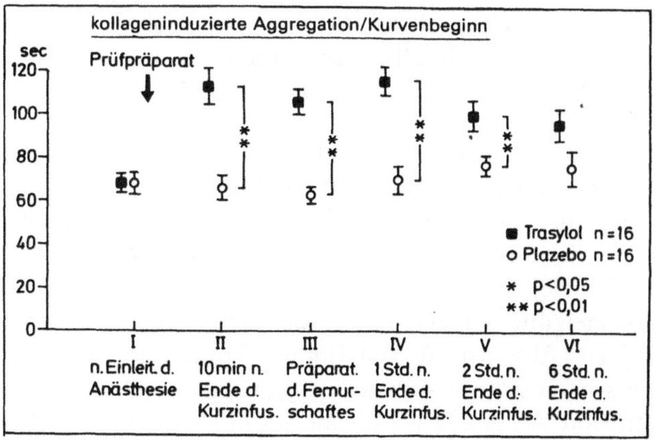

Abb. 4. Kurvenbeginn (Reaktionsbeginn) bei der kollageninduzierten Thrombozytenaggregation

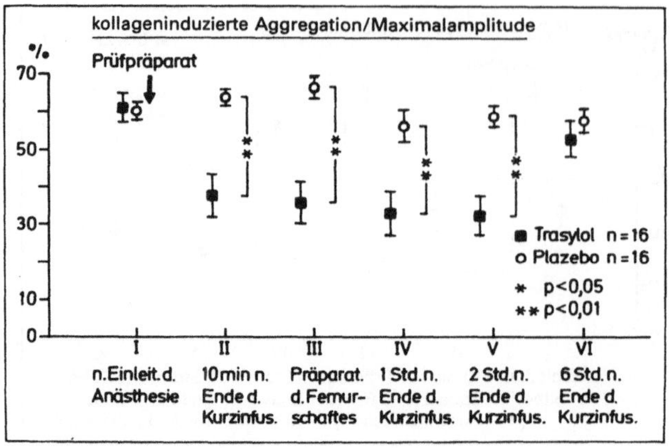

Abb. 5. Maximalamplitude (Reaktionsmaß) bei der kollageninduzierten Thrombozytenaggregation

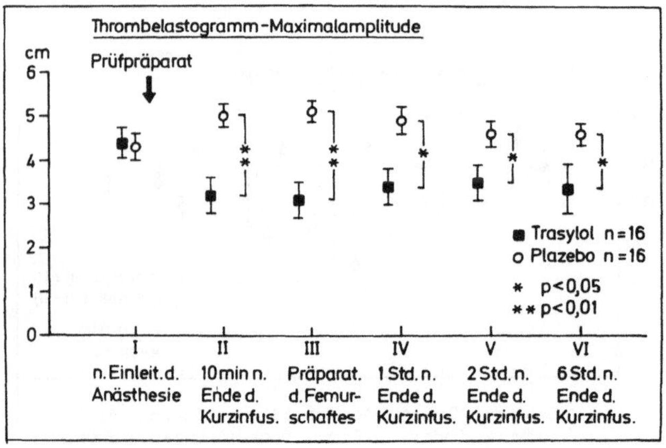

Abb. 6. Maximalamplitude im Thrombelastogramm

In Abb. 2 sind die Prozentzahlen für die Retention von Blutplättchen an Glasperlen angegeben. Hier zeigt sich in der Kontrollgruppe eine ausgeprägte Zunahme der Retention als Ausdruck für die gesteigerte Thrombozytenadhäsivität. In der Trasylolgruppe ist dieser Effekt nicht nachweisbar; im Gegenteil, hier kommt es initial zu einer Abnahme der Retention. Bei diesem Test läßt sich ein hochsignifikanter Unterschied zwischen beiden Gruppen bis zu 2 h nach Ende der Kurzinfusion erkennen.

Der Nachweis von zirkulierenden Thrombozytenaggregaten mit Hilfe des Aggregationsquotienten nach Wu u. Hoak [13] zeigt nach Trasylolgabe eine hochsignifikant niedrigere Anzahl von Aggregaten als in der Kontrollgruppe. Dieser Effekt ist wiederum 2 h nach Ende der Kurzinfusion noch nachweisbar (Abb. 3).

Bei der kollageninduzierten Aggregation läßt sich eine verminderte Aggregationsneigung der Thrombozyten nach Applikation des Proteinaseninhibitors nachweisen (Abb. 4 u. 5). Wir finden signifikante bzw. hochsignifikante Unterschiede zwischen beiden Untersuchungsgruppen, teilweise bis zu 6 h nach Ende der Kurzinfusion. Als Ausdruck für die verminderte Aggregation in der Verumgruppe gelten

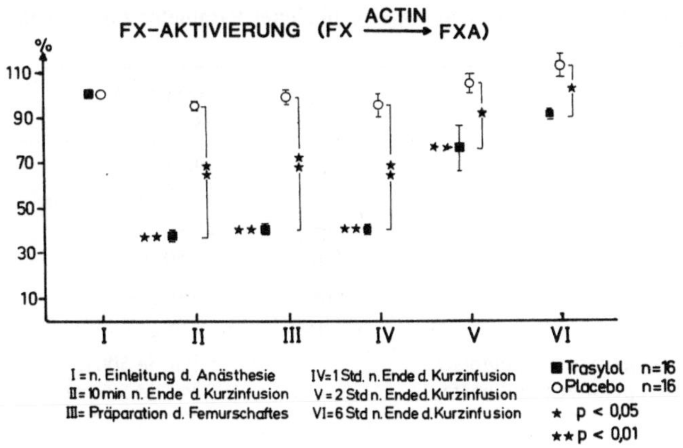

Abb. 7. Faktor-X-Aktivierung (FX ^{Actin} FXa). Angegeben ist jeweils der Prozentsatz im Vergleich zum Ausgangswert

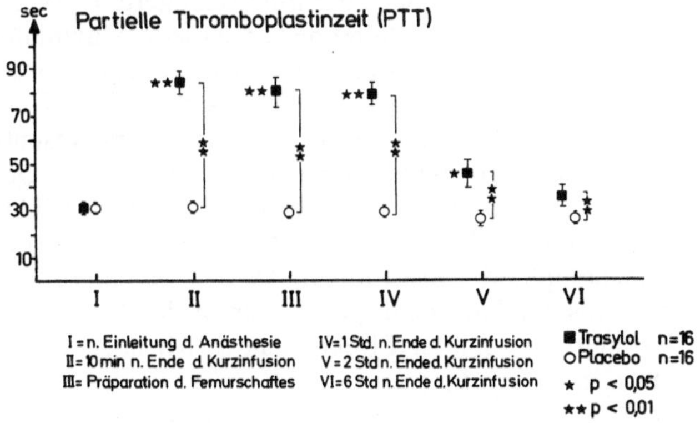

Abb. 8. Partielle Thromboplastinzeit

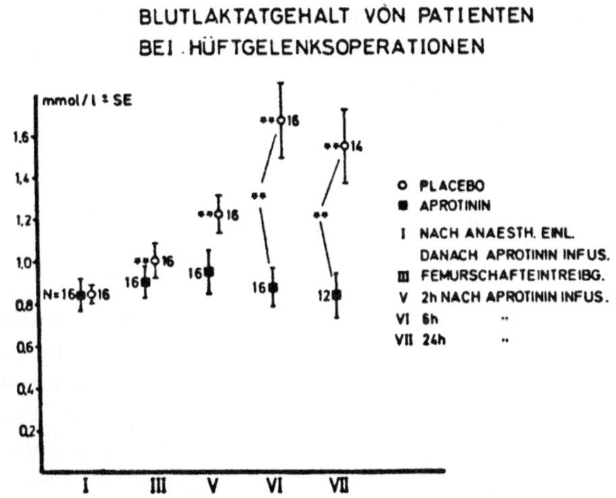

Abb. 9.
Verlauf des Blutlaktatgehaltes

Tabelle 1. Gegenüberstellung verschiedener Parameter zur Abschätzung des intraoperativen Blutverlustes

		Trasylol A/ Verum	Trasylol B/ Plazebo
Hämoglobin	v. Op.	14.33 g%	13.81 g%
	n. Op.	13,18 g%	13,08 g%
Hämatokrit	v. Op.	43,80%	41,10%
	n. Op.	39,50%	38,80%
Gesamtprotein	v. Op.	6,89 g%	7,01 g%
	n. Op.	6,69 g%	6,71 g%
Intraoperativer Blutersatz		8 Pat. je 500 ml	7 Pat. je 500 ml
Postoperativer Blutersatz		2 Pat. je 500 ml	3 Pat. je 500 ml

der im Vergleich zur Kontrollgruppe verzögerte Kurvenbeginn und die das Aggregationsausmaß dokumentierende verkleinerte Maximalamplitude.

Bei der ADP-induzierten Thrombozytenaggregation und der Spontanaggregation wurden ähnliche Ergebnisse festgestellt.

Die thrombelastographische Kurve wird im wesentlichen durch die Aktivität der Blutplättchen sowie durch Geschwindigkeit, Quantität und Qualität des Fibrinaufbaus bestimmt, wobei sich diese beiden wichtigen Parameter nicht voneinander trennen lassen. Die Festigkeit des Gerinnsels im TEG wird durch die Maximalamplitude ausgedrückt. In der Verumgruppe kommt es zu signifikant bzw. hochsignifikant niedrigeren Werten der Maximalamplitude im Vergleich zur Kontrollgruppe. Dieser Effekt ist noch 6 h nach Gabe des Proteinaseninhibitors nachweisbar (Abb. 6).

Die präoperative Applikation von Aprotinin vermag eine Aktivierung des endogenen Blutgerinnungssystems für 4 h signifikant zu hemmen. Dies wurde durch eine verminderte Faktor-X-Aktivierung (Abb. 7) und eine verlängerte PTT (Abb. 8) dokumentiert. Bei der Laktatbestimmung ist in der Plazebogruppe ein Anstieg in der postoperativen Phase mit Maximum 6 h nach Ende der Kurzinfusion zu beobachten, während in der mit Trasylol behandelten Gruppe diese Erhöhung nicht zu erkennen ist (Abb. 9).

Diskussion

Die Thrombozytenfunktionsuntersuchungen zeigen, daß die präoperative Gabe des natürlichen Proteinaseninhibitors Aprotinin die beim alloarthroplastischen Hüftgelenkersatz auftretende gesteigerte Aggregations- und Adhäsionsneigung der Thrombozyten unterdrückt. Ebenso wird eine Aktivierung des endogenen Gerinnungssystems gehemmt. Dabei ist keine gesteigerte Blutungsneigung nachweisbar, wie aus Tabelle 1 zu ersehen ist. Somit hat der Operateur ein Mittel in der Hand, die

Aggregierbarkeit und Klebrigkeit der Thrombozyten reversibel zu hemmen, ohne eine Störung der Hämostase zu bewirken.

Nach Seuffert ist der Blutlaktatspiegel der empfindlichste Indikator zur Beurteilung der Gewebsperfusion [12]. Der Laktatanstieg der Vergleichsgruppe kann somit als Indikator eines operationsbedingten subpathologischen Mikroperfusionssyndroms gedeutet werden. Die Verhinderung des Laktatanstieges bei den mit Trasylol behandelten Patienten wird auf eine verbesserte Mikrozirkulation zurückgeführt.

Durch die präoperative Infusion von Proteinaseninhibitoren vom Typ des Aprotinins sehen wir eine Möglichkeit, das Operationsrisiko für besonders gefährdete chirurgische Patienten zu reduzieren.

Literatur

1. Alexander JP, Barron DW (1979) Biochemical disturbance associated with total hip replacement. J Bone Joint Surg 61: 101
2. Born GVR, Cross UJ (1963) The aggregation of blood platelets. J Physiol 168: 178
3. Breddin K, Grun H, Krzywanek HJ, Schremmer WP (1975) Zur Messung der spontanen Thrombozytenaggregation. Plättchenaggregationstest III. Methodik. Klin Wochenschr 53: 81
4. Haas S, Ketterl R, Landauer B, Lechner F, Blümel G (1981) Einfluß eines natürlichen Proteinaseninhibitors auf die stimulierte Thrombozytenfunktion bei großen knochenchirurgischen Eingriffen In: Tempel G (Hrsg) Anästhesiologische Aspekte der Traumatologie. Schattauer, Stuttgart New York, S 209
5. Harke H, Gemrich M (1980) Aprotinin ACD-Blut. Experimentelle Untersuchungen über den Einfluß von Aprotinin auf die plasmatische und thrombozytäre Gerinnung. Anaesthesist 29: 266
6. Hartert H (1951) Die Thrombelastographie. Eine Methode zur physikalischen Analyse des Blutgerinnungsvorganges. Z Ges Exp Med 117: 189
7. Ketterl R, Haas S, Lechner F, Kienzle H, Blümel G (1980) Wirkung von Aprotinin auf die Thrombozytenfunktion während Hüft-Totalendoprothesenoperationen. Med Welt 31: 1239
8. Modig I, Olerud S, Malmberg P (1973) Sudden pulmonary dysfunction in hip replacement surgery. Acta Anaesthesiol Scand 17: 276
9. Morris CDW (1968) Observation of the effect of glas-beads on platelet aggregation and its relation to platelet stickiness. Thromb Haemost 20: 245
10. Reuter HD (1979) The stabilizing effect of Trasylol on platelet membranes. Thromb Haemost, VII. Int Congr Thromb Haemost 44: 298
11. Schlag G, Schliep HJ, Dingeldein E, Grieben A, Ringsdorf W (1976) Sind intraoperative Kreislaufkomplikationen bei Alloarthroplastiken des Hüftgelenkes durch Methylmethacrylat bedingt? Anaesthesist 25: 60
12. Seufert CD (1979) Lactatazidose. Med Klin 74: 850
13. Wu KK, Hoak JC (1974) Measurement of platelets aggregates in whole blood. Lancet 19: 924

Heutiger Stand der Totalprothesen der Hüfte

M. E. Müller[1]

Bald werden es 25 Jahre her sein, seit John Charnley in Wrightington seine erste Totalprothese einsetzte, und 17 Jahre, seitdem die Charnley- und Müller-Prothesen nach gemeinsamer Absprache 1966 im Anschluß an den SICOT-Kongreß in Paris kommerzialisiert wurden [1, 9].

In diesem letzten Vierteljahrhundert erhielten über 2 Mill. Patienten eine Hüfttotalprothese von über 10000 mehr oder weniger spezialisierten Chirurgen des Bewegungsapparates. Nach der euphorischen Periode zwischen 1967 und 1977 ist Ernüchterung oder gar Enttäuschung und Unsicherheit eingetreten. Die anfänglich so gefürchteten Infektionen konnten durch antiseptische Vorbehandlung der Haut, Erhöhung des Asepsis, Operieren in speziellen Reinraumkabinen sowie 48stündige Antibiotikaprophylaxe und Verwendung von Antibiotikazement bei Prothesenwechseln und gefährdeten Patienten drastisch herabgesetzt werden. So liegt heute der Durchschnitt der Primärfrühinfekte i. allg. unter 1,5%, derjenige der Spätinfekte unter 2%. Um so zahlreicher wurden die aseptischen Spätlockerungen einer oder beider Prothesenkomponenten, die Reoperationen von mehreren Stunden erfordern und den Chirurgen besonders bei ausgedehnten Knochenverlusten vor schwierige Aufgaben stellen können.

Statt sich eingehender mit der Problematik der Totalprothese und ihrer sauberen Implantation zu befassen, wird zu oft die Flucht nach vorne gewählt. Es ist deshalb nicht verwunderlich, daß immer mehr „Hüftchirurgen" ihr Heil nicht in der Verfeinerung ihres Operationsplanes und ihrer Operationstechnik suchen, sondern lieber in anderen Prothesenmodellen oder in zementfreien Verankerungen.

Von einer Prothese müssen v. a. folgende Eigenschaften gefordert werden: Bruchsicherheit und Atoxizität, Korrosionsbeständigkeit und Leichtigkeit der Extraktion. Die neueren Metallegierungen sind bei glatter Oberfläche weitgehend bruchsicher, über die Toxizität ihrer Ionenabgabe in Umgebung und Blutbahn sind noch Diskussionen im Gange. Bananenförmige Prothesen ergaben wohl Langzeiterfolge von über 15 Jahren bei enger Markhöhle und Zweipunkteknochenkontakt. In den Fällen mit weiter Markhöhle ließen sich schon nach wenigen Jahren beginnende Lockerungserscheinungen feststellen. Was die zementfreien Prothesenschäfte angeht, sind grundsätzlich 2 Gruppen zu unterscheiden: diejenige mit einer rauhen Oberfläche oder Fenstern für das Einwachsen von Knochen, und diejenige mit seitlicher Verklemmung im Oberschenkelschaft und möglichst senkrecht zur resultierenden Druckkraft gestelltem Kragen mit seitlichen Sperrvorrichtungen bei sonst glatter Oberfläche. Mit den porösen Judet-Prothesen, den Prothesen mit „madreporischer" Oberfläche von Lord und den verschraubten Prothesen mit Mikroporen

1 Prof. Dr. M. E. Müller, Stiftung Maurice E. Müller für Fortbildung und Forschung in orthopädischer Chirurgie. Murtenstraße 35, CH-3008 Bern

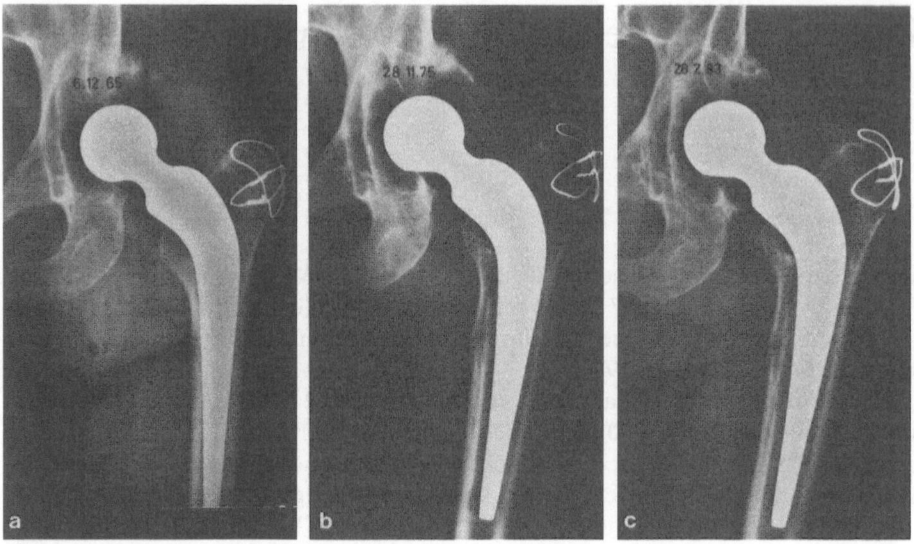

Abb. 1. **a** Einzementierte selbstklemmende kragenlose Totalprothese mit 32-mm-Kopf und Neigungswinkel von 125°. Modell 1965 bei einem 75jährigen Patienten. **b** 10 Jahre, **c** 18 Jahre nach Implantation. Patient beschwerdefrei, über 1 h ohne Stock gehfähig, volle Funktion. Röntgenologisch keine Anzeichen von beginnender Lockerung. Die ursprüngliche Markhöhle ist breiter geworden. Femurkortikalis schon nach 10 Jahren deutlich dicker mit Bildung einer sekundären Markhöhle

von Bousquet gestaltet sich die Extraktion bedeutend schwieriger als bei einzementierten Prothesen: Das proximale Femur muß in 2 Hälften gespalten werden, die später wieder mit Umschlingungsdrähten fixiert werden müssen. Auch alle Prothesen mit einem dünneren proximalen Teil oder mit Rinnen, die gegen die Spitze konvergieren, sind kaum zu verantworten, denn ihre Entfernung bleibt problematisch. Mit den Prothesen der zweiten Gruppe, die leicht zu entfernen wären und schon deshalb bestechend sind, gibt es heute noch keine Langzeiterfahrung. Jedenfalls sollten neuere Prothesentypen nur an Kliniken, die über einwandfreie prospektive Dokumentationsmöglichkeiten verfügen, systematisch versucht werden. Mit den zementlosen Pfannen aus Polyäthylen besteht eine über 6jährige Erfahrung von Morscher [8], und die vorliegenden Ergebnisse sind ansprechend. Vergessen wir jedoch nicht, daß bei einzementierten Pfannen Beschwerden und Behandlungsbedürftigkeit i. allg. erst nach 7–9 Jahren auftreten. Mit einem definitiven Urteil muß deshalb sicherlich noch einige Zeit gewartet werden.

Heute werden ganz allgemein hauptsächlich Prothesen mit mehr oder weniger geradem Schaft in verschiedenen Dicken, mit oder ohne Kragen, verwendet.

Die kragenlosen, sich selbst verklemmenden und sich selbst zentrierenden Geradeschaftprothesen haben wir auf der Grundlage der Spätergebnisse der Setzholzprothesen (Modelle 1964/65) entwickelt. Die Untersuchungen nach 10 und 15 Jahren zeigten, daß je exakter die Größe des Prothesenschaftes der Markhöhle angepaßt war, um so weniger Lockerungserscheinungen auftraten. Wohl ist der Schaftknochen jeweils verdickt, was aber auf die Bildung der zur Ernährung der Kortikalis so wichtigen sekundären Markhöhle zurückzuführen ist (Abb. 1). Die

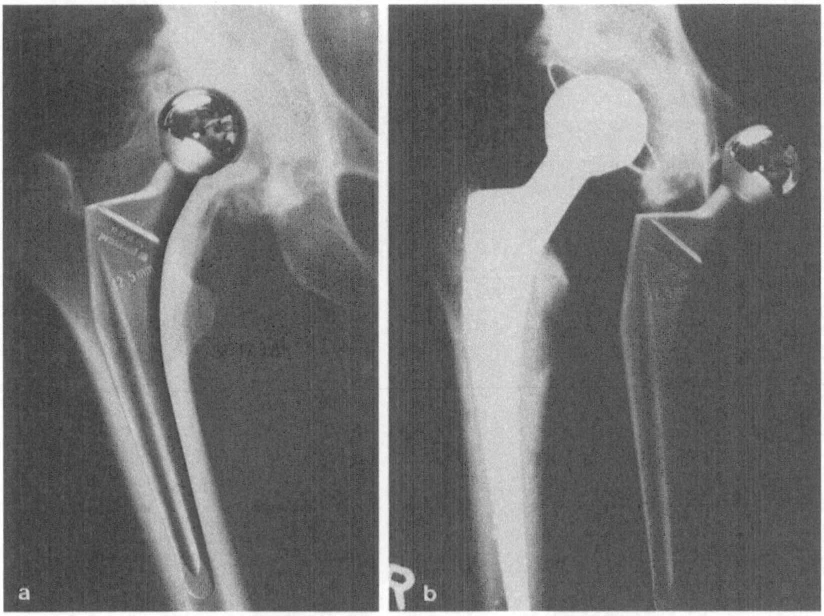

Abb. 2 a, b. Lateralisationsprothese 12,5 mm, die sich einwandfrei der Markhöhle anpaßt und den Femurschaft wie vor dem Eingriff lateralisiert

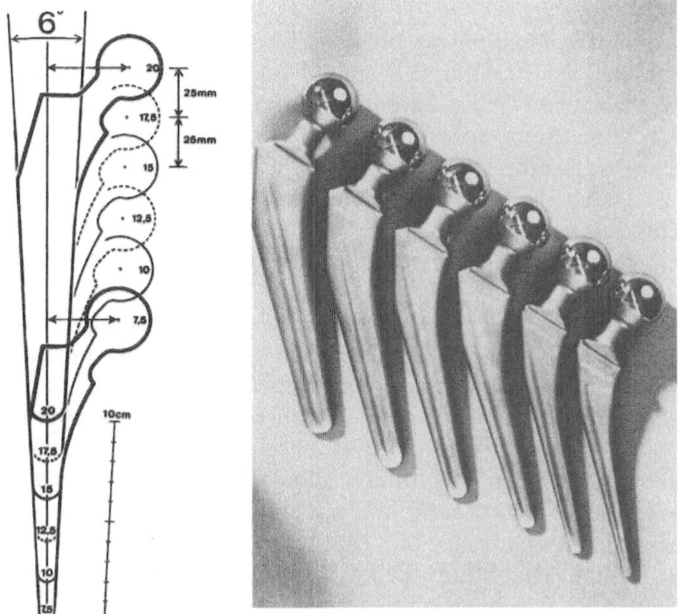

Abb. 3. Die 6 verschiedenen Stieldicken erlauben durch Wahl des nächstgrößeren Modells, den Oberschenkel bis zu 25 mm zu verlängern *(links)*, was bei Wechseleingriffen (Abb. 4) oft notwendig sein kann

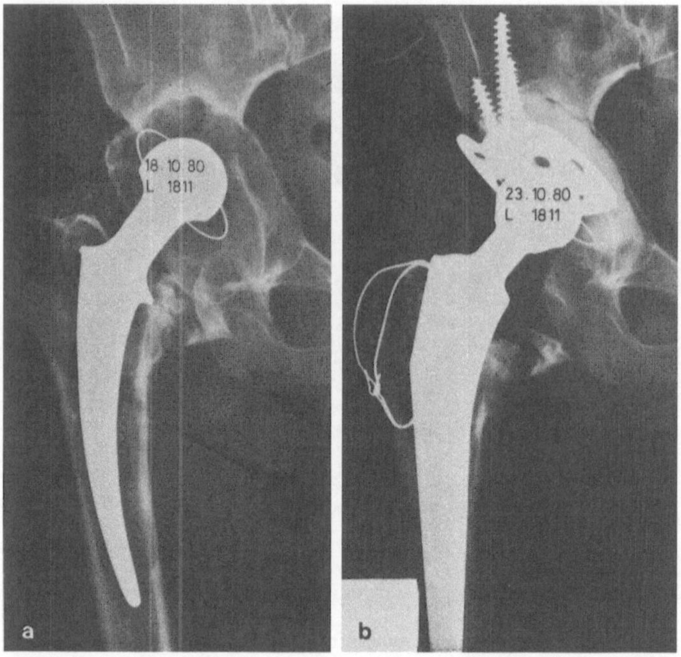

Abb. 4. **a** Totalprothese vor 12 Jahren, Lockerung beider Komponenten, Pfannenmigration nach kranial um 2 cm. **b** Sanierung mit Pfannendachschale = Gewinn von 5 mm. Der Prothesenstiel ragt 15 mm aus dem Schaft, so daß die Verkürzung voll ausgeglichen ist

erstaunlich guten Spätergebnisse der Setzholzprothese beweisen auch die Biokompatibilität der Acrylharze während mehr als 15 Jahren. Somit kann der Zement nicht Ursache von Lockerungen sein, es sei denn, daß er durch Faltenbildungen oder Beimischung von Blut oder Medikamenten erheblich geschwächt worden ist. Belanglos war die Verwendung von Prothesenköpfen von 24 oder 32 mm im Durchmesser oder die Wahl eines Schenkelhalsneigungswinkels von 125 oder 135°. Ein sicherer Knochenkontakt in der Markhöhle schien sogar bessere Ergebnisse zu bringen als ein geschlossener Zementmantel bei verhältnismäßig zu kleiner Prothese.

1977 wurde auf der Grundlage dieser Langzeitergebnisse die Geradschaftprothese mit 32-mm-Kopf-Durchmesser in den Ausführungen mit Standardhals und lateralisiertem Hals (Abb. 2) hergestellt. Ab 1980 kamen für die kleinen Becken die Dysplasieprothesen mit dem 22-mm-Kopf-Durchmesser und den Kunstpfannen von 36–44 mm hinzu. Für jedes dieser 3 Prothesenmodelle wurden 5–6 verschiedene Schaftgrößen konstruiert (Abb. 3). Nur damit gelang es, in jedem Fall die Prothese der Weite der Markhöhle anzupassen. Die Prothesen des Geradschaftsystems verklemmen sich in der Markhöhle und stützen sich direkt an der Schaftkortikalis ab. Deshalb erlaubt uns die Wahl des nächstgroßeren Modells, den Oberschenkelschaft um 2–2,5 cm zu verlängern (Abb. 4). Die neuen Formraspeln in 6 verschiedenen Größen sind zur Vorbereitung des Prothesenbettes sehr zu empfehlen. Erwähnenswert sind die Tatsachen, daß seit 1964 keine gebrochene Setzholz- oder Geradschaftprothese bekannt ist und daß nach einer Satteldachosteotomie des

Tabelle 1. Patientengut

		Alle Primär-TP (1030 Fälle)	TP-Wechsel infolge aseptischer Lockerung (98 Fälle)
Geschlecht (in %)	weiblich	71%	66%
	männlich	29%	34%
Durchschnittsalter (Jahre)	weiblich	58,5	53,7
	männlich	61,2	60,7
Größe (cm)	weiblich	159	160
	männlich	173	174
Gewicht (kg)	weiblich	61	59
	männlich	78	78

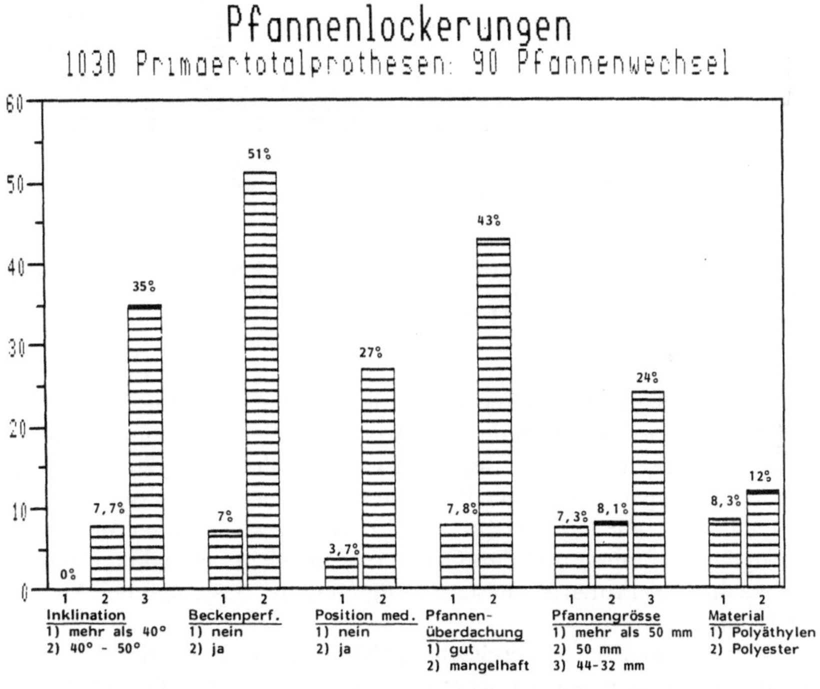

Abb. 5. Computerisierte Vergleichsstatistik zwischen den infolge aseptischer Lockerung gewechselten 90 Pfannen und den nicht gewechselten Prothesen. Wesentliche Ursache der Pfannenlockerung: zu tiefes Ausfräsen der Pfanne

großen Rollhügels die Entfernung der Prothese aus dem Zement stets mühelos gelang.

Anfang 1982 wurden die Kodeblätter und Röntgenbildkarten der 1030 Primärtotalprothesen, die im Lindenhofspital eingesetzt wurden, zusammen mit McBroom u. Müller [6] ausgewertet. Als besonders interessant erwies sich das Studium der 98 Wechseloperationen infolge aseptischer Lockerung. 3 uns bekannte,

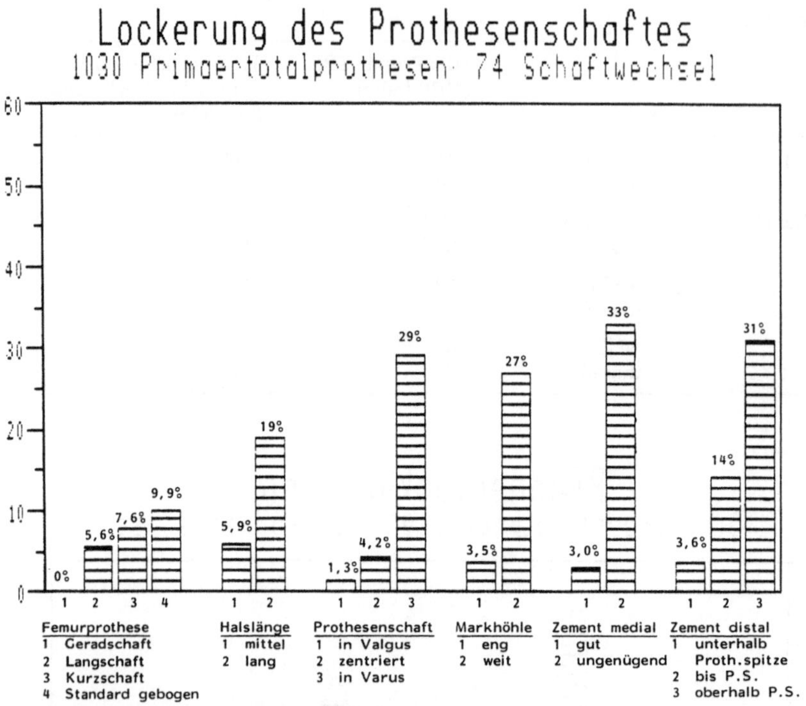

Abb. 6. Computerisierte Vergleichsstatistik zwischen den 74 Schaftwechseln und den Fällen ohne gewechselten Schaft. Wesentliche Ursachen der Schaftlockerungen: kein Zement unterhalb der Prothesenspitze. (Siehe ebenfalls McBroom u. Müller [6])

auswärts durchgeführte Wechsel wurden in dieser Studie nicht berücksichtigt. 24mal wurde die Pfanne allein, 8mal der Schaft allein und 66mal beide Komponenten ausgewechselt, was 90 aseptischen Pfannenlockerungen und 74 aseptischen Schaftlockerungen entspricht. Bei Durchsicht der physikalischen Charakteristika der Patienten (Tabelle 1) fiel auf, daß Männer etwas häufiger Wechseloperationen benötigten als Frauen und daß Größe und Gewicht belanglos waren. Das Durchschnittsalter bei Primärprothesen betrug 60 Jahre, dasjenige bei Austauscheingriffen 57 Jahre.

Beim systematischen Vergleich der Mikroröntgenkopien der nicht gelockerten und der wegen aseptischer Lockerung ausgewechselten Fälle ließen sich bei den 90 gelockerten Pfannen folgende interessanten Feststellungen machen (Abb. 5): Liegt die Pfannenneigung zwischen 40 und 45°, waren 7,7% der Pfannen gelockert, bei Pfannenneigung von über 45° dagegen 35%. Bei Perforation der Pfanne anläßlich der Ausfräsung stieg die Lockerungsrate auf 51%, ohne Perforation war sie nur 7%, bei medialer Lage der Pfanne betrug sie 27% gegenüber 3,7% bei guter Pfannenüberdachung, 7,8% gegenüber 43% bei mäßiger Überdachung. Bei Verwendung einer Pfanne mit einem Durchmesser von 50 mm oder mehr fanden wir nur 8,1% Lockerungen gegenüber 24%, wenn eine 44-mm-Pfanne zusammen mit einem 32-mm-Kopf eingesetzt wurde. Die Polyesterpfannen erwiesen sich als weniger ungünstig, als früher angenommen wurde (8,3 zu 12%). Alle diese Ergebnisse lassen

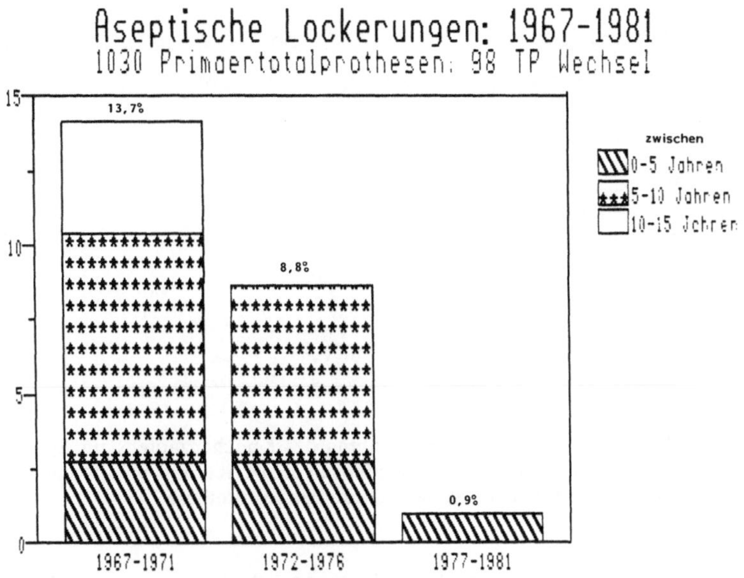

Abb. 7. Statistik der 98 Wechseleingriffe wegen aseptischer Lockerung bei 1030 Primärtotalprothesen, zwischen 1967 und 1981 im Lindenhofspital operiert. Einteilung in 3 Gruppen von je 5 Jahren: 1967/1971, 1972/1976, 1977/1981. Die aseptischen Lockerungen von 1977/1981 betrafen nur Pfannenlockerungen bei Hüftdysplasien aus dem Jahre 1977, als noch keine Pfannendachschalen zur Verfügung standen

folgende Rückschlüsse zu: Das Acetabulum sollte wenig ausgefräst und der subchondrale Knochen möglichst belassen werden, um die Beckenelastizität nicht ungebührlich zu erhöhen. Die Kunstpfanne sollte nicht steiler als 40–45° eingesetzt werden und trotzdem überdacht bleiben. Dies ist bei dysplastischen Hüften nur dann möglich, wenn 40 oder 44 mm große Pfannen verwendet werden. Der Durchmesser des Kopfes muß dann auf 22 mm reduziert werden, denn die Dicke des Polyäthylen muß die notwendigen 8–10 mm betragen. Somit dürften 32 mm große Köpfe nicht mit 44-mm-Pfannen eingesetzt werden.

Ein ähnlicher Vergleich zwischen den 74 aseptischen Schaftlockerungen und den Fällen ohne Lockerung (Abb. 6) zeigte eine Zunahme der Lockerungen mit den Prothesen mit langen Hälsen, mit langen Schäften, bei Varusfehlstellung, bei breiter Markhöhle und zu dünnem Prothesenstiel, bei ungenügender Einzementierungstechnik proximal-medial und auch jedesmal dann, wenn die Zementmasse nicht deutlich bis unterhalb an die Prothesenspitze reichte.

Zwischen 1967 und 1981 liegen 15 Jahre, die in 3 Abschnitte von je 5 Jahren eingeteilt werden können. Die Abb. 7 zeigt, daß bei den zwischen 1967 und 1971 operierten Patienten in 13,7% der Fälle die Prothese wegen aseptischer Lockerung ausgewechselt werden mußte, und zwar in 2,6% im Laufe der ersten 5 Jahre und 11% im Laufe der ersten 10 Jahre. Bei den zwischen 1972 und 1976 eingesetzten Prothesen wurden 8,8% wegen aseptischer Lockerung reoperiert, davon 2,6% schon im Laufe der ersten 5 Jahre. Bei den zwischen 1977 und 1981 operierten Patienten wurden nur 0,9% Lockerungen im Pfannenbereich aus dem Jahre 1977, als wir noch keine Pfannendachschalen zur Verfügung hatten, reopertiert. Während der ersten

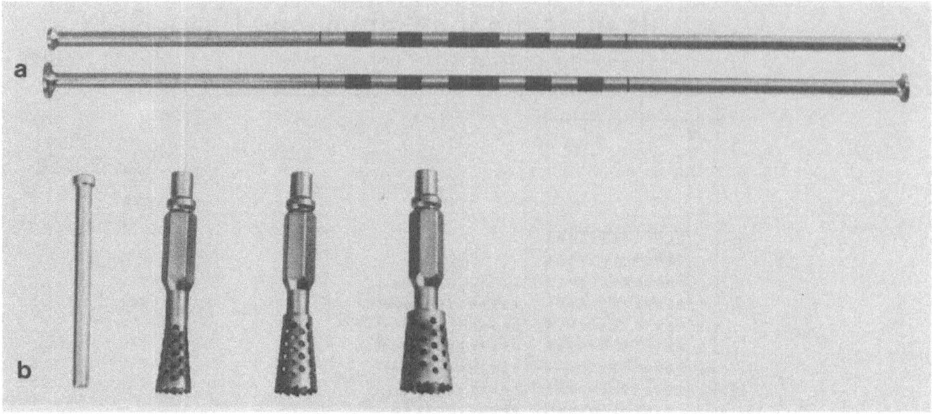

Abb. 8 a, b. Instrumentarium zur Herstellung des Knochenzapfens zur Sperrung der Markhöhle. **a** Stößel zum Einstoßen des Knochenzapfens in die Markhöhle, **b** 3 Spongiosahohlfräser mit ihrem Schlagbolzen. Wahl der Größe je nach Dicke der Testprothese

5 Jahre wurde keine einzige Geradschaftprothese ausgewechselt. In 3 Fällen jedoch wurde eine Senkung und eine beginnende Lockerung diagnostiziert, die eine Reoperation voraussichtlich im Laufe der nächsten 3–4 Jahre erfordern werden. Diese Statistik zeigt einmal mehr, daß den ersten 5 Jahren einer Prothesenentwicklung überhaupt kein Wert beizumessen ist, denn eine Prothese sollte heute bei guter Indikation, Planung und Operationstechnik mindestens 90% einwandfreie Ergebnisse im Laufe der ersten 10 Jahre ihrer Anwendung aufweisen.

Die aus dieser Gegenüberstellung gewonnenen Erkenntnisse wurden in der heutigen Operationstechnik berücksichtigt und in allen Einzelheiten von McCollister Evarts [13] beschrieben. Drei Punkte sollen speziell erwähnt werden: die Markraumsperre, die Pfannendachschale und die präoperative Planung.

Seit 5 Jahren ist bekannt, daß eine Markraumsperre entweder aus Zement [2], aus Plastik [18] oder aus Knochen [7, 13] eine gleichmäßigere Einzementierung des Prothesenschaftes ermöglicht. Die Zementmasse kann genau bis 1 cm unterhalb der Spitze und nicht tiefer reichen. Wenn möglich, entnehmen wir den Knochenzapfen aus dem resezierten Schenkelhals, seltener aus dem Schenkelkopf des Patienten. Bei Wechseloperationen verwenden wir eine Knochenscheibe von einem homologen Schenkelkopf aus der Knochenbank. In den Abb. 8 u. 9 sind Instrumentarium und Technik eingehend beschrieben.

Bei Wechseleingriffen haben sich im Laufe der letzten 5 Jahre die verschraubten Pfannendachschalen von Müller [12], bei sehr großen Defekten die Stützschalen von Burch und Schneider bewährt (Abb. 10). Die Pfannendachschalen werden seit 3 Jahren ebenfalls bei Subluxationshüften, bei denen eine Knochenplastik angezeigt ist, bei Primärfällen mit hochgradiger Osteoporose, bei größeren Zystenbildungen im Pfannendach usw. verwendet (Abb. 11). Die Technik der Exzision der Prothesenanteile mitsamt dem Zement und ihre Reimplantation sind in der Monographie von Schneider [17] eingehend beschrieben.

Zur Planung ist zu erwähnen, daß, sobald man sich angewöhnt hat, mit Schablone und durchsichtiger Folie die Planung systematisch durchzuführen [11], ein

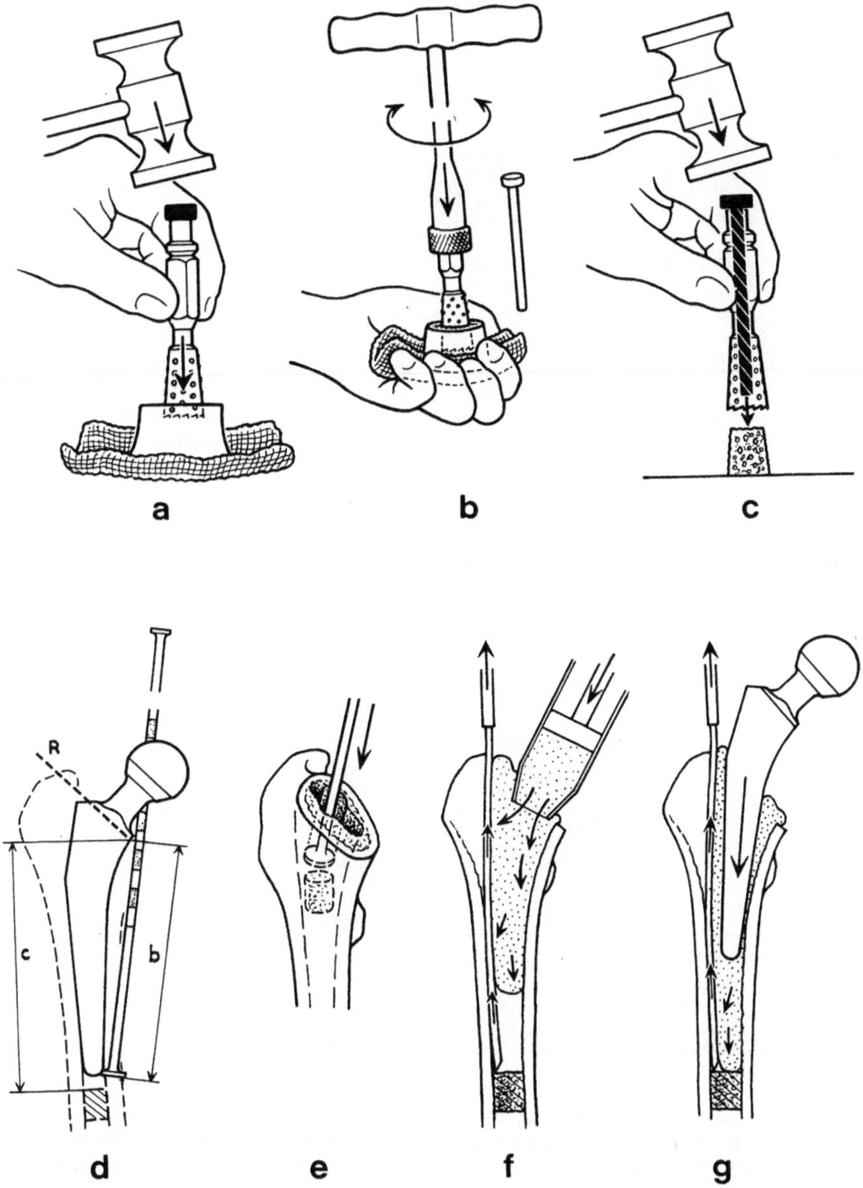

Abb. 9 a–g. Technik. **a** Einschlagen des durch den Schlagbolzen geschützten Spongiosahohlfräsers in eine aus Schenkelhals oder -kopf gewonnene Knochenscheibe. **b** Ausdrehen des Zapfens mit dem T-Griff. **c** Mit Schlagbolzen Ausschlagen des Zapfens. **d** Bestimmen der Distanz zwischen reseziertem Schenkelhals und Prothesenspitze. **e** Einschlagen des konischen Zapfens bis zur erwünschten Tiefe. **f** Nach Austrocknung der Markhöhle, Absaugen von Luft und Blut mit Sauge und Drain, Einpressen des Zementes. **g** Einstoßen der Prothese bis zur Hälfte, Herausziehen des Drains und Einschlagen der Prothese bis zur getesteten Tiefe

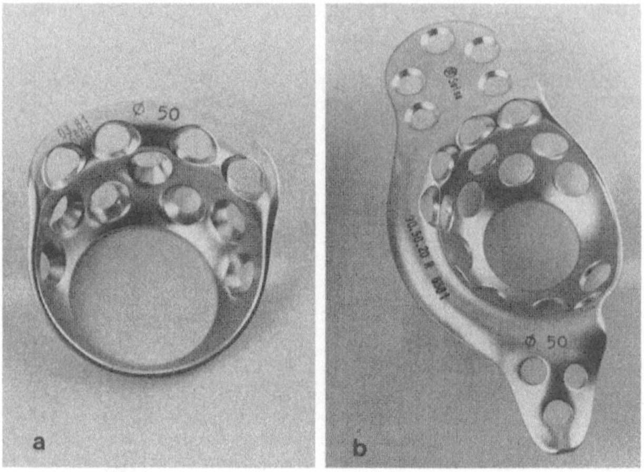

Abb. 10 a Müller-Pfannendachschale für eine 50er-Pfanne. **b** Burch-Schneider-Stützschale ohne Metallrand ventral

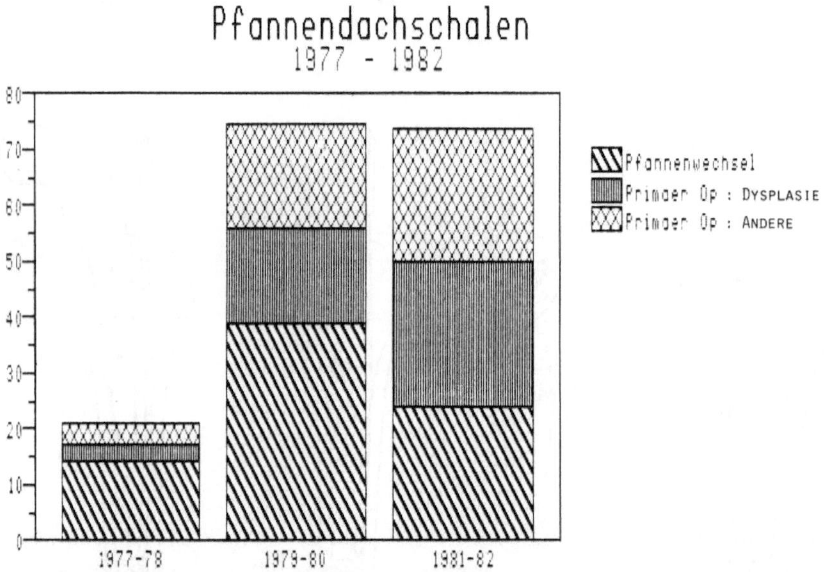

Abb. 11. Indikation der Verwendung von 170 Pfannendachschalen zwischen 1977 und 1982. Anfänglich fast nur bei Pfannenwechseln verwendet, ab 1981 bei ca. ⅔ der Primäreingriffe, besonders bei mangelhafter Überdachung, erheblicher Osteoporose oder Zystenbildung im Pfannendach

---

Abb. 12 a–e. Planung einer Totalprothese, abgekürztes Verfahren; rechte Seite gesund, linke Seite erkrankt. **a** Schablonen der Standard-, Lateralisations- und Dysplasieprothesen. **b** Schablonen so auf Röntgenbild des gesunden Femurs legen, daß die mediale Prothesenkante der medialen Markhöhlenbegrenzung anliegt und die gezeichnete Kunstpfanne der Höhe des knöchernen Pfannenrandes entspricht. Distanz zwischen Trochanterspitze und T-Linie festlegen. Schablone umdrehen und so auf das kranke Femur legen, daß die berechnete Distanz zwischen der Trochanterspitze und der T-Linie dieselbe ist. Prothesenmodell und Prothesengröße bestimmen. Auf einer durchsichtigen Folie wird die gewählte Prothese mit den Bezugslinien *T* und *R* eingezeichnet, wobei die untere

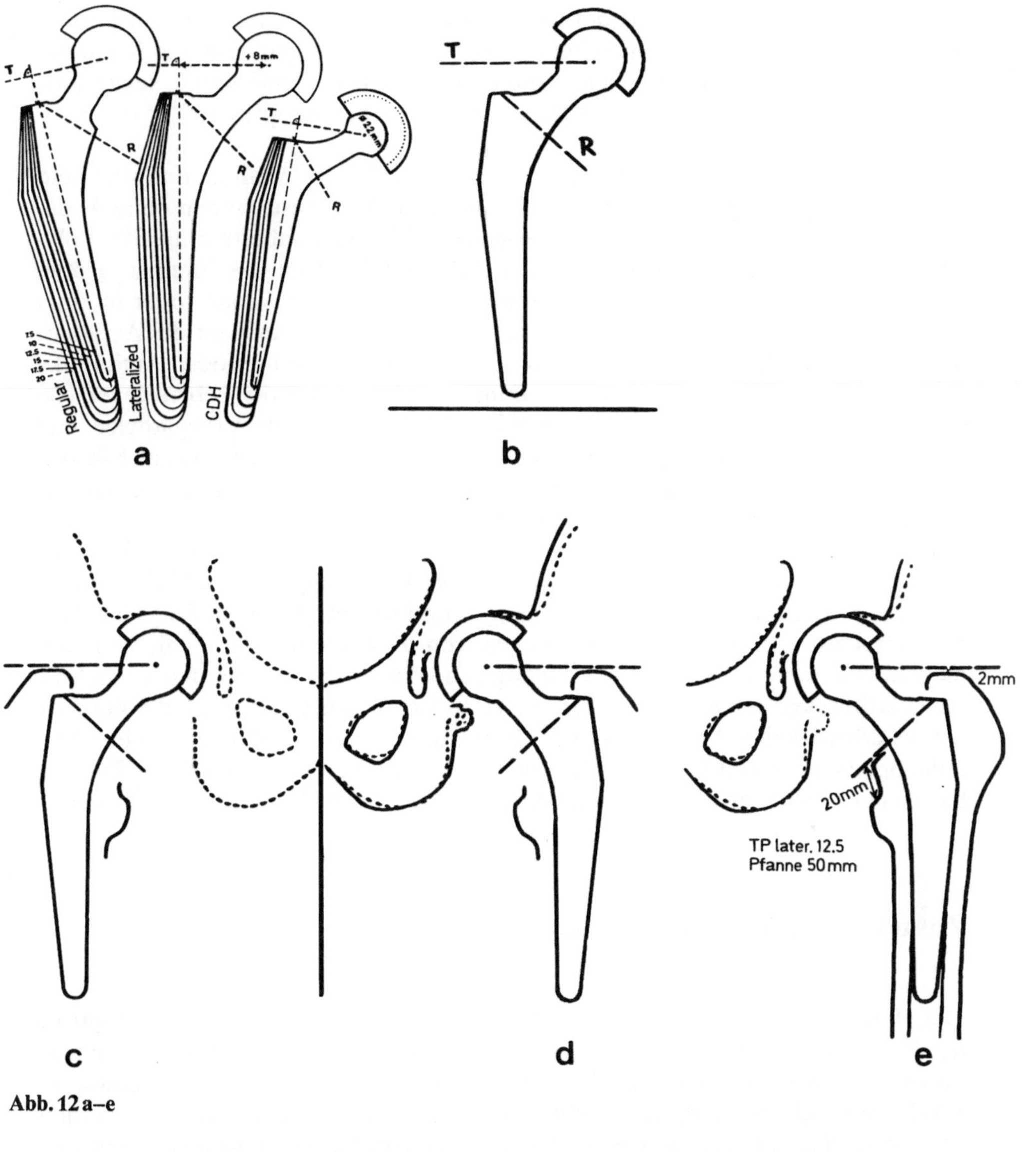

Abb. 12a–e

Kante der Schablone der unteren Kante der Folie entspricht. **c** Folie so auf das Röntgenbild der gesunden Hüfte legen, daß die mediale Kante der Folie parallel zur Körperachse (Symphyse – Dornfortsatz L5) und die eingezeichnete Pfanne an idealer Stelle in das gesunde Acetabulum paßt. Beckenkonturen *punktiert* nachziehen. Prothese wird dann über den Femurschaft (wie bei b) gelegt und der große und kleine Rollhügel eingezeichnet. **d** Die Folie wird umgedreht und die Beckenkonturen werden auf das kranke Becken gelegt. Prüfung, ob die Pfanne wirklich an anatomischer Stelle oder evtl. höher eingesetzt werden soll. Zeichnung der Konturen der kranken linken Beckenhälfte über die *gestrichelte* rechte Hälfte. Osteophyten, die entfernt werden sollen, sind erkennbar. **e** Die eingezeichneten Trochanteren sollen nun die Rollhügel der kranken Seite decken. Zeichnung der Knochenkonturen des linken Femurs. Die Distanzen zwischen Trochanter minor und Schenkelhalsstumpf und zwischen Spitze des großen Rollhügels und Mitte des Prothesenkopfes werden vermerkt. Das postoperativ erwünschte Ergebnis liegt jetzt vor abgekürztes Verfahren angewendet werden kann (s. Abb. 12). Bei richtiger Durchführung der Planung und entsprechender Ausführung der Operation und Kontrolle der Distanzen zwischen Trochanter minor und Schenkelhalsstumpf, sowie zwischen Trochanter-major-Spitze und Zentrum des Prothesenkopfes, sollten die Beinlängen postoperativ identisch sein.

Manche Probleme der Totalprothese bestehen seit über 15 Jahren und sind heute noch nicht gelöst. So bleibt die Sterilisierbarkeit der Kunstpfannen ohne Änderung der Materialeigenschaften in Frage gestellt: Die Gammabestrahlung des Polyäthylen ändert seine Struktur, so daß Abrieb und Kaltfluß der Pfannen größer werden als mit der früheren Sterilisationsart im kochenden Wasser oder in einer Hycolinlösung. Blut im Zement vermindert bekanntlich die Resistenz des Acrylharzes bis 95% [4, 5], die Beimischung von Röntgenkontrastmittel oder Antibiotika schwächt die Zementmasse ebenfalls. Zum Beispiel scheint die Lebensdauer von röntgendurchlässigem Zement erheblich länger zu sein. Mit dem Polyäthylen sind die Probleme der Reibung und des Verschleißes ebenfalls nicht gelöst. Mit den Kombinationen Metall-Metall oder Keramik-Keramik treten andere Probleme, wie erhöhte Reibung bei den Metallprothesen oder fortschreitende Zerstörung der Keramik auf der Grundlage von minimalen Verletzungen des Materials auf. Die aufgesetzten Keramikköpfe können trotz konischer Verklemmung nicht stabil fixiert werden, was wiederum Korrosionserscheinungen und Ionentransfer zur Folge hat. Was die geforderten tribologischen Prüfungen von Prothesenpartnern mit Schmiermedien wie Polyvenylpyrolidon anbelangt, so können wir nur feststellen, daß die Gelenkflüssigkeit nach Gelenkersatz ganz andere Eigenschaften als die normale Synovialflüssigkeit aufweist [3]. Ob die Einbettung der Kunstpfannen in einer Metallkappe (sog. „metal backing“ [19]) zur Erhöhung der Beckensteifigkeit Zukunft hat, ist noch nicht bewiesen. Jedoch muß diese Neuentwicklung verfolgt werden.

Zusammenfassung

Die Hüfttotalprothese steht heute mehr als noch vor wenigen Jahren im Zentrum heftiger Diskussionen. Die Indikationen haben sich eingeengt, und immer weniger Patienten werden vor dem 55. Lebensjahr operiert, denn man weiß, daß schwierige Wechseleingriffe bei längerer Lebenserwartung fast unumgänglich sein werden. Die zahlreichen Verbesserungen der letzten 5 Jahre in Prothesengeometrie, Operationstechnik, Planung usw. sollten schon bei der ersten Operation und nicht erst bei Wechseleingriffen berücksichtigt werden. Wissenschaftliche Arbeiten, die nicht auf einer prospektiven exakten Dokumentation aller operierten Fälle basieren, sind mehr oder weniger wertlos und für weitere Entwicklungen von geringem Nutzen.

Literatur

1. Charnley J (1966) Total prosthetic replacement for advanced coxarthrosis. SICOT, Xe Congrès, Paris, septembre 1966
2. Harris WH (1981) Cement fixation system. The Second AOA International Symposium, Boston
3. Kurock W (1982) Bestimmungen physikalisch-chemischer und zytologischer Parameter von Gelenkflüssigkeiten in Verbindung mit lichtmikroskopischen Untersuchungen. Habilitationsschrift Fachbereich Medizin der Johannes Gutenberg-Universität, Mainz
4. Lee AJC, Ling RSM, Wrighton JD (1973) Some properties of polymethylmethacrylate with reference to its use in orthopaedic surgery. Clin Orthop 95: 281
5. Lee AJC, Ling RSM, Vangala SS (1978) Some clinically relevant variables affecting the mechanical behaviour of bone cement. Arch Orthop Trauma Surg 92: 1
6. McBroom R, Müller ME (in press) Aseptic loosening – 15 years experience with the Müller total hip arthroplasty. Clin Orthop
7. Miller J, Burke DL, Stachiewicz J et al. (1978) Pathophysiology of loosening of femoral components in total hip arthroplasty; clinical and experimental study of cement fracture and loosening of the cement-bone interface. In: The Hip Society: The hip Proceedings of the sixth open scientific meeting of The Hip Society. Mosby, St. Louis
8. Morscher EW (1982) 4 Jahre zementlose Polyäthylenpfannenimplantation an der Hüfte. Z Orthop 120
9. Müller ME (1966) Prothèses totales de hanche. SICOT, Xe Congrès, Paris, septembre 1966
10. Müller ME (1974) Der derzeitige Stand der Totalendoprothese des Hüftgelenkes. Z Orthop 112: 933–938
11. Müller ME (1975) Total hip replacement: Planning, technique and complications. In: Cruess RL, Mitchell NS (eds) Surgical management of degenerative arthritis of the lower limb. Lea & Febiger, Philadelphia pp 91–113
12. Müller ME (1982) Acetabular revision, Chapt 5. In: The hip. Proceedings of the ninth open scientific meeting of The Hip Society. Mosby, St. Louis Toronto London
13. Müller ME (in press) Total hip reconstruction. In: McCollister E (ed) Surgery of the musculoskeletal system. Churchill Livingstone, New York
14. Müller ME, Elmiger B (1979) 10-Jahres-Ergebnisse der sog. Setzholz-Totalprothese. Orthopaede 8: 73–74
16. Müller ME, Dietschi C, Niederer PG (1980) Ergebnisse 13–15 Jahre nach Einsetzen einer festklemmenden Geradschaftprothese. Korrelation zwischen Setzholzprinzip und klinischem und röntgenologischem Verlauf. In: Grenzschichtprobleme der Verankerung von Implantaten unter besonderer Berücksichtigung von Endoprothesen. 2. Münchner Symposion für experimentelle Orthopädie, Februar 1980. Thieme, Stuttgart
17. Schneider R (1982) Die Totalprothese der Hüfte: Ein biomechanisches Konzept und seine Konsequenzen. Huber, Bern Stuttgart
18. Weber BG, Stühmer G (1979) Improvements in total hip prosthesis implantation technique. Arch Orthop Trauma Surg 93: 185–189
19. U.S. Department of Health and Human Services, National Institutes of Health (1982) Consensus Development Conference Summary, 4/4

Teil II

Mechanik, Biologie und Werkstoffe

Die Beanspruchung des Femurs durch implantierte Endoprothesen

B. Kummer[1]

Die mechanische Beanspruchung des endoprothetisch versorgten Hüftgelenks als Ganzes unterliegt grundsätzlich den gleichen Gesetzmäßigkeiten wie die Beanspruchung der normalen Hüfte. Das heißt insbesondere, daß für die weiteren Betrachtungen alle auf das Gelenk einwirkenden Kräfte durch eine Resultierende ersetzt werden können, die sich sowohl rechnerisch als auch graphisch als die vektorielle Summe aus dem zu tragenden Körpergewicht und den das Gleichgewicht haltenden Muskeln (bei einbeinigem Stand die Summe der Hüftabduktoren) darstellen läßt. Nach Pauwels (1965, 1973) hat die Hüftgelenksresultierende im Normalfall eine Neigung von 16° zur Vertikalen und sie liegt in einer Ebene, die nur unbedeutend von der Frontalebene durch den Femurkopfmittelpunkt abweicht (vgl. Kummer 1968). Diese Resultierende, die als beanspruchende Kraft nur für das Hüftgelenk und den Schenkelhals (bis zum Ansatz der Abduktoren) Gültigkeit besitzt, verläuft schräg zur Schenkelhalsachse und tangiert in der Regel den Adam-Bogen. In der Mitte des Schenkelhalses besitzt sie bereits eine so große Exzentrizität gegenüber dem Flächenschwerpunkt des Halsquerschnitts, daß eine erhebliche Biegebeanspruchung resultiert. Dabei entstehen hohe Druckspannungen in der medialen Halskortikalis und nicht ganz so große, aber immer noch erhebliche Zugspannungen in der lateralen Halskortikalis (Abb. 1 a). Spannungsoptische Untersuchungen (Abb. 1 b) bestätigen im Prinzip diese nach Pauwels (1973) berechnete Spannungsverteilung über den Halsquerschnitt, wenn auch der Übergang von der maximalen Druck- zur Zugspannung im Modellversuch nicht linear ist (Abb. 1 c). Auf jeden Fall befindet sich in Nähe der Halsmitte ein Ort, an dem die Druckspannungen in Zugspannungen übergehen: die „neutrale Faser". Hier ist die Spannungsgröße Null, und in diesem Bereich ist die Substantia spongiosa sehr locker strukturiert.

Der zur Schenkelhalsachse schräg gerichtete Verlauf der Hüftgelenksresultierenden erzeugt im Halsquerschnitt Schubspannungen, die mit größer werdendem Neigungswinkel zwischen Resultierender und Halsachse zunehmen. Sie lassen sich sehr anschaulich darstellen, wenn man sich den Schenkelhals in der Ebene des zu untersuchenden Querschnitts durchtrennt denkt (Abb. 2). Dann kann die auf die Schnittebene auftreffende Resultierende in eine auf dieser Ebene senkrecht stehende Normalkraft N und in eine zur Trennebene parallele Tangentialkraft T zerlegt werden. Diese Tangentialkraft sucht die beiden gedachten Fragmente gegeneinander zu verschieben. In der Materialkontinuität des intakten Schenkelhalses wird dies durch entsprechende Schubspannungen verhindert. Da ferner die Normalkomponente weit medial von der Halsmitte angreift, würde sie ein Kippen des proximalen Fragments nach medial bewirken, so daß der gedachte Trennspalt an der

1 Prof. Dr. B. Kummer, Direktor, Anatomisches Institut der Universität, Joseph-Stelzmann-Straße 9, D-5000 Köln 41

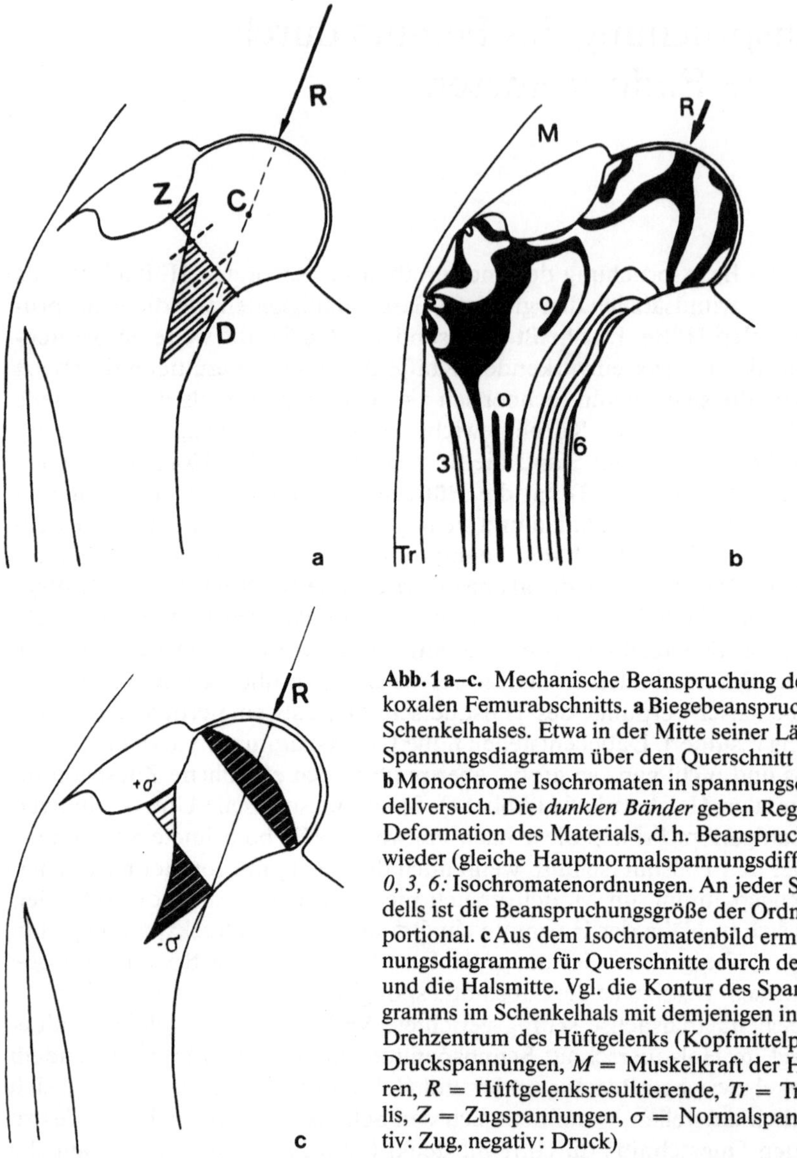

Abb. 1 a–c. Mechanische Beanspruchung des normalen koxalen Femurabschnitts. **a** Biegebeanspruchung des Schenkelhalses. Etwa in der Mitte seiner Länge ist das Spannungsdiagramm über den Querschnitt eingezeichnet. **b** Monochrome Isochromaten in spannungsoptischen Modellversuch. Die *dunklen Bänder* geben Regionen gleicher Deformation des Materials, d. h. Beanspruchungsgröße, wieder (gleiche Hauptnormalspannungsdifferenz $\sigma_1-\sigma_2$). *0, 3, 6:* Isochromatenordnungen. An jeder Stelle des Modells ist die Beanspruchungsgröße der Ordnungszahl proportional. **c** Aus dem Isochromatenbild ermittelte Spannungsdiagramme für Querschnitte durch den Femurkopf und die Halsmitte. Vgl. die Kontur des Spannungsdiagramms im Schenkelhals mit demjenigen in Abb. 1 a. *C* = Drehzentrum des Hüftgelenks (Kopfmittelpunkt), *D* = Druckspannungen, *M* = Muskelkraft der Hüftabduktoren, *R* = Hüftgelenksresultierende, *Tr* = Tractus iliotibialis, *Z* = Zugspannungen, *σ* = Normalspannungen (positiv: Zug, negativ: Druck)

medialen Seite verengt, an der lateralen Seite dagegen zum Klaffen gebracht würde. Im intakten Schenkelhals entstehen an diesen Stellen daher Druck- bzw. Zugspannungen.

Die Schnittfläche des zur Implantation einer Endoprothese resezierten Schenkelhalses hat eine entsprechende Neigung zur Resultierenden wie die oben beschriebene Schnittebene. Bei zementfreiem Einsetzen einer Prothese herrschen hier deshalb auch entsprechende Beanspruchungsverhältnisse (Abb. 3). Im Modell wird von einer Prothese mit Kragen ausgegangen, der auf dem Halsstumpf rundum schlüssig aufsitzen soll. Dann wird die Normalkomponente N der Resultierenden

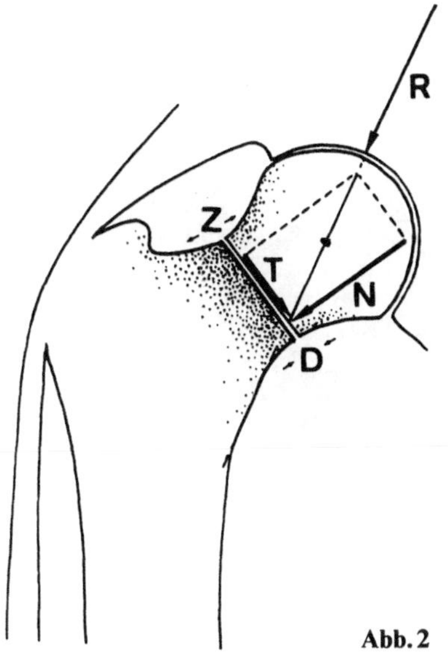

Abb. 2

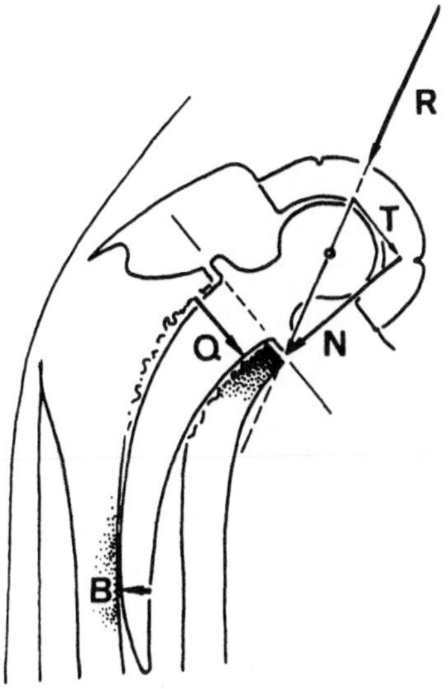

Abb. 3

Abb. 2. An einem gedachten Querschnitt durch den Schenkelhals angreifende Kräfte. *D* = Druck, *N* = Normalkraft, *R* = Hüftgelenksresultierende, *T* = Tangentialkraft, *Z* = Zug

Abb. 3. Beanspruchung des koxalen Femurabschnitts bei zementfrei eingesetzter Endoprothese. *B* = Widerlagerkraft am Prothesenstiel, *N* = Normalkraft, *Q* = Querkraft, *R* = Hüftgelenksresultierende, *T* = Tangential-(Schub-)kraft

R als Druck des Prothesenkragens gegen die mediale Kompakta des Halsrestes wirksam werden, während die Tangentialkomponente T als Querdruck Q im wesentlichen ebenfalls von der medialen Halskompakta, und zwar v. a. von dem Material des Calcar femoris, aufgenommen wird. Die kraniolaterale Partie des Prothesenkragens überträgt in diesem Falle keine Kraft auf den Halsstumpf, da hier eine Zugbeanspruchung auftreten würde, die aber wegen der Kontinuitätstrennung nicht zustande kommen kann, so daß allenfalls hier der Spalt zum Klaffen gebracht wird.

Wegen des Momentengleichgewichts am Gelenk muß die Resultierende durch den Gelenksdrehpunkt, d. h. den Krümmungsmittelpunkt des Prothesenkopfes verlaufen. Dadurch erhält die gesamte Prothese ein nach medial gerichtetes Kippmoment, dem durch das Widerlager des Prothesenstiels an der lateralen Diaphysenwand unterhalb des Trochantermassivs (Punkt B in Abb. 3) das Gleichgewicht gehalten wird.

Beobachtungen an gelockerten Prothesen liefern gewissermaßen den experimentellen Beweis für diese Überlegung (Abb. 4). Bei einer Prothese, die einer Kipptendenz nachgeben kann, nimmt die Beanspruchung am medialen Auflager des Halsstumpfes und am Widerlager des Stielendes so hohe Werte an, daß hier der Knochen überlastet wird und darauf mit Resorption reagiert.

Spannungsoptische Modellversuche zeigen, daß auch bei fest einzementierter Prothese die mediale Kompaktawand von Halsstumpf und proximaler Diaphyse eine erheblich größere Beanspruchung erfährt als die laterale Halskortikalis

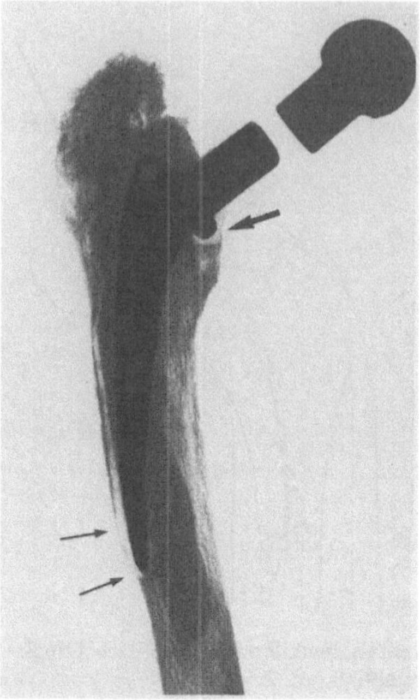

Abb. 4

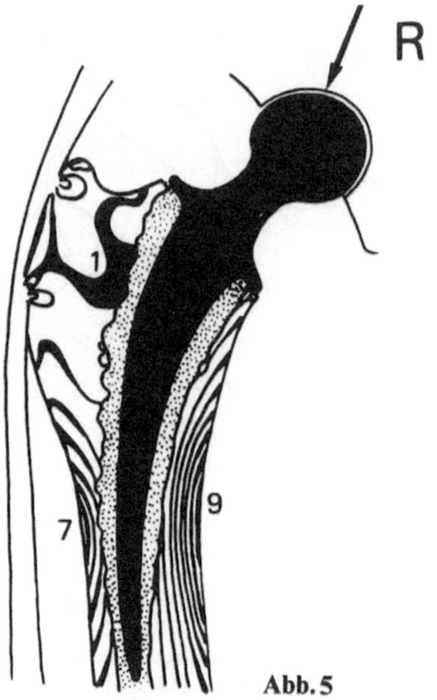

Abb. 5

Abb. 4. Röntgenbild des anatomischen Präparats einer gelockerten Hüftendoprothese. ←: erhebliche Knochenresorption am medialen Auflager des Prothesenlagers, →: Resorption der lateralen Schaftwand durch den Druck des Prothesenstiels

Abb. 5. Spannungsoptischer Versuch mit dem Modell einer implantierten Hüftgelenksendoprothese aus dem Kunststoff VP 1527. Der Zement *(punktiert)* ist durch Plexit simuliert. *R* = Hüftgelenksresultierende, *1, 7, 9:* Isochromatenordnung. (Versuchstechnik s. Kummer 1959)

(Abb. 5). Es besteht hier also die Gefahr einer Überschreitung der Toleranzgrenze, zumal dann, wenn zum Zweck des bequemeren Einführens des Prothesenstiels die Spongiosa des Schenkelhalses großzügig ausgeräumt wird.

Der Umbau der Spongiosaarchitektur scheint demgegenüber ein weniger großes Problem zu sein, weil gerade in der medialen Kompakta von Hals und Diaphyse die Lamellen des vom Femurkopf absteigenden kräftigen Druckbündels zusammentreffen und sich verdichten. Ihr trajektorielles Muster entspricht fast genau dem Trajektorienverlauf an dieser Stelle, wie er im Modell einer mittels Knochenzement implantierten Endoprothese beobachtet wird (vgl. Abb. 6a, b). Lediglich im Trochanterbereich ändert sich das Trajektorienbild nach Protheseninplantation erheblich (Abb. 6b). Dort hängt die Beanspruchung auch ganz entscheidend davon ab, ob die Verbindung zwischen Knochen und Zement innig und fest genug ist, um Zugspannungen übertragen zu können. Die geringste Lockerung in diesem Bereich führt zu einer Insuffizienz der Zugübertragung und damit zur zusätzlichen Belastung auf der Druckseite.

Die Idee einer isoelastischen Prothese beruht auf der Vorstellung, daß der natürliche Kraftfluß im proximalen Femurende am wenigsten gestört ist, wenn bei absolut fester Verbindung von Prothesenmaterial und Knochen bei beiden E-Modul, Deformationsverhalten und Festigkeit möglichst gleich sind. Ohne hier die Frage

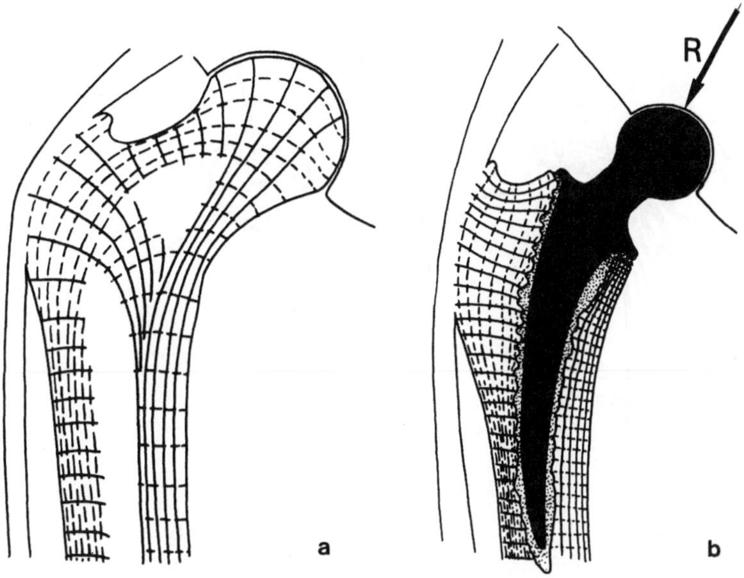

Abb. 6 a, b. Verlauf der Hauptnormalspannungstrajektorien, ermittelt im spannungsoptischen Versuch an Plexiglasmodellen. **a** Modell des normalen Femurs. Die Regionen der Markhöhle und des Ward-Dreiecks sind wegen der besseren Anpassung an das Originalobjekt im Modell ausgedünnt, deshalb ist der Trajektorienverlauf an diesen Stellen nicht beurteilbar. **b** Modell eines Femurs mit implantierter Prothese. Der Zement *(punktiert)* ist durch Plexit simuliert. *R* = Hüftgelenksresultierende. (Versuchstechnik s. Kummer 1965)

zu stellen, wie weit dies technisch überhaupt realisierbar ist, sollen die Konsequenzen dieses Konzepts an einem spannungsoptischen Modell demonstriert werden. Um dem Modell die im Sinne der Theorie idealen Eigenschaften zu verleihen, wird die Kontur des proximalen Femurendes einschließlich der Endoprothese aus einem Stück des gleichen Kunststoffmaterials geschnitten (VP 1527 für die Darstellung der Isochromaten, Plexiglas für die Darstellung der Normalspannungstrajektorien). Eine Grenzschicht zwischen „Prothese" und Knochen wird nicht eingebaut, d.h. im Innern des Modells wird keine Grenze zwischen den Zonen, die beide Materialien repräsentieren sollen, erzeugt. Das Isochromatenbild zeigt dann im Femuranteil des Modells keine wesentliche Abweichung von der Isochromatenverteilung im Modell des normalen Femurs (vgl. Abb. 7 a und 1 b). Nur im Bereich des vergleichsweise sehr schlanken Prothesenhalses treten ungewöhnlich hohe Isochromatenordnungen (und dementsprechend große Beanspruchungen) auf. Es versteht sich von selbst, daß u. a. auch aus diesem Grund eine derartige Prothese in praxi nie hergestellt würde. Wenigstens der Prothesenhals müßte aus wesentlich festerem Material, etwa Metall, bestehen, das sich wegen der notwendigen Verankerung in eine entsprechende „Seele" des Prothesenstiels fortsetzen muß. Damit sind aber dann die Voraussetzungen für eine wirklich „isoelastische" Prothese nicht mehr gegeben. Trotz dieser notwendigen Einwände soll noch der Kraftfluß in einer ideal isoelastischen Prothese anhand eines entsprechenden Modells diskutiert werden. Die Abb. 7 b zeigt das Trajektorienbild eines Plexiglasmodells. Wiederum ist die „Pro-

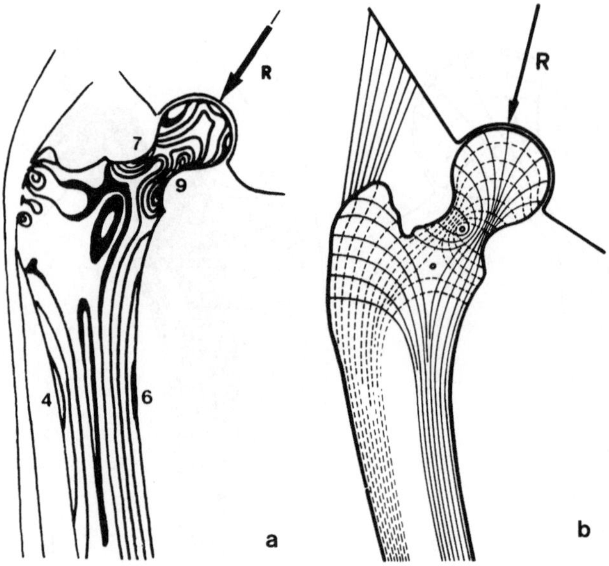

Abb. 7 a, b. Spannungsoptische Versuche mit Modellen „isoelastischer Prothesen". Um den „ideal isoelastischen Materialübergang" zu gewährleisten, ist das Modell aus einem Stück desselben Materials geschnitten. **a** Monochrome Isochromaten im Grünbereich im Modell aus VP 1527; zirkular polarisiertes Licht, Rotfilter. **b** Hauptnormalspannungstrajektorien im Plexiglasmodell. Im Prothesenhals befindet sich ein attraktiver, an der Schenkelhalsbasis ein repulsiver singulärer Punkt. *R* = Hüftgelenksresultierende. *4, 6, 7, 9:* Isochromatenordnungen

these" gegenüber dem umgebenden „Knochen" nicht abgesetzt, um damit ideale Verhältnisse zu realisieren. Wenn man von den hier nicht zur Diskussion stehenden Trajektorienmustern im Prothesenhals absieht, unterscheidet sich dieses Bild von dem Trajektorienverlauf im Modell des normalen Femurs (vgl. Abb. 6 a) im wesentlichen durch das Auftreten eines repulsiven singulären Punktes an der Basis des Schenkelhalses. Dieser Ort entspricht ziemlich genau der Lage des strukturarmen Ward-Dreiecks im normalen Schenkelhals. Im Falle des Prothesenmodells ist dieser Umstand für die hier diskutierte Frage allerdings bedeutungslos, weil der singuläre Punkt im Material der Prothese liegen würde und damit keinen Einfluß auf die Beanspruchung des Knochens haben kann. Was die Modellregionen anbetrifft, in denen sich Knochengewebe befinden würde, so gleicht dort der Trajektorienverlauf praktisch genau demjenigen im normalen Femur.

Im Interesse einer physiologischen Beanspruchung des Knochengewebes wäre demnach eine „isoelastische" Prothese in dieser absoluten Form wohl erstrebenswert; aus diesen Überlegungen geht aber zugleich hervor, daß sie in der Praxis wahrscheinlich grundsätzlich nicht zu verwirklichen ist. Einmal, weil in der Prothese selbst schädliche Beanspruchungen auftreten, die an diesen Stellen widerstandsfähigeres Material erfordern, wodurch die Isoelastizität durchbrochen wird, und zum zweiten, weil wohl kaum über die gesamte Kontaktfläche zwischen Knochen und Prothese eine derart innige Verbindung hergestellt werden kann, daß die Spannungstrajektorien störungsfrei durchlaufen.

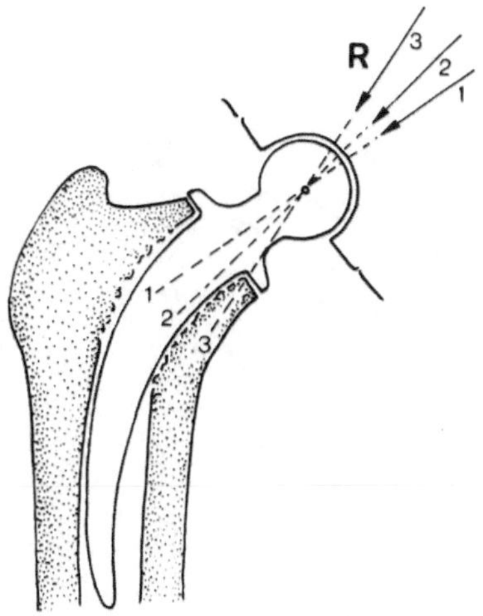

Abb. 8. Verschiedene Neigungen der Resultierenden *R* zum Prothesenhals und zur Resektionsfläche. Weitere Erklärung s. Text

Schließlich soll noch die Möglichkeit diskutiert werden, eine zementlose Prothese derart zu implantieren, daß das schädliche Kippmoment möglichst klein gehalten wird oder im Idealfall ganz verschwindet.

Die Abb. 8 zeigt 3 verschiedene Richtungen der Hüftgelenksresultierenden R, die aus Gleichgewichtsgründen stets durch das Drehzentrum des Gelenks verlaufen muß.

- Die Richtung 1 fällt genau mit der Achse des Prothesen- und Schenkelhalses zusammen. Dabei entsteht kein Kippmoment.
- Richtung 2 weicht nur wenig von der Halsachse ab, so daß die Wirkungslinie der resultierenden Kraft selbst an der Basis des Collum femoris noch innerhalb seines „Kerns" liegt, was bedeutet, daß auch an der lateralen Halskontur Druckspannungen und noch keine Zugspannungen auftreten.
- Richtung 3 ist nur wenig flacher als der normale Verlauf der Hüftgelenksresultierenden. Im Bereich des knöchernen Halsstumpfes liegt die Wirkungslinie aber bereits weit außerhalb des Kernbereichs. Damit würden hier an der lateralen Halskortikalis theoretisch Zugspannungen auftreten, die jedoch bei zementfreier Implantation – die hier vorausgesetzt wurde – nicht in Erscheinung treten können.

Unter diesem Gesichtspunkt sollte also das Bestreben dahin gehen, die Richtung der Gelenksresultierenden möglichst in die Halsachse zu bringen oder dafür zu sorgen, daß sie von der Achse nur um einen kleinen Winkel abweicht. Andererseits sind aber in der Praxis die Möglichkeiten, die Richtung der Hüftgelenksresultierenden zu ändern, äußerst begrenzt. Ferner ist für die Beanspruchung des Prothesenlagers nicht allein die Richtung des Verlaufs der Resultierenden zur Halsachse, sondern v. a. auch zur Amputationsebene des Schenkelhalses maßgeblich, auf die sie möglichst senkrecht auftreffen sollte, wenn diese Ebene unter Druckbeanspruchung stehen soll. Diese Argumente sprechen für den Versuch, bei gegebener Richtung der Gelenkresultierenden die Richtung der Halsachse der Prothese und die Richtung der Resektionsebene des Schenkelhalses entsprechend einzustellen.

In Abb. 9a ist die Resektionsebene des Halsstumpfes so weit aufgerichtet, daß die Resultierende im Amputationsniveau gerade innerhalb der Kerngrenze liegt.

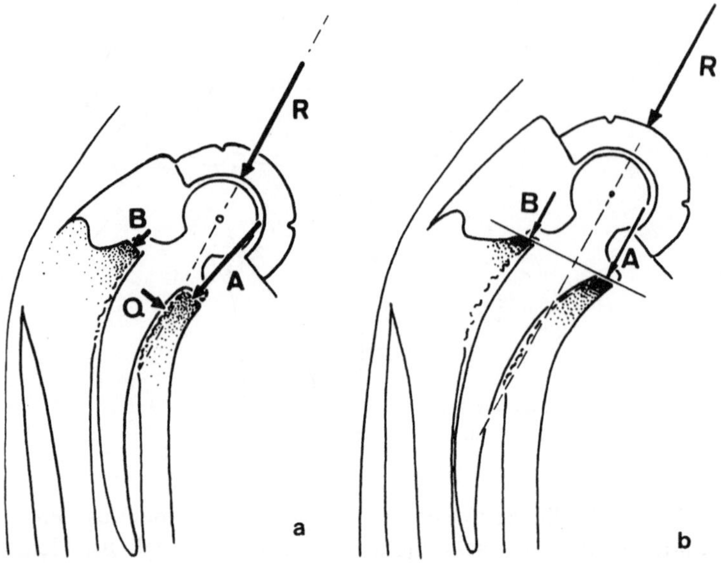

Abb. 9 a, b. Druckübertragung auch am lateralen Auflager bei zementfreien Femurendoprothesen. **a** Valgische Implantation der Prothese, die Wirkungslinie der beanspruchenden Kraft *(R)* liegt gerade noch innerhalb des Querschnittkerns. **b** Valgische Implantation und Abwinkelung zwischen der Prothesenhalsachse und Stiel; damit wird auch die Resektionsebene aufgekippt. *A* = Kraft am medialen Halsauflager, *B* = Kraft am lateralen Halsauflager, *Q* = Querkraft, die von der medialen Halswand aufgenommen wird, *R* = Hüftgelenksresultierende

Damit liegt der Kragen auch an der lateralen Seite des Schenkelhalses (B) unter – allerdings recht geringem – Druck auf. Der Auflagedruck ist medial (A) jedoch wesentlich größer, und wegen des schiefen Auftreffens der Resultierenden auf die Resektionsebene des Halses wird die mediale Kompaktawand zusätzlich durch die Querschubkomponente Q belastet.

Die Verhältnisse können günstiger gestaltet werden, wenn die Resektionsebene weiter aufgerichtet und zusätzlich der Prothesenhals gegenüber dem Prothesenstiel im Valgussinn abgewinkelt wird (Abb. 9 b). Dies kann derart abgestimmt werden, daß die Schubkomponente verschwindend klein wird. Die Wirkungslinie der Resultierenden nähert sich dem Zentrum des „Kerns" im Halsquerschnitt, wodurch die Druckspannungen am lateralen Auflager (B) ansteigen. Zugleich werden die Druckspannungen am medialen Auflager (A) reduziert.

Diese theoretisch zunächst so günstig erscheinende Lösung ist jedoch in der Praxis nicht ganz problemlos. Durch die valgische Aufrichtung des Prothesenhalses wird der Hebelarm der Abduktoren des Hüftgelenks verkürzt. Dadurch wird die Gelenksresultierende ein wenig größer und steiler gestellt. Dieser Aspekt kann aber an dieser Stelle nicht weiter diskutiert werden. Ferner muß für die entsprechende Kippung der Resektionsebene die mediale Wand des Schenkelhalses in etwas größerer Länge stehen bleiben. Das wiederum bedingt, daß sie einer Biegebeanspruchung unterworfen ist, die u. U. zu beträchtlichen Spannungen führen kann.

Zusammenfassung

Die normale Beanspruchung des koxalen Femurendes ist eine Biegebeanspruchung, die ein charakteristisches Muster der Verläufe der Normalspannungstrajektorien und eine Schubbeanspruchung im Querschnitt des Schenkelhalses zur Folge hat.

Wird der Schenkelhals bei Implantation einer Endoprothese rechtwinklig zur Halsachse reseziert, so wirkt an der Resektionsebene eine Schubkraft. Die Prothese selbst erfährt ein Kippmoment. Besonders hohe Beanspruchung tritt dabei an der Medialwand des Schenkelhalsstumpfes auf. An seiner Lateralwand können Zugspannungen nur bei einzementierten Prothesen und bei guter Haftung des Zements am Knochen auftreten. Anderenfalls, auch bei Lockerung zementierter Prothesen, kommt es durch Überlastung zu Knochenresorption am medialen Auflager und an der Abstützung des Prothesenstiels an der lateralen Diaphysenwand, und zu entsprechender Kippbewegung des Implantats.

Isoelastische Prothesen bieten theoretisch im Idealfall deutliche Vorteile, sind aber in der geforderten Weise technisch nicht realisierbar.

Die valgische Aufrichtung der implantierten Prothese könnte die Beanspruchungsverhältnisse im Bereich der Resektionsebene des Schenkelhalses erheblich günstiger gestalten. Dieser Vorteil wird jedoch durch eine etwas ungünstigere Gelenksresultierende und durch eine Biegebeanspruchung der Medialwand des Schenkelhalsstumpfes beeinträchtigt.

Literatur

Kummer B (1956) Eine vereinfachte Methode zur Darstellung von Spannungstrajektorien, gleichzeitig ein Modellversuch für die Ausrichtung und Dichteverteilung der Spongiosa in den Gelenkenden der Röhrenknochen. (Achter Beitrag zur funktionellen Anatomie und kausalen Morphologie des Stützapparates von Friedrich Pauwels). Z Anat Entwicklungsgesch 119: pp 223–234

Kummer B (1959) Bauprinzipien des Säugerskelettes. Thieme, Stuttgart

Kummer B (1968) Die Beanspruchung des menschlichen Hüftgelenks. I. Allgemeine Problematik. Z Anat Entwicklungsgesch 127: pp 277–285

Kummer B (1975) Biomechanical aspects of the total hip prosthesis. Proc. San Diego Biomedical Symposium, pp 433–439

Pauwels F (1965) Gesammelte Abhandlungen zur funktionellen Anatomie des Bewegungsapparates. Springer, Berlin Heidelberg New York

Pauwels F (1973) Atlas zur Biomechanik der gesunden und kranken Hüfte. Springer, Berlin Heidelberg New York

Der Einfluß von Spiel, Verformung und Verschleiß auf das übertragene Reibmoment und die Verankerungsbeanspruchung bei künstlichen Hüftpfannen[1]

W. Plitz[2] und M. Jäger[3]

Einleitung

Die zunehmende Langzeiterfahrung mit Hüftendoprothesen der Werkstoffkombination Polyäthylen/Metall, hat gezeigt, daß das Problem der Pfannenlockerung nach wie vor als ungelöst bezeichnet werden muß, auch wenn z. T. über Einzelergebnisse mit beachtlichen Langzeiterfolgen berichtet wird.

Die zementlose Pfannenverankerung ist zweifelsohne im Vormarsch, dennoch wird sich auch weiterhin die konventionelle, also knochenzementfixierte Polyäthylenpfanne für längere Zeit behaupten können, insbesondere beim älteren, schnell zu mobilisierenden Patienten.

Wir sind daher der Frage nachgegangen, inwieweit Spiel, Verformung und Verschleiß der künstlichen Pfanne das übertragene Reibmoment beeinflussen und ob die zu übertragenden Kräfte qualitativ und quantitativ ausreichen, um einer aseptischen Spätlockerung Vorschub zu leisten.

Verankerungsbeanspruchung

Wie inzwischen von zahlreichen anderen Autoren nachvollzogen, gilt die im klassischen Experiment von Perren et al. (1972) nachgewiesene Reaktion des Knochens in den Gewindegängen einer Knochenschraube sinngemäß auch für die Reaktionsweise des lebenden Knochens im Pfannenlager. Dies bedeutet, daß auch im Pfannenlager nur dort eine echte Langzeitstabilität des Knochengewebes erwartet werden darf, wo keine wechselnde Beanspruchung mit Vorzeichenumkehr stattfindet, oder wie dies Schneider (1982) ausdrückt, wo kein sog. dekompensierter Nulldurchgang während der dynamischen Beanspruchung stattfindet.

1 Die Arbeiten wurden im Rahmen eines vom Bundesminister für Forschung und Technologie geförderten Vorhabens durchgeführt (Kennzeichen MT 290).

2 Dipl. Ing. W. Plitz, Leiter des Labors für Biomechanik und experimentelle Orthopädie der Orthopädischen Klinik und Poliklinik der Ludwig-Maximilians-Universität, Harlachinger Straße 51, D-8000 München 90.

3 Prof. Dr. med. M. Jäger, Direktor der Orthopädischen Klinik und Orthopädische Polikliniken der Ludwig-Maximilians-Universität und der Staatlichen Orthopädischen Klinik, Harlachinger Straße 51, D-8000 München 90.

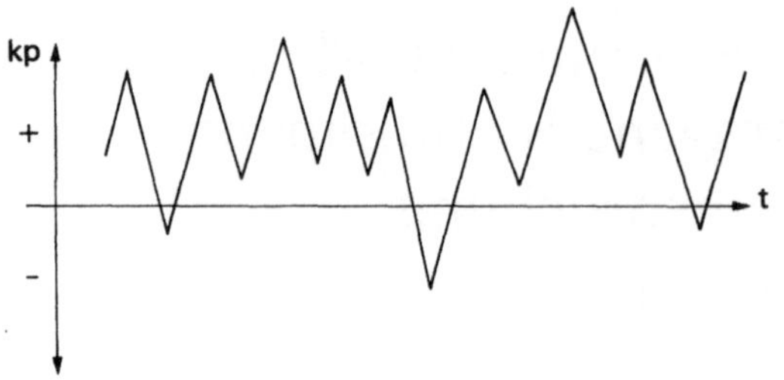

Abb. 1. Schematische Lastsituation bei dekompensiertem Nulldurchgang. (Nach Schneider 1982)

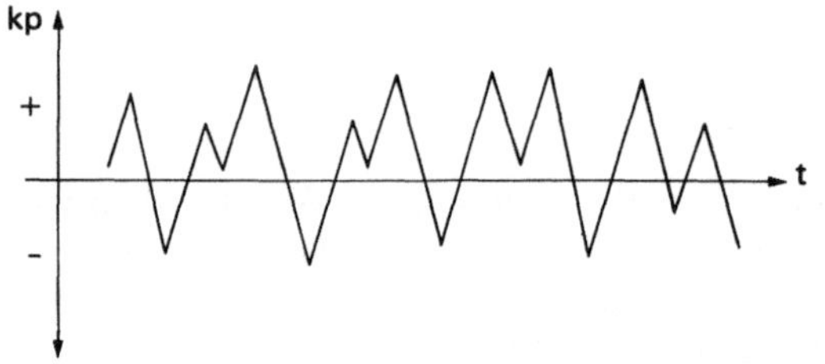

Abb. 2. Schematische Lastsituation bei kompensiertem Nulldurchgang. (Nach Schneider 1982)

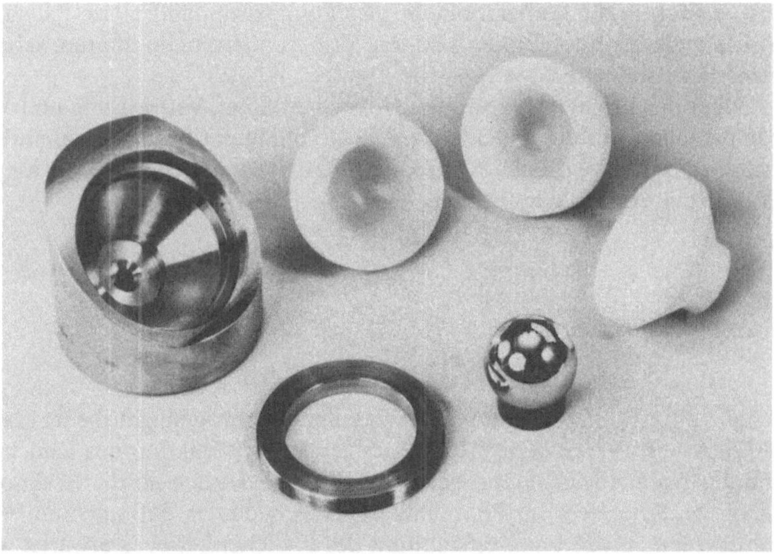

Abb. 3. Spezialpfannen aus Polyäthylen zur verformungsfreien Reibmomentbestimmung mit zugehörigem Schraubenadapter

Abbildung 1 zeigt schematisch die Situation des sog. dekompensierten Nulldurchgangs, bei dem eine häufige und starke Beanspruchungsumkehr die Ausbildung eines stabilen Knochenlagers verhindert.

Abbildung 2 zeigt die erwünschte und angestrebte Situation einer schwellendwechselnden Beanspruchung bei genügend hoher Vorlast mit gelegentlicher Beanspruchungsumkehr über die Nullinie hinaus.

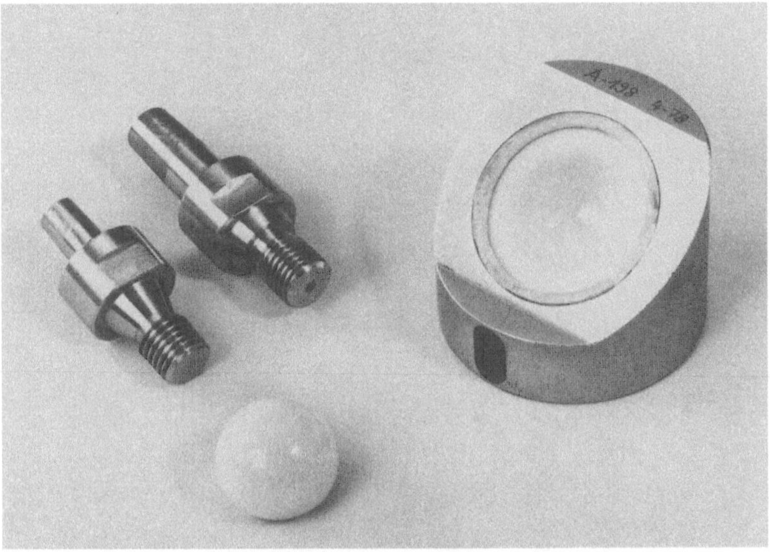

Abb. 4. Aufnahmen für Al_2O_3-Kugeln und -Pfannen zur Reibmomentbestimmung

Dieses Beanspruchungsmuster begünstigt nach Schneider offenbar die Ausbildung eines stabilen Implantatlagers.

Spiel und Reibmoment

In unseren eigenen Untersuchungen gingen wir zunächst der Frage des günstigsten Spiels zwischen Kopf und Pfanne in bezug auf das initiale Reibmoment nach. Zu diesem Zweck hat uns die Fa. Gebrüder Sulzer, Winterthur, freundlicherweise 40 Polyäthylenspezialpfannen hergestellt, die in Abstufungen von jeweils 0,1 mm Durchmesser von 32 mm aufwärts bis 33,2 mm vorlagen (Abb. 3).

Sowohl die zugehörigen metallischen wie auch die Aluminiumoxydkeramikköpfe hatten einen konstanten Durchmesser von 32 mm.

Abbildung 4 zeigt die entsprechenden Adapter für die Keramik/Keramik-Paarungen, die wir ebenfalls untersucht haben.

Unter Vernachlässigung jeglicher Verformung der Polyäthylenpfanne – und dies war nur durch eine zementfreie Fixierung der Spezialpfannen in einem Schraubadapter möglich – haben wir den Zusammenhang zwischen Reibmoment und axialer Last zunächst bei der Kombination Polyäthylen/Metall untersucht. Dazu diente uns ein Reibmomentenprüfstand (Abb. 5), der die Erfassung der Axialkraft, zweier senkrecht dazu stehender Querkräfte und des Reibmoments erlaubt. Aus den insgesamt über 900 Einzelmessungen sollen nur einige charakteristische Zusammenhänge erläutert werden.

Abbildung 6 zeigt, daß mit zunehmender axialer Last von 500–2500 N das Reibmoment von zunächst weniger als 50 Ncm auf mehr als 200 Ncm ansteigt, bei einem

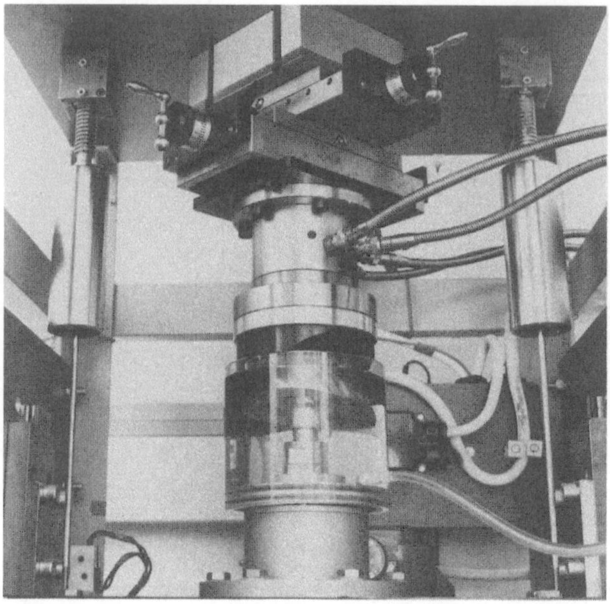

Abb. 5. Reibmomentenprüfstand mit Schmiermediumbehälter

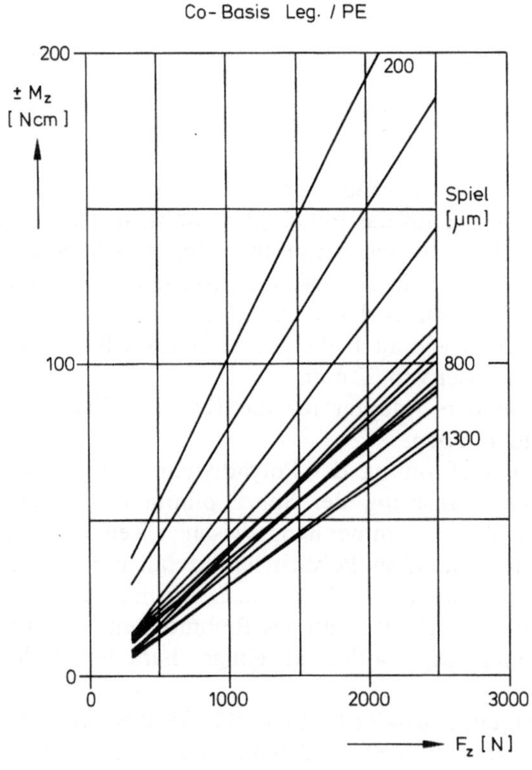

Abb. 6. Reibmoment und axiale Last bei Paarung Metall/Polyäthylen (Spiele zwischen 200 und 1300 µm)

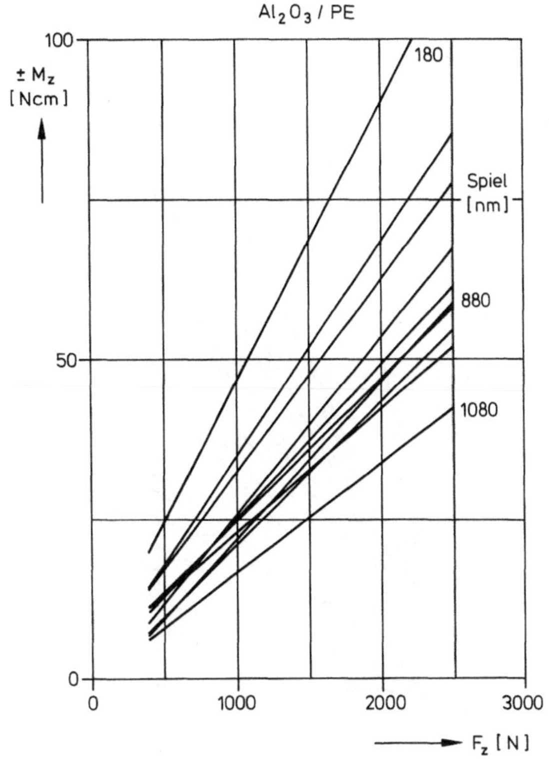

Abb. 7. Reibmoment und axiale Last bei Paarung Keramik/Polyäthylen (Spiele zwischen 180 und 1080 µm)

Spiel zwischen Kopf und Pfanne von 200–1300 µm. Je größer das Spiel, desto geringer fällt das Reibmoment aus, wobei die Zunahme mit größerem Spiel immer geringer wird.

Abbildung 7 zeigt die entsprechenden Ergebnisse der Paarung Polyäthylen/ Keramik, wobei darauf hinzuweisen ist, daß der senkrechte Maßstab hier im Gegensatz zu Abb. 6 um die Hälfte verkleinert ist. In diesem Fall ist eine deutliche Überlegenheit der Paarung Keramik/Polyäthylen erkennbar, zumindest was das Reibmoment für den fabrikneuen Zustand betrifft.

Abbildung 8 zeigt einen Vergleich mit Ergebnissen fabrikneuer Keramik/ Keramik-Paarungen, wobei die Spielangaben jeweils am Ende der Geraden zu finden sind, damit die sehr uneinheitliche Tendenz in diesem Falle klar zum Ausdruck kommt. Diese sehr uneinheitliche Tendenz ist unseres Erachtens auf den viel größeren Einfluß der Formgenauigkeit der beiden starren Reibpartner zurückzuführen.

Abbildung 9 zeigt einen Versuch, diese sehr heterogenen Ergebnisse wenigstens zu einer Tendenz zusammenzufassen. Auch hier ist klar eine Abnahme des Reibmoments mit zunehmendem Spiel zu sehen, jedoch keineswegs so eindeutig wie im Fall von Keramik und Polyäthylen. Die Geraden repräsentieren hier jeweils Laststufen zwischen 500 und 1500 N.[4]

---

4 Für die Bereitstellung der spielabgestuften Keramikkugeln und Pfannen dürfen wir uns bei der Firma Feldmühle, Plochingen und der Firma Rosenthal-Technik, Lauf bedanken.

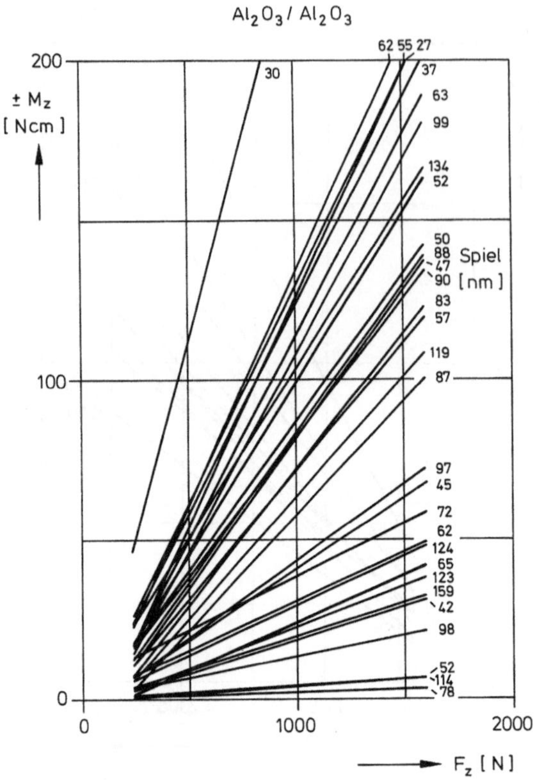

Abb. 8. Reibmoment und axiale Last bei Paarung Keramik/Keramik (Spiele zwischen 27 und 159 µm)

Verformung und Reibmoment

Wie Huggler et al. (1974) eindrucksvoll nachgewiesen haben, erleidet das Acetabulum unter Last z. T. erhebliche Verformungen, die mehrdimensional betrachtet einer Umgreifung der künstlichen Pfanne entsprechen und damit mit Sicherheit Verformungen der künstlichen Pfanne verursachen, abhängig davon, ob eine Abstützung mehr im kortikalen oder spongiösen Bereich des Acetabulums erfolgt. Daß diese auf die Pfanne übertragenen Verformungen das Reibmoment beeinflussen, ist zu vermuten.

Wir haben daher zwei Versuchsanordnungen aufgebaut, von denen Abb. 10a, b den schematischen Aufbau zeigt.

Aufgrund der Überlegungen von Huggler et al. (1974) nehmen wir lediglich eine teilweise Unterstützung des Pfannenrandes an, belasten diese Pfanne dann zentral mit einem Kugelsegment, dessen Fläche der ermittelten lastübertragenden Fläche entspricht, und erhalten dann das simulierte Verformungsmuster.

Abbildung 11 zeigt eine revidierte Pfanne mit entsprechender Zementverteilung, wie sie unseren Untersuchungen zugrunde gelegt wurde.

Die Durchmesserveränderungen liegen (Abb. 12) absolut gemessen in den Größenordnungen bis zu 300 µm, der flache Verlauf stellt die absolute Durchmesserab-

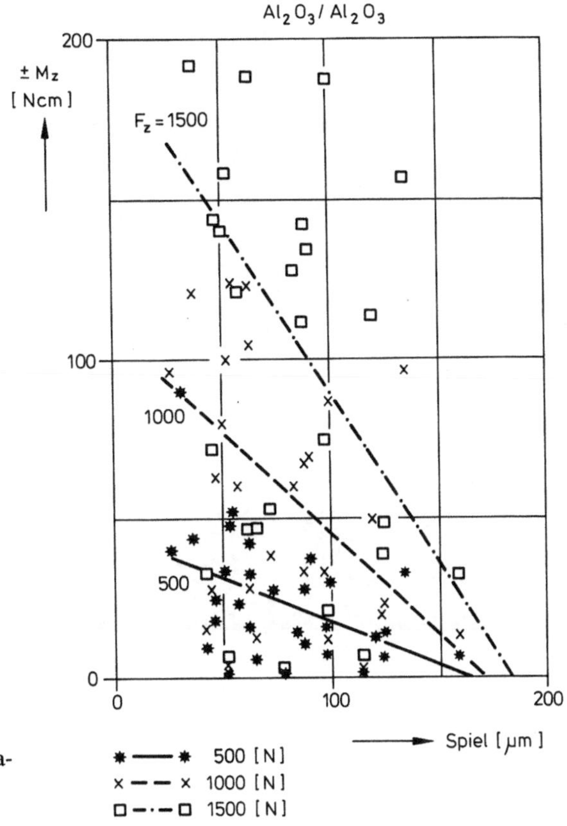

Abb. 9. Reibmoment und Spiel bei Paarung Keramik/Keramik (Laststufen 500 N)

nahme einer Pfanne mit 16 mm Wandstärke dar. Die nächste Kurve zeigt die äquatoriale Durchmesserabnahme bei einer Pfanne mit 44 mm Außendurchmesser entsprechend einer Wandstärke von 3 mm im Polbereich und 6 mm im Äquatorbereich. Im Falle der dünnwandigen Wagner-Schale, die dem sehr steilen Anstieg entspricht, erreicht die äquatornahe Durchmesserabnahme bereits bei 1000 N axialer Last 100 μm und, dies ist auf dem Diagramm nicht mehr dargestellt, bei 3000 N bereits mehr als 1 mm.

Wir haben der Auswirkung dieser äquatorialen Durchmesserabnahme auf das Reibmoment den – wie wir hoffen – anschaulichen Namen „Bremstrommeleffekt" gegeben, da er, wie wir zeigen konnten, eine drastische Zunahme des Reibmoments im Sinne einer Bewegungsbehinderung zwischen Kopf und Pfanne ergibt, sofern die angenommenen Voraussetzungen der Verformungsmuster richtig sind (Abb. 13). In Abb. 14 wird beispielhaft das Rundheitsdiagramm einer sog. Dysplasiepfanne mit sehr geringer Wandstärke im Polbereich dargestellt. Die äußerste Kurve gibt den unbelasteten Zustand wieder, alle weiteren Kurven nach innen wurden jeweils nach 1000 N zusätzlicher zentraler Last ermittelt.

Abbildung 15 zeigt zwei Reibmomentenverläufe bei entsprechend ungünstiger Verankerung im Randbereich. Der dabei stark verformte äquatornahe Bereich behindert die Bewegung der Kugel in der Pfanne so stark, daß die Reibmomente bis

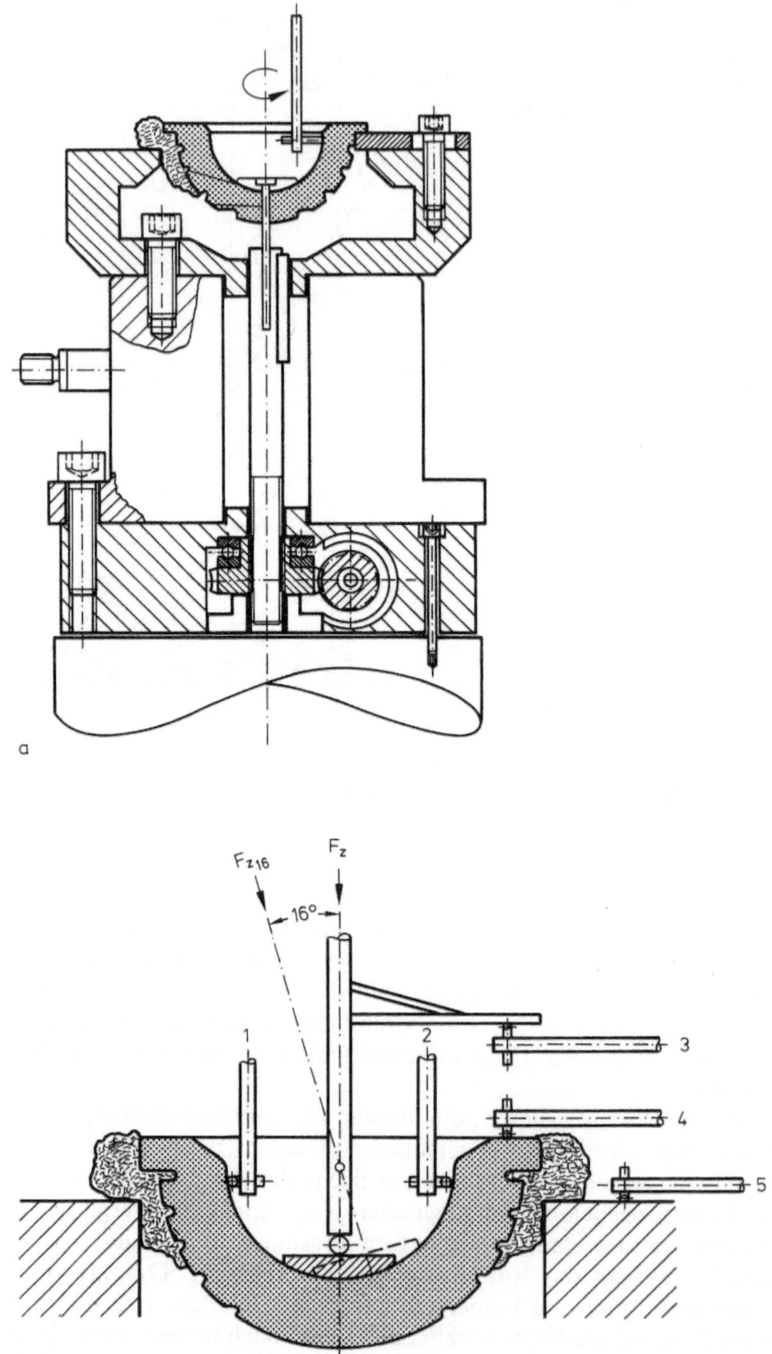

Abb. 10. a Schematischer Versuchsaufbau zur Bestimmung der absoluten Durchmesserveränderung bei zentraler Lastaufbringung. **b** Schematischer Versuchsaufbau zur Bestimmung des Verformungsmusters im Äquatorbereich

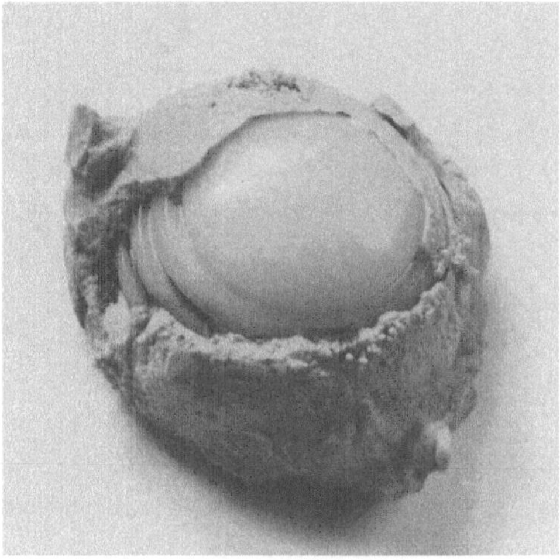

Abb. 11. Revidierte Polyäthylenpfanne mit Zementverteilung im Pfannenrandbereich (Verweildauer 5,5 Jahre, Pat. M.G. 101121)

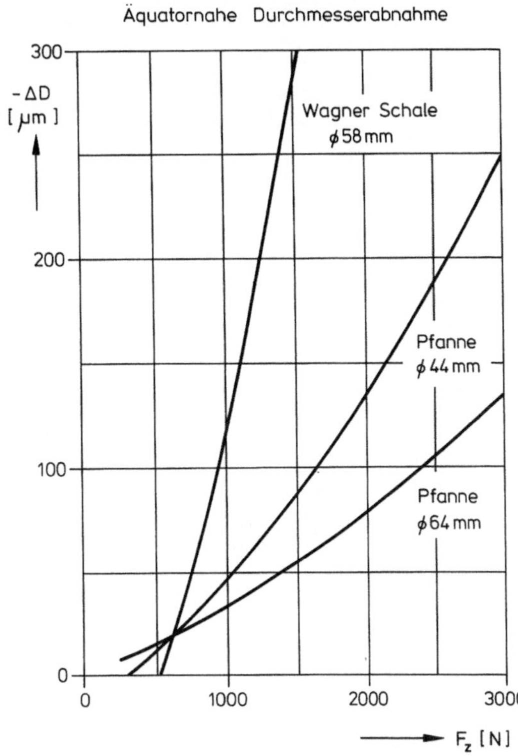

Abb. 12. Durchmesserabnahme im Äquatorbereich und axiale Last

zum 4fachen des Wertes ansteigen, die ohne die Verformung zu finden sind. Zwei Werte bei einem optimalen Spiel von ca. 200 μm sind zum Vergleich nochmals zusätzlich aufgetragen. Auf die bereits früher von uns berichteten Verformungen der Pfannen durch den aushärtenden Knochenzement soll hier nicht nochmals eingegangen werden, sondern es soll nur darauf hingewiesen sein, daß die Verformungen

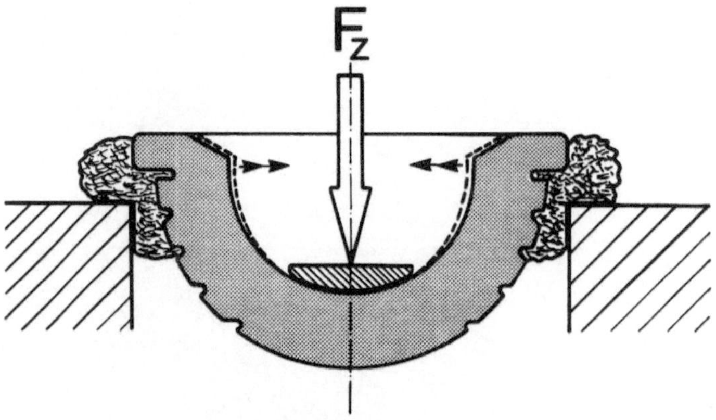

Abb. 13. Schematische Darstellung des „Bremstrommeleffekts“

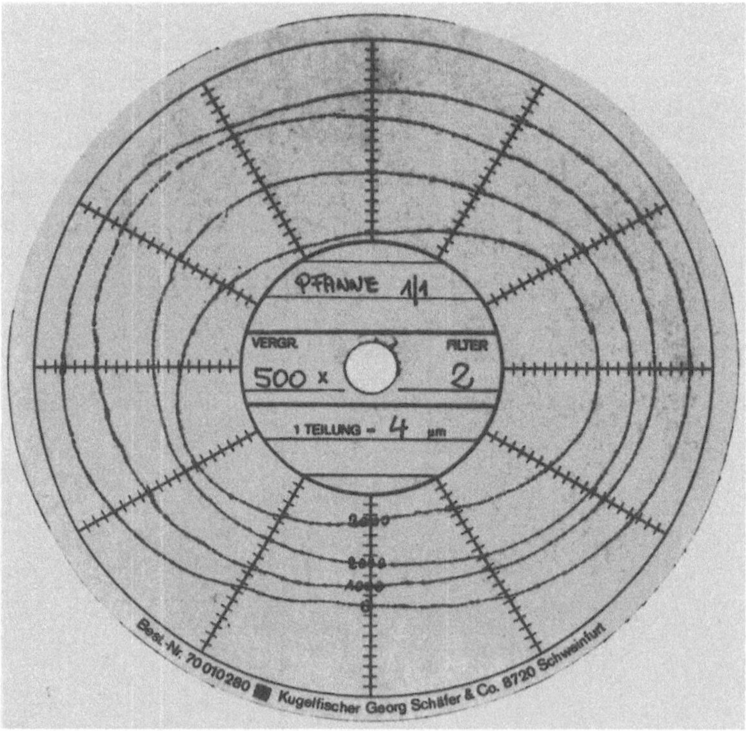

Abb. 14. Rundheitsdiagramm im Äquatorbereich einer „Dysplasiepfanne“ (Vergrößerung 500 × Teilung 4 µm)

in gleicher Richtung und Größenordnung liegen, wie die eben berichteten, wobei Zementanhäufungen, wie sie vielfach an revidierten Polyäthylenpfannen zu sehen sind, sicher noch ungünstigere Verformungsmuster ergeben als die, die im Laborversuch angenommen wurden.

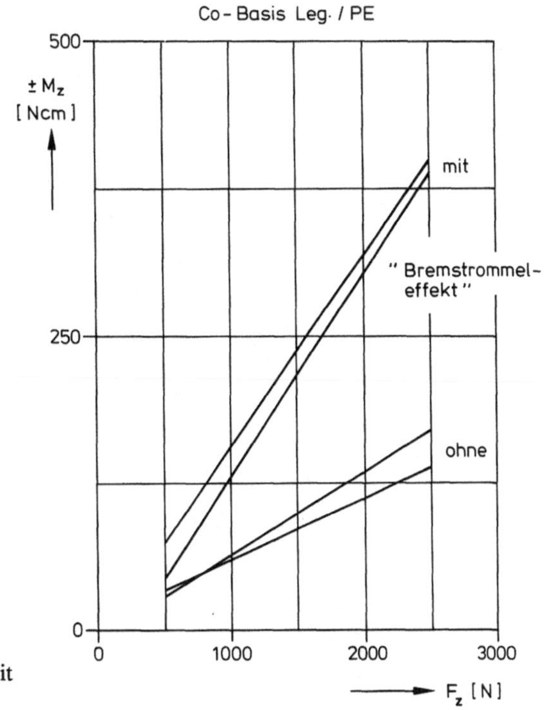

Abb. 15. Reibmoment und axiale Last mit und ohne „Bremstrommeleffekt“

Verschleiß und Reibmoment

Die Bestimmung des Reibmoments an revidierten Polyäthylenpfannen haben wir mehrmals versucht, doch betrachten wir die gefundenen Ergebnisse generell als nicht relevant, da die Pfannen sowohl beim Ausbau als auch beim eventuellen anschließenden Sterilisieren stark beschädigt bzw. verformt wurden und somit die gefundenen Werte zweifelhaft erschienen.

Bei den revidierten Keramik/Keramik-Komponenten ist dies nicht der Fall.

Abbildung 16 zeigt auszugsweise einige Ergebnisse über die Erhöhung des Reibmoments durch die Oberflächenzerstörung bei revidierten Keramik/Keramik-Endoprothesen, die uns zu Untersuchungszwecken überlassen wurden.

Schon bei Lasten von 2000 N zeigt sich teilweise ein Anstieg der Reibmomente um das 10fache der Werte, wie wir sie bei unbeschädigten Keramik/Keramik-Paarungen ermitteln konnten.

Zusammenfassung

Alle Zahlenwerte der Reibmomente sind als sog. Amplitudenwerte aufzufassen, d.h. ein Reibmoment von beispielsweise 100 Ncm entspricht jeweils einem positiven und negativen Wert von 100 Ncm mit vollem Nulldurchgang.

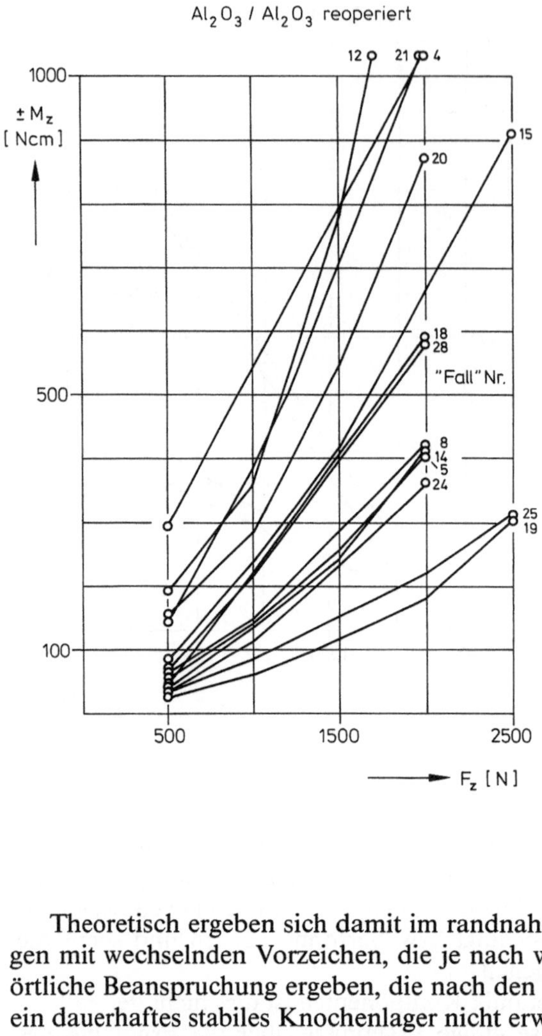

Abb. 16. Reibmoment und axiale Last bei revidierten Paarungen aus Keramik/Keramik

Theoretisch ergeben sich damit im randnahen Pfannenbereich Schubspannungen mit wechselnden Vorzeichen, die je nach wirksamer Verankerungsfläche eine örtliche Beanspruchung ergeben, die nach den eingangs erwähnten Ausführungen ein dauerhaftes stabiles Knochenlager nicht erwarten lassen.

Bis heute sind jedoch noch keine verläßlichen Zahlenwerte bekannt, die uns in etwa eine Größenordnung dieser wechselnden Schubspannungen angeben, so daß alle Überlegungen, ob die auftretenden Reibmomente wegen des unumgänglichen Nulldurchgangs der Last die dauerhafte Verankerung des Pfannenlagers negativ beeinflussen, Spekulation bleiben müssen.

Bemerkenswert ist in diesem Zusammenhang die klinische Beobachtung, daß dünnwandige Polyäthylenpfannen (Außendurchmesser 44 mm) teilweise deutlich höhere Lockerungsraten aufweisen als stärker dimensionierte Ausführungen.

Ebenso scheint sich beim Gleitflächenersatz nach Wagner das Lockerungsproblem zunehmend in die Richtung des dünnwandigen Polyäthylen-Cups zu verschieben.

Bei Analysen von Pfannenlockerungen sollten sowohl diese klinischen als auch die experimentell reproduzierbaren Beobachtungen mitberücksichtigt werden, gleichzeitig als Kontrolle ihrer Wertigkeit.

Literatur

Huggler AH, Schreiber A, Dietschi C, Jacob HAC (1974) Experimentelle Untersuchungen über das Deformationsverhalten des Hüftacetabulums unter Belastung. Z Orthop 112: 44–50

Perren SM, Ganz R, Rüter A (1975) Oberflächliche Knochenresorption im Implantat. MOT 95: 6–10

Plitz W, Ungethüm M (1980) Verformung von Polyäthylen-Hüftpfannen unter dem Einfluß des aushärtenden Knochenzements. In: Jäger M, Hackenbroch MH, Refior HJ (Hrsg) Osteosynthese, Endoprothetik und Biomechanik der Gelenke. Ergebnisse praxisbezogener Grundlagenforschung. 1. Münchener Symposion für experimentelle Orthopädie. Thieme, Stuttgart, S 75–83

Schneider R (1982) Die Totalprothese der Hüfte. Huber, Bern Stuttgart Wien

Werkstoffe und Konstruktion der isoelastischen Prothesen

R. Mathys jun. und R. Mathys sen.[1]

Einleitung

Die Idealvorstellung vom künstlichen Gelenkersatz hat zur Entwicklung der isoelastischen Hüftprothesen geführt. Dieser Gedanke beinhaltet insbesondere die Verankerung der Prothesenkomponenten ohne Zement, d.h. primäre Stabilisierung mittels mechanischer Elemente wie Schrauben oder durch Verklemmung und sekundäre Verankerung der Gelenkersatzteile durch den in die strukturierte Oberfläche eingewachsenen Knochen. Die Respektierung der mechanischen Tragstrukturen des Knochens und die Deformation des Implantates mit dem tragenden Skelettabschnitt bei dessen Belastung, sind weitere Aspekte. Durch geeignete Werkstoffwahl soll an der Kontaktgrenze vom Knochen zum Implantat aufgrund der

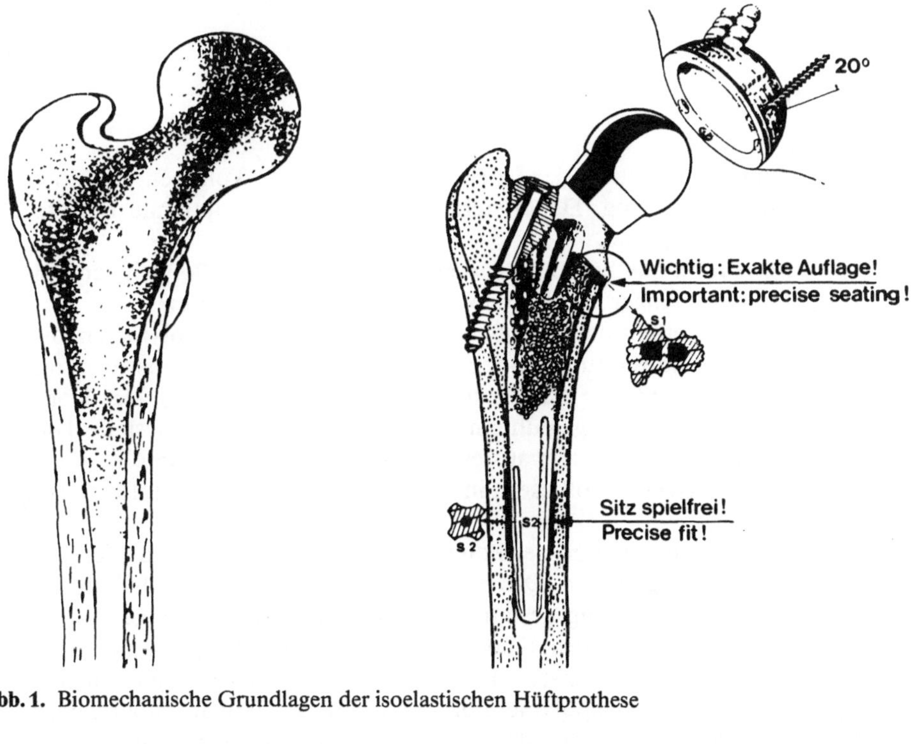

Abb. 1. Biomechanische Grundlagen der isoelastischen Hüftprothese

1 Dr. h.c. med. R. Mathys sen. und Dipl.-Ing. ETH R. Mathys jun., Fabrik für Chirurgie-Instrumente Herstellung Künstlicher Gelenke, CH-2544 Bettlach.

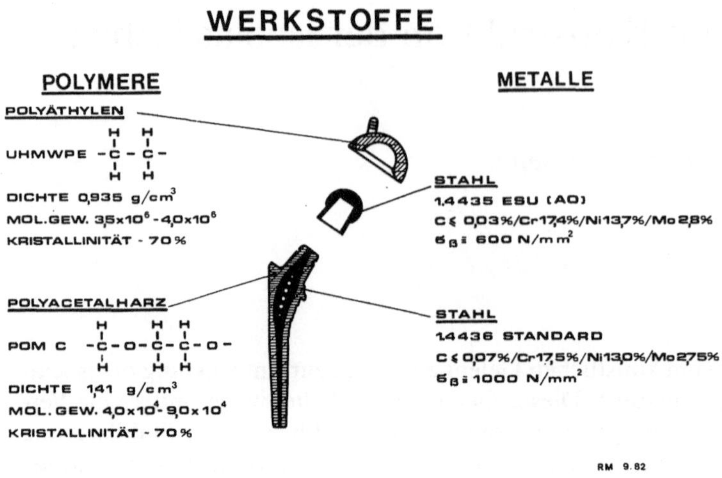

Abb. 2. Konstruktionswerkstoffe

Materialkennwerte keine Relativbewegung möglich sein (Abb. 1). In den folgenden Ausführungen werden die Werkstoffe, insbesondere die Polymere, sowie die Konstruktion der isoelastischen Hüftprothese diskutiert.

Werkstoffe

Bei der Verbundkonstruktion der isoelastischen Prothese kommen verschiedene Werkstoffe zur Anwendung. Dabei steht insbesondere der optimale Einsatz der Materialien im Vordergrund.

Die Hüftgelenkpfanne besteht aus dem hochmolekularen Polyäthylen. Dieses Polymer hat sich seit langer Zeit für diesen Zweck bestens bewährt.

Der Mantel der Femurkomponente besteht aus den Acetalcopolymeren, die seit 10 Jahren klinische Anwendung finden und sich als Konstruktionswerkstoff für tragende, nicht aber gleitende Funktionen bewährt haben (Abb. 2). Der Kopf der Femurkomponente wird aus geglühtem, austenitischem Stahl hergestellt. Die Armierung dagegen wird aus hartem austenitischen Stahl gefertigt (Abb. 2).

Bei der „isoelastischen Prothese" sind insbesondere die Kunststoffe von Interesse.

Die Festigkeitseigenschaften der Polymere sind im Vergleich zu denjenigen der Metalle etwa 10fach geringer. Das teilweise viskoelastische Verhalten einiger Kunststoffe bei deren Prüfung gestattet nicht die Angabe eindeutiger Werte. Im Vergleich zur Zugfestigkeit des Knochens (Bruchfestigkeit = 10 N/mm^2–150 N/mm^2) liegen die „weichen" Kunststoffe, wie etwa Polyäthylen, im unteren Bereich. Die typischen Konstruktionspolymere dagegen, z. B. das Polyacetalharz, liegen in der Mitte des Festigkeitsbereiches des Knochens. Dasselbe kann auch im Vergleich des Elastizitätsmoduls beobachtet werden. Durch Faserverstärkung der Kunststoffe lassen sich Festigkeit und Elastizitätsmodul stark erhöhen (Abb. 3). Für die

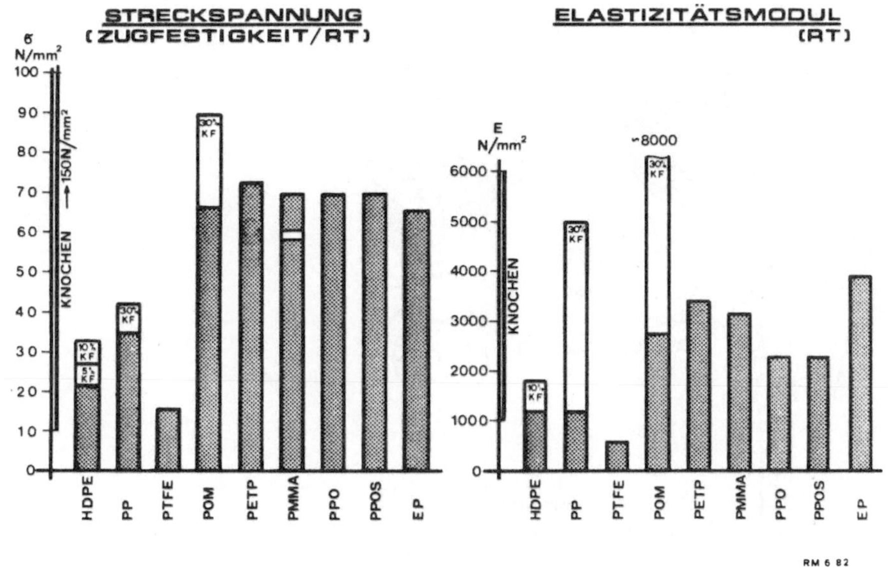

Abb. 3. Festigkeit und Elastizitätsmodul verschiedener Polymere

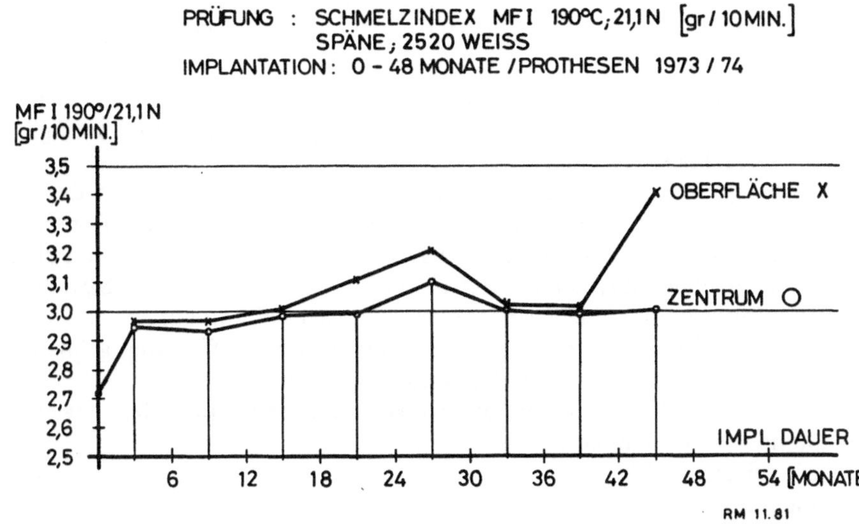

Abb. 4. Alterungsbeständigkeit von POM + R

Selektion von Polymerwerkstoffen für Prothesenkomponenten ist unserer Meinung nach diejenige zulässige Spannung das entscheidende Kriterium, bei welcher eine bestimmte Deformation nach bestimmter Einwirkungsdauer nicht überschritten wird. Die dynamische Festigkeit ist nur dann von Interesse, wenn diese unterhalb der Zeit-Dehn-Spannung liegt. Gehen wir z. B. davon aus, daß im Hüftgelenk eine Kraft von 3'000 N auf eine Kugel mit 32 mm Durchmesser wirkt, so entsteht da-

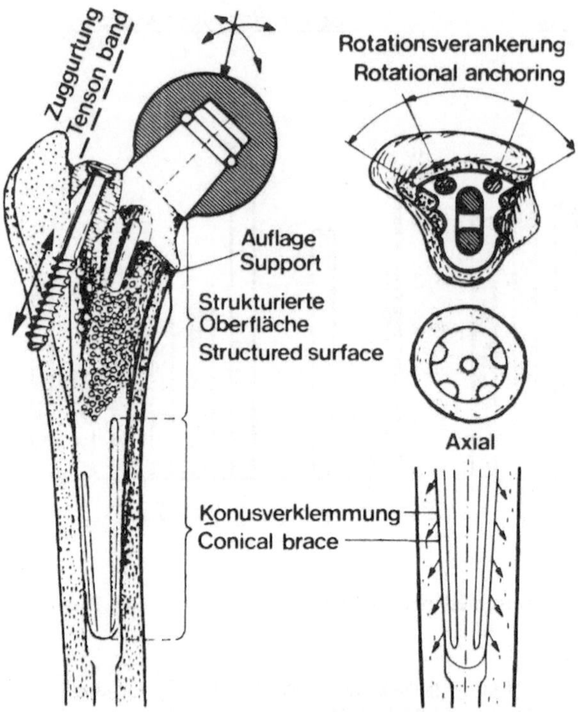

Abb. 5.
Elemente zur Kraftübertragung

durch ein Druck von 3,7 N/mm². Bei Teflon, Polyäthylen und Polypropylen als Pfannenwerkstoff müßte bei andauernder Krafteinwirkung mit geringfügiger Verformung gerechnet werden.

Die Gewebeverträglichkeit des Polyacetalharzes wurde anhand des Davoser Modells mit dem hantelförmigen Prüfkörper im Laboratorium für Experimentelle Chirurgie, Davos, untersucht. Im Vergleich zum hochmolekularen Polyäthylen weisen das Acetalcopolymer, das Teflon und das Polyester nach 2- bzw. 3wöchiger Implantationszeit eher eine geringere Fremdkörperreaktion auf.

Die Umwelteinflüsse können bei den Polymerwerkstoffen weit größeren Schaden anrichten, als dies allgemein bei Metallen der Fall ist.

Folgende Einflüsse können bei Kunststoffen sehr spezielle, teilweise sogar zerstörende Wirkung haben:

- Mechanische Kräfte
- Temperatur
- Umgebendes Medium
- Licht
- Hochenergetische Strahlen.

Selbstverständlich ist auch die Einwirkungsdauer dieser Einflüsse für die Veränderung der Polymere von großer Bedeutung.

Um die thermisch-chemische Stabilität des Polyacetalharzes zu prüfen, haben wir Proben dieses Materials bei 100 °C in 1% NaCl-Lösung ausgekocht. Erst nach einer Versuchsdauer von 100 Tagen konnte eine Verfärbung und eine Zunahme des Schmelzindexes festgestellt werden. Der Schmelzindex ist ein Maß für das Moleku-

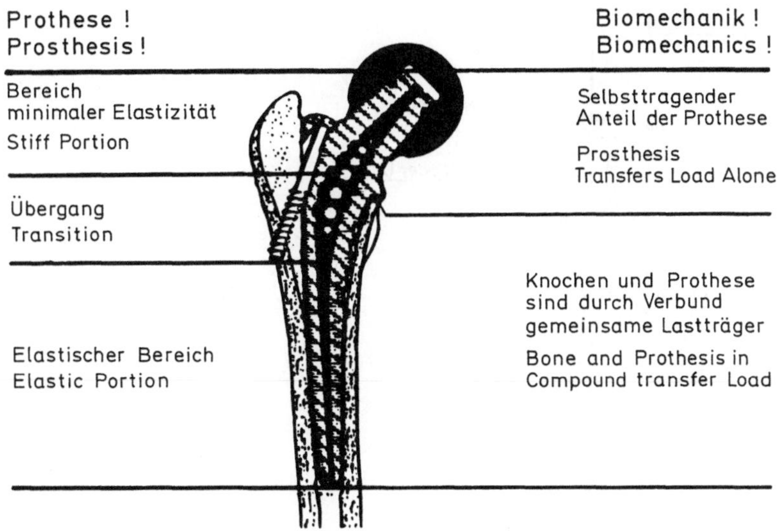

Abb. 6. Konzept der isoelastischen Hüftprothese

largewicht: je höher der Index, desto geringer das Molekulargewicht. Schmelzindexuntersuchungen sind ebenfalls an Prothesen gemacht worden, welche klinisch implantiert waren. Nach 52monatiger Implantation kann weder eine Farbveränderung, noch eine Veränderung des Schmelzindexes festgestellt werden. Als Referenzmaterial für das Molekulargewicht ist Kunststoff aus dem Prothesenzentrum mit solchem der Prothesenoberfläche verglichen worden (Abb. 4).

Konstruktion der Femurkomponente

Bei der Konstruktion der Femurprothese handelt es sich um ein Verbundsystem von Kunststoff mit Metall (Abb. 5).

Für das Äußere ist der Metallkopf typisch, der auf den Halskonus aufgesteckt ist.

Im proximalen Stielabschnitt ist ventro- und dorsolateral ein in Längsrichtung stehender Flügel angebracht. Die beiden Flügel sichern die Rotationsstabilität der Prothese. Die Oberfläche dieses Stielabschnitts ist mit Vertiefungen versehen, so daß der Knochen einwachsen kann.

Der distale Stielabschnitt ist konisch ausgestaltet und weist Längsnuten auf, welche die Blutversorgung in diesem Bereich ermöglichen sollen. Die Prothesenschulter ist lateral mit 2 Löchern für die Verankerung von Zugschrauben versehen.

Der innere Aufbau ist gekennzeichnet durch die Metallarmierung (Stahl), die im Bereich der maximalen Beanspruchung kraftschlüssig mit dem Kunststoff (POM) verbunden ist. Gegen das proximale bzw. distale Ende der Prothese hin ist die Armierung konisch und glatt ausgestaltet, damit der Kunststoff frei darauf gleiten

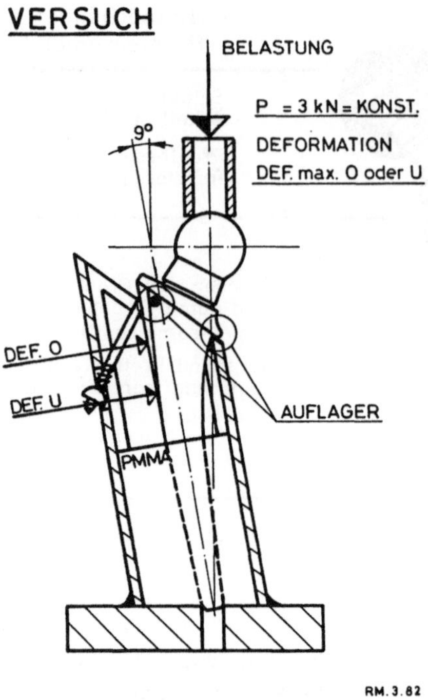

Abb. 7. Versuchsanordnung zur Messung der Prothesendeformation

kann. Auf diese Weise können die Wärmeausdehnungsunterschiede zwischen Metall und Kunststoff kompensiert werden.

Die Femurprothese teilen wir in 3 Zonen ein (Abb. 6).

- Der Hals-Kragen-Bereich weist aufgrund seiner selbsttragenden Krafteinleitungsfunktion eine sehr geringe Elastizität auf.
- Im Übergangsbereich herrscht proximal noch eine große Steifigkeit, die aber nach distal stetig abnimmt.
- Der distale Stielabschnitt ist sehr elastisch, so daß er sich analog zum Knochen mitverformen kann.

Experimentell haben wir versucht, die verschiedenen Bereiche näher zu charakterisieren.

Die Steifigkeit im Hals-Kragen-Bereich wurde untersucht, indem man die Prothese in ein Metallrohr bis 6 mm unter den Kragen einzementierte. Die Beanspruchung erfolgte parallel zur Schaftachse der Prothese. Die Ergebnisse zeigen, daß im Laufe der Entwicklung der isoelastischen Prothese gerade dieser Abschnitt stärker versteift wurde. Die Steifigkeit der neuen isoelastischen Prothese entspricht in diesem Prothesenabschnitt etwa derjenigen der Metallprothesen. Den Übergangsbereich zwischen Stiel und Kragen kann man mit folgendem Experiment zu beschreiben versuchen (Abb. 7). Die Prothese wird in Schrägstellung von 9 oder 25° im distalen Stielabschnitt in ein Metallrohr einzementiert. Die Kragenauflage (lateral oder medial) und der Halswinkel wurden variiert. Die Verformung der Prothese in lateraler Richtung in Abhängigkeit von deren Belastung wurde gemessen und diente als Kriterium. Aufgrund dieser Versuche sehen wir, daß die älteren Modelle deutlich elastischer sind als die heutigen Typen (Abb. 8). Der Einfluß des Beanspru-

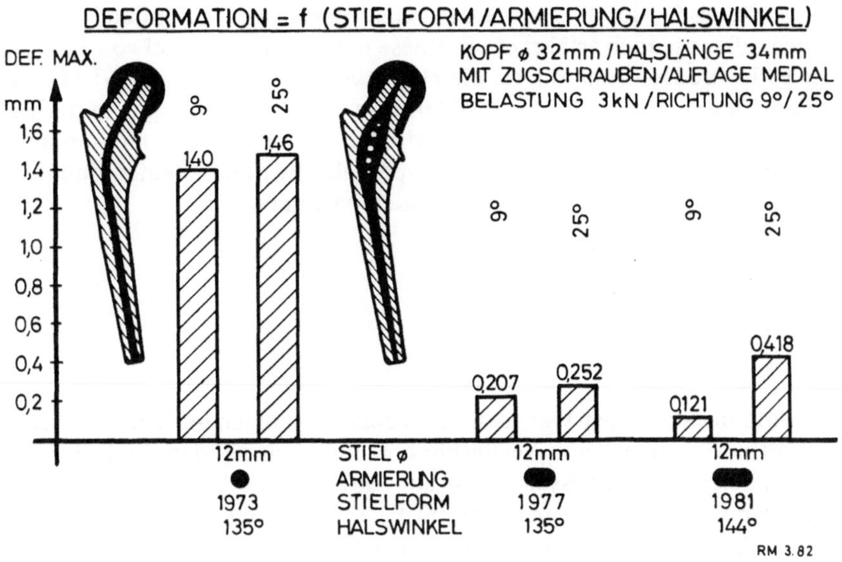

Abb. 8. Verformbarkeit der Prothesen

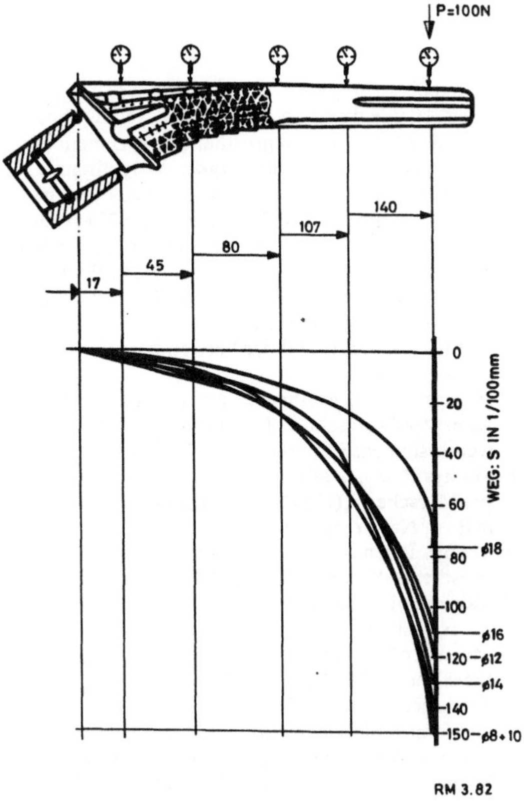

Abb. 9. Steifigkeit des Prothesenstiels

chungswinkels 9 oder 25°, sowie des Halswinkels ist nicht eindeutig. Bei medialer Kragenauflage jedoch erfährt die Prothese mit dem Halswinkel von 144° eine deutliche geringere Deformation, ca. die Hälfte von derjenigen mit 135°-Halswinkel.

Die Charakterisierung des distalen Stielabschnittes erfolgte durch Beanspruchung quer zur Schaftachse (Abb. 9). Mit Ausnahme der größten Stieldurchmesser ist die Steifigkeit praktisch bei allen Typen gleich; dies bedeutet, daß der Einfluß der Armierung auf das elastische Verhalten bestimmend ist.

Schlußbetrachtungen

Aufgrund der ständigen Weiter- und Neuentwicklungen auf dem Gebiet der Polymerwerkstoffe sowie deren Verstärkung nehmen wir an, daß die Entwicklung von Implantaten im Verbundsystem erst am Anfang steht. Unserer Meinung nach gestattet der Verbund von Kunststoff mit Fasern, bzw. mit Metall, eine optimale, der Biomechanik angepaßte Prothesenkonstruktion.

Literatur

1. Bourgeois R, Wagner J, Burny F (1973) Détérmination des propriétés mécaniques locales des os longs à l'aide de micro-éprouvettes. Acta Orthop Belg [Suppl] I 39: 25
2. Charnley J (1966) Total prosthetic replacement of the hip joint using a socket of high density polyethylene. Center for hip surgery. Wrightington Hospital, publication 1
3. Charnley J (1979) Low friction arthroplasty of the hip. Springer, Berlin Heidelberg New York
4. Geret V, Rahn BA, Mathys R et al. (1979) A method for testing tissue tolerance for impoved quantitative evaluation through reduction of relative motion at the implant tissue interface. In: Winter G (ed) Advances in biomaterials. Wiley, New York, p 351
5. Judet J, Judet R (1950) The use of an artificial femoral head for arthroplasty of the hip joint. J Bone Joint Surg [Br] 32: 166
6. Mathys R (1973) Stand der Verwendung von Kunststoffen für künstliche Gelenke. Aktuel Traumatol 3: 253
7. Mathys R sen, Mathys R jun (1974) Die Grenzflächen (Metall-Metall, Metall-Kunststoff, Kunststoff-Kunststoff. In: Hartmann F (Hrsg) Biopolymere und Biomechanik von Bindegewebssystemen. Springer, Berlin Heidelberg New York S 401
8. Mathys R sen, Mathys R jun (1983) Die Verwendung von Kunststoffen in der Endoprothetik. In: Morscher E (Hrsg) Die zementlose Fixation von Hüftendoprothesen. Springer, Berlin Heidelberg New York, S 70
9. Mathys R sen (1983) Possibilities of artificial bone and joint replacement with isoelastic RM-prostheses. Separata Verlag H. Egermann, Vienna
10. Morscher E, Mathys R (1974) La prothèse totale de hanche isoélastique fixée sans ciment. Premiers résultats cliniques. Acta Orthop Belg 40: 639
11. Morscher E, Mathys R (1975) Erste Erfahrungen mit einer zementlosen isoelastischen Totalprothese der Hüfte. Orthop. 113/4: 745
12. Morscher E, Mathys R, Henche HR (1976) Isoelastic endoprosthesis – A new concept in artificial joint replacement. In: Schaldach M (ed) Engineering in medicine, vol 2. Advances in hip and knee joint technology. Springer, Berlin Heidelberg New York
13. Schnabel W (1981) Polymer Degradation. Hanser, München Wien

Biomechanische Untersuchungen an Hüftprothesen aus kohlenstoffaserverstärktem Kohlenstoff[1]

L. Claes[2], C. Burri[2], R. Neugebauer[2] und U. Gruber[3]

Der Elastizitätsmodul der gebräuchlichsten Metallegierungen für Prothesen ist im Vergleich zum Elastizitätsmodul des Knochens wesentlich höher. In Verbindung mit dem erforderlichen Prothesenquerschnitt führt dies zu Implantaten, die eine hohe Steifigkeit aufweisen. Dadurch treten an der Grenzfläche zwischen Knochen und Prothese große Differenzen zwischen den Dehnungen der beiden Materialien auf, was eine der möglichen Ursachen für Prothesenlockerungen ist [4]. Steife Prothesen rufen unphysiologische Spannungsverteilungen am Knochen hervor, die wiederum Knochenumbauvorgänge induzieren und zu einer verminderten Belastungsfähigkeit des Knochens führen können [4]. Mit den kohlenstoffaserverstärkten Kohlenstoffverbundmaterialien (OFC) besteht die Möglichkeit, Implantate [1, 2, 6] mit geringerer Steifigkeit zu entwickeln, die den biomechanischen Eigenschaften des Knochens besser angepaßt sind. Unter diesen Gesichtspunkten konstruierten wir eine neue, zementfrei implantierbare Hüftgelenksprothese mit einem Schaft aus kohlenstoffaserverstärktem Kohlenstoff, Keramikkopf und Polyäthylenpfanne [1]. Die gute Gewebeverträglichkeit des neuen Implantatwerkstoffes (CFC) wurde in mehreren Untersuchungen [3, 5, 6] nachgewiesen.
Für tierexperimentelle Untersuchungen wurde ein verkleinertes Modell dieser Prothese hergestellt, mit dem wir die im folgenden beschriebenen Versuche durchführten.

Den Einfluß des Prothesenmaterials auf die Dehnungsverhältnisse am Knochen testeten wir durch die Implantation einer Prothese aus CFC bzw. Implantatstahl.

Material und Methoden

Die Prothesen bestehen aus einem Schaft aus kohlenstoffaserverstärktem Kohlenstoff (CFC), einer Gelenkkugel aus Aluminiumoxydkeramik (Friedrichsfeld) und einer Polyäthylenpfanne (Abb. 1). Der Schaft wurde nach dem Prepreg-Verfahren aus mehreren Schichten aufgebaut. Um die auftretenden Spannungen durch Torsions- und Biegebelastungen günstig aufzunehmen, wurden die Kohlenstoffasern (Typ Sigrafil UHM) in verschiedenen Schichten unter einem Winkel von 0°, ±45°

---

1 Mit Unterstützung des BMFT Bonn.

2 Priv.-Doz. Dr. L. Claes, Prof. Dr. C. Burri, Ärztl. Direktor, und Dr. R. Neugebauer, Abteilung für Unfallchirurgie, Hand-, Plastische- und Wiederherstellungschirurgie der Universität Ulm, Oberer Eselsberg, D-7900 Ulm.

3 U. Gruber Sigri Elektrographit GmbH, D-8901 Meitingen.

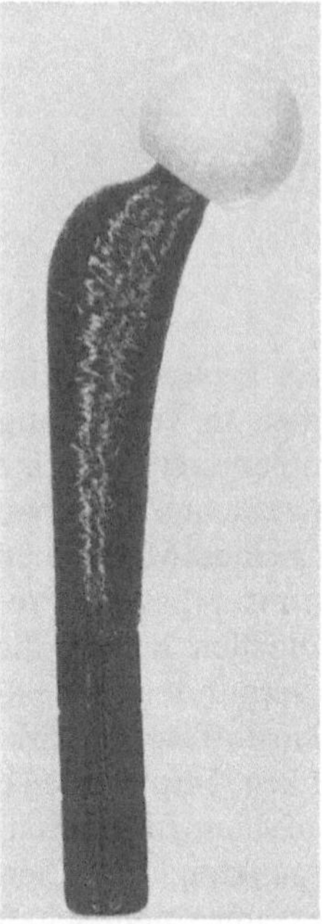

Abb. 1

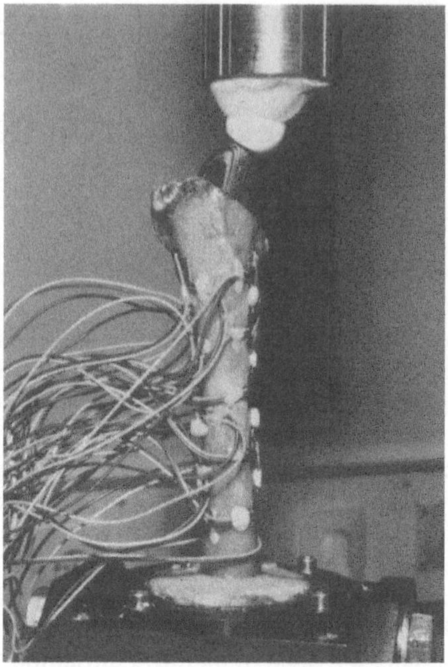

Abb. 2

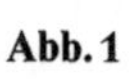

Abb. 1. Zementfrei implantierbare Hüftprothese für den Hund. CFC-Schaft mit Aluminiumoxydkeramikkopf

Abb. 2 Hundefemur mit zementfrei implantierter Prohtese und Dehnungsmeßstreifen zur Messung der Knochendehnungen

und 90° zur Prothesenlängsachse angeordnet. Als Matrixprecursor wurde Phenolharz verwendet. Nach 4maligem Imprägnieren und Verkoken war bei einem Faservolumenanteil von 50% eine Porosität der Matrix von nur 3% erreicht [2]. Die derart gefertigten Prothesen erreichten eine Biegefestigkeit von 410 N/mm^2 und einen Elastizitätsmodul von 76000 N/mm^2 [2]. Der Elastizitätsmodul und damit die Steifigkeit der CFC-Prothesenschäfte lag damit ca. 3mal niedriger als bei vergleichbaren Stahlprothesen.

Die veränderten biomechanischen Bedingungen des Knochens nach Implantation von Prothesen wurden durch die Messung der unter Belastung auftretenden Dehnungen erfaßt. Dazu applizierten wir auf den frischen Femur eines Foxhounds 10 Dehnungsmeßstreifenrosetten (HB Typ 6/120 RY11), 5 an der medialen und 5 an der lateralen Seite (Abb. 2) des Knochens. Danach wurde der Knochen gegen schnelles Austrocknen mit einem Film überzogen. Jeweils 5 Dehnungsmeßstreifen (DMS) wurden mit 5 unbelasteten DMS auf einem separaten Knochenstück zu Wheatstone-Halbbrücken verbunden und an einen Mehrkanalverstärker (HB 3082) angeschlossen (Abb. 3).

Der so ausgerüstete Knochen wurde in einer Materialprüfmaschine (Zwick 1454) belastet. Dazu spannten wir den Knochen so ein, daß die Richtung der Druckkraft vom Hüftkopf zur Mitte des Femurkondylus lief. Die Signale der Dehnungsmeßstreifen wurden während der Belastung als Funktion der Druckkraft aufgezeichnet (Abb. 3). Durch mehrfaches Belasten und Messen bestimmten wir die

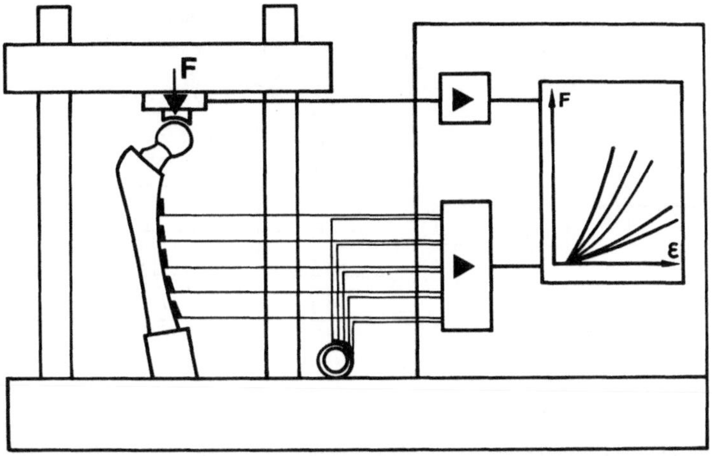

Abb. 3. Schema der Prüfeinrichtung zur Belastung des Knochens und Messung der Knochendehnungen (*F* Belastung der Prothese, *ε* Dehnungen an der Knochenoberfläche)

Dehnungen aller 30 Meßstellen bei einer Belastung von 300 N. Aus den Signalen der 3 DMS einer Rosette berechneten wir die Größe und Richtung der Hauptdehnungen.

Die Versuche wurden vor der Implantation der Prothesen am unversehrten Knochen durchgeführt. Danach wurde der Hüftkopf reseziert, der Markraum entsprechend dem Durchmesser der Prothese aufgebohrt, eine CFC-Prothese oder Stahlprothese zementfrei implantiert (Abb. 2) und die Messungen wiederholt.

Ergebnisse

Die Ergebnisse der Dehnungsmessungen am belasteten Hundefemur sind in Abb. 4 dargestellt. Die Graphiken zeigen die positive und negative Hauptdehnung entlang der Knochenlängsachse für die 3 verschiedenen Versuchsbedingungen.

Die Richtung der Hauptdehnung wich nur unwesentlich (maximal $\pm 10°$) von der Knochenlängsachse ab. Beim nicht behandelten Knochen waren auf der medialen Seite die negativen Dehnungen (Druckspannungen) ca. 3mal so hoch wie die positiven Dehnungen (Zugspannungen) auf der lateralen Knochenseite (Abb. 4a). Die Dehnungen nahmen von proximal nach distal ab.

Nach Implantation von Stahl- oder CFC-Prothesen kam es zu einer Verringerung der Dehnungen sowohl medial als auch lateral (Abb. 4b, c). Die Höhe der Dehnungsminderung war jedoch abhängig vom verwendeten Prothesenmaterial. Bei der Stahlprothese nahmen die Dehnungen im Bereich des Prothesenschaftes medial um 73% ab, während bei der CFC-Prothese der Abfall mit 55% geringer ausfiel. Unterhalb des distalen Prothesenendes waren die Dehnungen medial bei beiden Prothesentypen annähernd gleich wie vor der Implantation, lateral waren die negativen Dehnungen vermindert und die positiven Dehnungen erhöht (Abb. 4b,

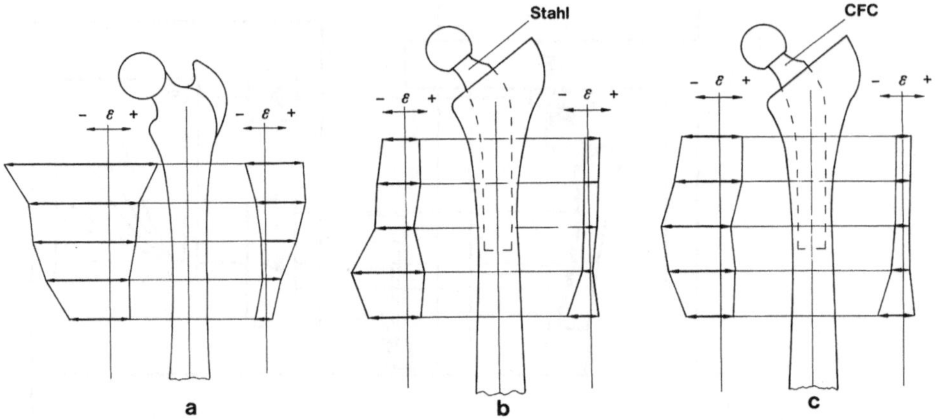

Abb. 4 a–c. Dehnungsverteilungen am Femur: **a** normaler Femur, **b** mit Stahlprothese, **c** mit CFC-Prothese

c). Durch die Änderungen der Dehnungsverteilung im Schaftbereich des Knochens kam es nach der Implantation der Stahlprothese medial zu einem unphysiologischen Sprung im Dehnungsverlauf, der nach einer CFC-Prothesenimplantation nicht zu beobachten war.

Diskussion

Gravierende Änderungen der Beanspruchungsverhältnisse oder unphysiologische Spannungsverhältnisse am Knochen führen zu Knochenumbauvorgängen, die sich auf die Verankerung der Prothesen im Knochen negativ auswirken. Ein Ziel neuer Prothesenentwicklungen ist deshalb, die physiologisch-biomechanischen Verhältnisse am Knochen möglichst gering zu verändern.

Wie die biomechanischen Messungen in vitro zeigten, wurde die normale Dehnungsverteilung am Hundefemur nach Implantation einer CFC-Prothese in geringerem Maße verändert als nach der Implantation einer steiferen Stahlprothese. Auch unphysiologische Sprünge in der Dehnungsverteilung, wie sie am Ende der Stahlprothese zu beobachten waren, traten bei der CFC-Prothese nicht auf.

Materialien mit einem im Vergleich zu Implantatstählen niedrigeren Elastizitätsmodul, wie die CFC-Verbundmaterialien, bieten damit die Möglichkeit einer besseren Anpassung an den Knochen.

Kombiniert mit einer Gestaltung der Prothesen, die eine biomechanisch günstige Krafteinleitung in den Knochen gewährleistet, bieten sich mit diesen Materialien neue Möglichkeiten für eine dauerhafte zementfreie Prothesenimplantation.

Literatur

1. Claes L, Burri C, Neugebauer R, Loos W, Gerstenberger F (1982) Carbon fibre reinforced carbon prostheses: the influence of the material to the stress distribution on bone. 8th Annual Meeting of the Society for Biomaterials, Orlando, 137 pp
2. Gruber U, Rose PG (1980) Der prothetische Gelenk- und Knochenersatz durch kohlenstoffaserverstärkten Kohlenstoff. BMFT-Bericht, FB ZK/NT/MT, 290 pp
3. Jenkins GM, De Carvalko F. (1977) Biomedical application of carbon fibres reinforced carbon in implanted prosthesis, vol 15. Pergamon, New York, pp 33–37
4. Swanson SAV, Freeman MAR (1979) Die wissenschaftlichen Grundlagen des Gelenkersatzes. Springer, Berlin Heidelberg New York
5. Wolter D, Burri C, Helbing G, Mohr W, Rüter A (1978) Die Reaktion des Körpers auf implantierte Kohlenstoffpartikel. Arch Orthop Trauma Surg 91: 19–29
6. Wolter D, Claes L, Neugebauer R, Eggers C (1980) Tierexperimentelle Untersuchungen von Hüftprothesen aus kohlenstoffaserverstärktem Kohlenstoff beim Foxhound. Langenbecks Arch Chir [Suppl] 27–30

Die Prothesenschaftlockerung bei der Alloarthroplastik der Hüfte

Biomechanisch-statische Ursachen und Therapie unter bevorzugter Berücksichtigung des Voorhoeve-Innentrichters

H. Buse[1]

Die Prothesenlockerung bei der Alloarthroplastik des Hüftgelenks berührt in der kritischen Verbundhaftung der Knochen-Zement-Grenze ein biologisches Problem, bezieht jedoch ihre wesentliche Problematik aus der Biomechanik der Verankerung. Dabei sind Konstruktionsmerkmale des Implantats von entscheidender Bedeutung, insbesondere der Halsschaftwinkel der Prothesenkonstruktion und der vorhandene oder fehlende Kragenaufsitz bzw. analog die valgische und varische Einlassung der Prothese.

Wir betrachten zunächst die Situation bei kragenlosen Prothesen bzw. Prothesen ohne wirksamen Kragenaufsitz. Bekannt ist, daß der Prothesenstiel durch ein Moment belastet wird. Bei stark varischen Prothesen und varischer Protheseneinlassung entstehen hohe Druck-Zug-Spannungen über dem Prothesenquerschnitt. Mit steigendem Halsschaftwinkel und valgischer Implantation nehmen die Biegespannungen zugunsten von Normalspannungen ab. Allenfalls treten am Stielende Biegespannungen auf.

So wichtig die Kenntnis der Spannungen in der Prothese ist, für die Entstehung einer Lockerung von Interesse ist die Kenntnis der Spannungen im Verbund. Maßgeblich ist hierbei der E-Modul der Verbundkonstruktion. Da die Spannungen – außer von der Last- und Flächenbedingung – maßgeblich vom E-Modul bestimmt werden, darf man sich die Spannungsverteilung im Medienverbund in der Weise vorstellen, daß an den Verbundgrenzen z.T. ganz erhebliche Spannungssprünge bestehen.

Erklärt die Tatsache, daß unter der Belastung mechanische Spannungen unterschiedlicher Qualität und im Verbund auch unterschiedlicher Größe auftreten, warum Prothesen locker werden können?

Zum Beispiel könnte man sich vorstellen, daß eine Prothese deswegen locker wird, weil eines der Verbundmedien unter der Lastwechselbeanspruchung zu Bruch geht. Maßgeblich hierfür wäre die Elastizitätsgrenze der Verbundkonstruktion. Sie ist bei Zement, ebenso bei Knochen, bekanntlich außerordentlich niedrig, v.a. auf Biegung und Zug. Für unser Thema ist eine solche Betrachtung für sich noch nicht ergiebig. Im übrigen würde eine Spannungsverteilung im Verbund nur für gleiche Lastverformungen gelten, die bei einem Haftverbund nicht ohne weiteres anzunehmen ist. Zumindest für glatte Schäfte muüßte gelten, daß wegen des sehr niedrigen Haftreibungskoeffizienten des glatten Prothesenstiels die gleiche Last den Zement-

1 Prof. Dr. H. Buse, Chefarzt, Chirurgische Abteilung des Krankenhauses Bethel, Promenadenstraße 3–5, D-1000 Berlin 45.

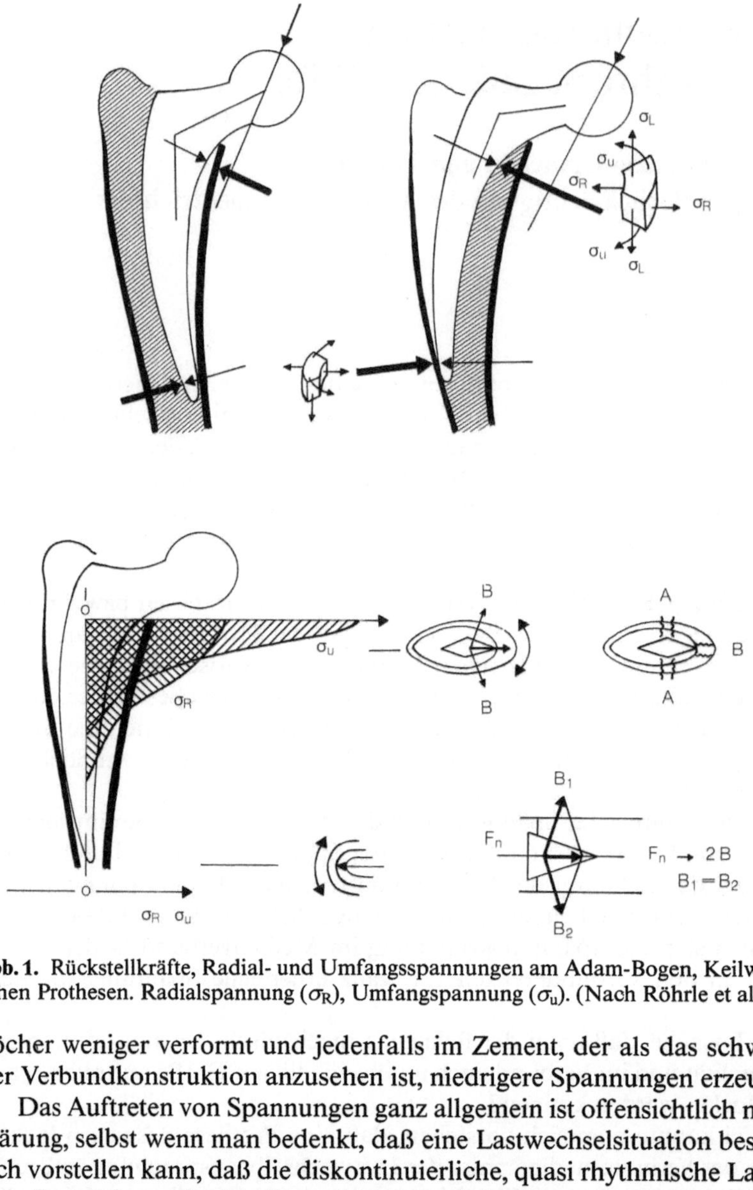

Abb. 1. Rückstellkräfte, Radial- und Umfangsspannungen am Adam-Bogen, Keilwirkung bei varischen Prothesen. Radialspannung (σ_R), Umfangsspannung (σ_u). (Nach Röhrle et al. [10]

köcher weniger verformt und jedenfalls im Zement, der als das schwächste Glied der Verbundkonstruktion anzusehen ist, niedrigere Spannungen erzeugt.

Das Auftreten von Spannungen ganz allgemein ist offensichtlich noch keine Erklärung, selbst wenn man bedenkt, daß eine Lastwechselsituation besteht und man sich vorstellen kann, daß die diskontinuierliche, quasi rhythmische Lastverformung eine Zermürbung des Medienverbunds herbeizuführen in der Lage ist.

Tatsächlich ist nicht die Tatsache, daß mechanische Spannungen auftreten entscheidend, sondern das Auftreten hoher *lokaler* Spannungen, welche die kritische Situation heraufbeschwören.

Eine solche läßt sich ganz eindeutig für varische Implantate formulieren (Abb. 1). Das mit abnehmendem Halsschaftwinkel der Prothesenkonstruktion steigende Biegemoment erzeugt durch die Einspannung der Prothese im Verbund Rückstellkräfte [2–7, 9–13], wobei man sich die Prothese infolge ihres im Verhältnis zu Knochen und Zement hohen E-Moduls als einen relativ starren eingespannten

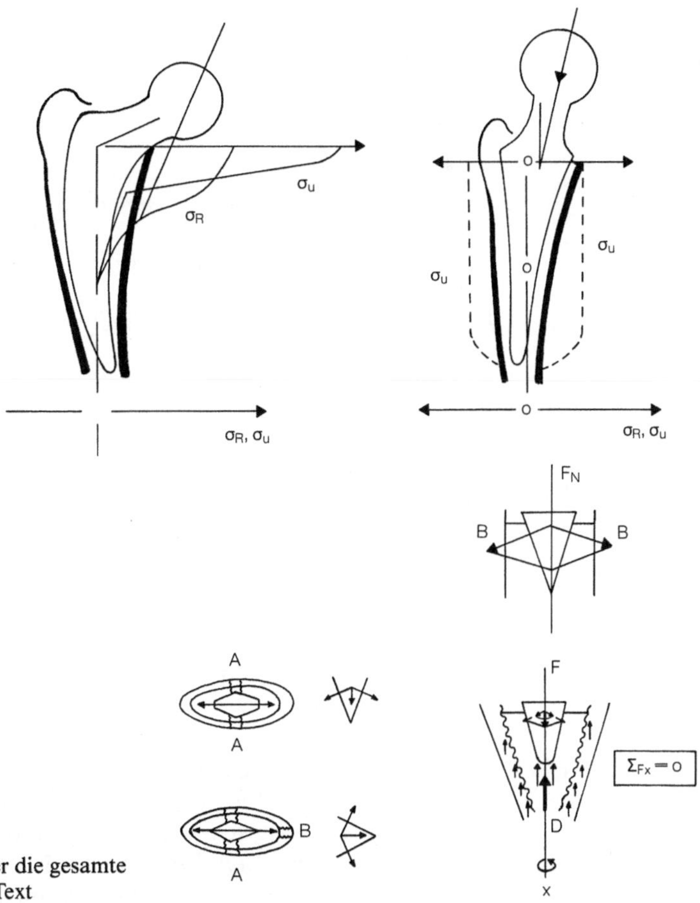

Abb. 2. Keilwirkung über die gesamte Stiellänge. Erklärung s. Text

Balken vorstellen darf. Die aus dem Moment resultierende Reaktionskraft wirkt sowohl am Stielende als auch am Adam-Bogen als Radialkraft senkrecht zum Zementknochenköcher und erzeugt hier Radial- und Umfangsspannungen, abhängig von der Flächenanlage, die v. a. am Adam-Bogen ganz erheblich sind [10]. Ihre Wirkung ist nach Oest diejenige eines Keils im rotationsunsymmetrischen System, wobei sich am Adam-Bogen die Keilwirkung der Radialkraft zu derjenigen aus dem Keil im Falle lanzettförmiger Stielquerschnitte addiert. Dies kann u. U. schon während der Operation zu Längsspannungsbrüchen führen, erstere induziert spätestens unter der Lastwechselbeanspruchung infolge der Inhomogenität des Systems Zermürbungen des Zementköchers aus der Querkraft bei A sowie aus der Keilspitze u. U. auch bei B.

Nun darf man sich keineswegs vorstellen, daß Keilwirkungen nur bei varischer Prothesenkonstruktion zu erwarten sind. Mit steigendem Halsschaftwinkel und valgischer Einlassung ergibt sich ebenfalls eine Keilwirkung, jedoch anders als bei varischen Prothesen nicht massiert am Adam-Bogen, sondern über die gesamte Stiellänge nach beiden Seiten (Abb. 2). Die Keilwirkung resultiert hier aus der

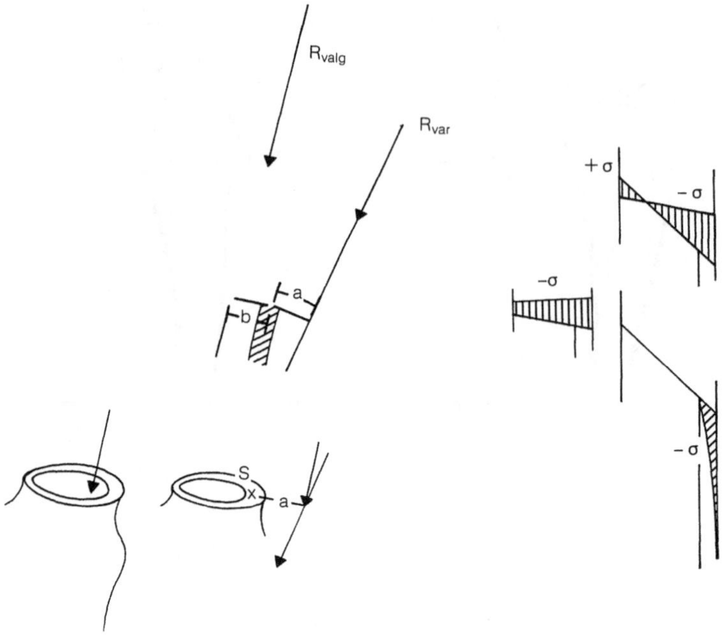

Abb. 3. Beanspruchung der Kragenauflagefläche bei valgischen und varischen Prothesen (bzw. valgischer und varischer Protheseneinlassung)

Konusform des Prothesenstiels. Da im statischen Gleichgewicht die Summe aller Kräfte in einer Ebene bekanntlich Null ist, erfolgt im Falle einer kraftschlüssigen Spongiosaknochenverzahnung bei valgischen Prozessen indessen keine Aufkeilung; diese wäre erst zu erwarten bei Überschreitung der Elastizitätsgrenze im Zementköcher bzw. in der Spongiosaknochenverzahnung. Ganz ähnlich wie bei varischen Prothesen führt die Inhomogenität des asymmetrischen Systems dann allerdings zur Aufkeilung bei A, sowie evtl. aus dem Keil auch bei B.

Prothesenkragen: Der Kragenaufsatz hat m. E. ganz wesentliche Wirkungen auf die Dauerhaftigkeit der Protheseneinlassung, und zwar in negativer Hinsicht bei Varus-, und in durchaus wünschenswerter Hinsicht bei Valgusprothesen.

Die Last tritt bei valgischen bzw. valgisch implantierten Prothesen mit steigendem Halswinkel zunehmend axial ein, bei varischen Prothesen dagegen über ein Moment. Der Statiker würde sagen, daß der Lasteinfall bei letzteren ausmittig erfolgt. Korrekterweise müßte hierbei die Umlenkung des Kraftflusses berücksichtigt werden [14]. Auf die Kragenauflage bezogen hat dies zur Folge (Abb. 3), daß diese mit steigendem Halsschaftwinkel (valgische Prothesen) zunehmend auf Normalspannung beansprucht wird, mit abnehmendem Halsschaftwinkel (varische Prothesen bzw. varisch eingelassene Prothesen) jedoch zunehmend auf Biegung, wobei hohe Druckspannungen am Rand auftreten, bei punktförmiger Kragenauflage sogar hohe Spannungsspitzen (Abb. 3).

Diese sind selbstverständlich nur bei Verbundhaftung des Prothesenstiels über Form- oder Zementschluß zu erwarten (Abb. 4). Fehlt beides, und dies ist bei ze-

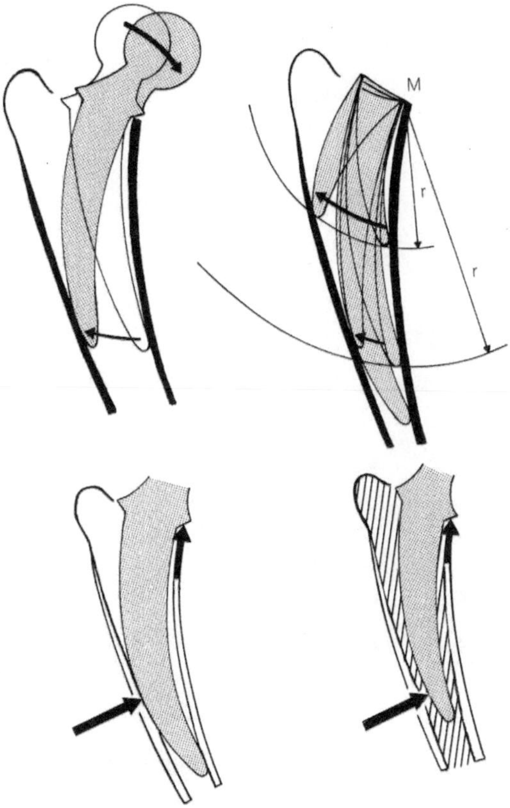

Abb. 4. Spannungsspitzen bei Verbundhaftung des Prothesenstiels

mentloser Protheseneinlassung und weiter Markhöhle immerhin denkbar, resultiert bei varischen Prothesen und varischer Einlassung selbstverständlich eine Kippung der Prothese um den Auflagepunkt des Kragens am Adam-Bogen als Drehpunkt. Solche Prothesen wären primär locker, sie würden sich querlegen und werden erst aus der Last „stabilisiert", wobei gleichzeitig hohe Drucke am Auflagepunkt entstünden. Letztere wären dann sogar erheblich größer als zu Beginn.

Bei vorhandenem Stielverbund über Form- oder Zementschluß besteht Stabilität, jedoch hoher Druck am Calcar femoris, wobei eine Keilwirkung am Adam-Bogen primär nicht zu erwarten ist (wohl aber am Stielende). Es ist nicht von vornherein abzuschätzen, welche Folgen hohe Druckbelastungen am Calcar im einzelnen hätten. Bei Osteoporose wäre in jedem Fall mit Spannungsbrüchen zu rechnen, v. a. bei punktförmiger Kragenauflage. Bei stabilem Calcar können wir vermuten, daß die Drucke durch Knochenumbau rasch abgebaut werden, es dürfte sich bald ein Spannungsprofil aufbauen, wie es für den fehlenden Kragenaufsitz gezeigt wurde. Insbesondere bei fehlerhafter Zementeinlassung infolge punktförmiger Belastung wäre eine frühzeitige Lockerung zu erwarten.

Bei valgischen Prothesen bzw. valgischer Einlassung realisiert ein schlüssiger Kragenaufsitz, anders als bei varischen Prothesen, zunehmend Normalspannung über die gesamte Kragenauflage. Eine Konuswirkung des Prothesenstiels, die bei kragenlosen Prothesen wirksam ist, ist im Falle einer schlüssigen Kragenauflage

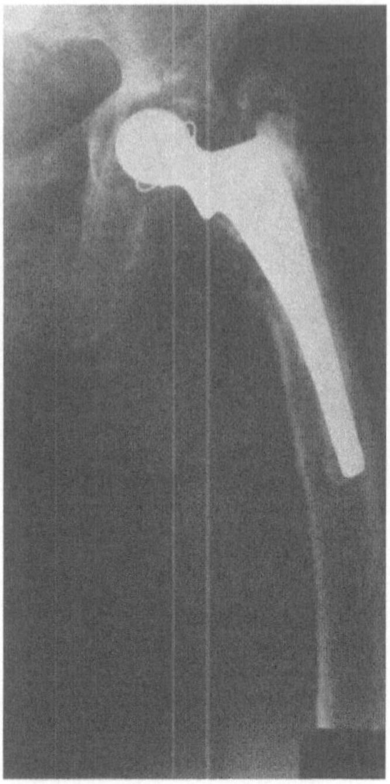

Abb. 5

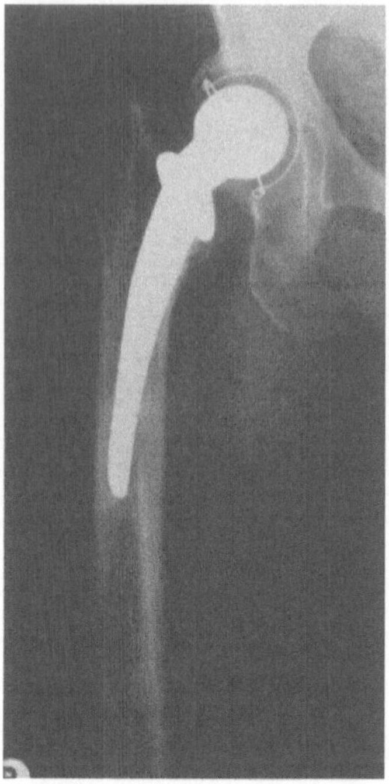

Abb. 6

deswegen nicht zu erwarten, weil die Last über den Kragen überwiegend oder vollständig in den Kortikalismantel eingetragen werden kann. Dem Zementköcher wird in diesem Fall wenig oder nichts abverlangt, anders als bei varischen Prothesen. Das heißt, im Gegensatz zu varischen Prothesen, bei denen ein Kragen in jedem Fall schädlich ist, ist ein Kragenaufsitz bei valgischen Prothesen und valgischer Einlassung günstig; er sollte aber auch in jedem Fall so breit sein, daß er dem Kortikalismantel und nicht lediglich dem Zementköcher aufsitzt [4].

Lockerungszahlen: Wir verwenden die valgische LSB-Prothese Beck seit etwa 7 Jahren. Bei 940 Operationen haben wir Schaftlockerungen bisher 3mal gesehen (septische Lockerungen). Es ist dies eine im Vergleich zu varischen Prothesen konkurrenzlose Situation, die jedoch auch von anderen Autoren berichtet wird [13]. Bei 34 Patienten mußten wir lockere Prothesen austauschen, dabei handelte es sich um auswärts operierte Patienten. In jedem Fall waren mittel- oder stark varische Prothesen verwendet worden, teilweise mit kurzen Schäften in Varusposition, vielfach bestand auch ein Mißverhältnis zwischen der Prothese und der weiten Markhöhle (Abb. 5–8).

Bei einer starken resorptiven Verdünnung des Adam-Bogens (Abb. 5) besteht die operative Versorgung üblicherweise in der Wahl einer besonders langen, evtl. überlangen Prothese. Ein Defekt am Adam-Bogen wird gewöhnlich mit Palacos aufgefüllt. Eine Alternative wäre möglicherweise die isoelastische Prothese.

Durch die Verwendung des Innentrichters lassen sich m. E. solche schwierige Situationen ganz erheblich besser meistern. Wir meinen, daß die Schaftlockerung in

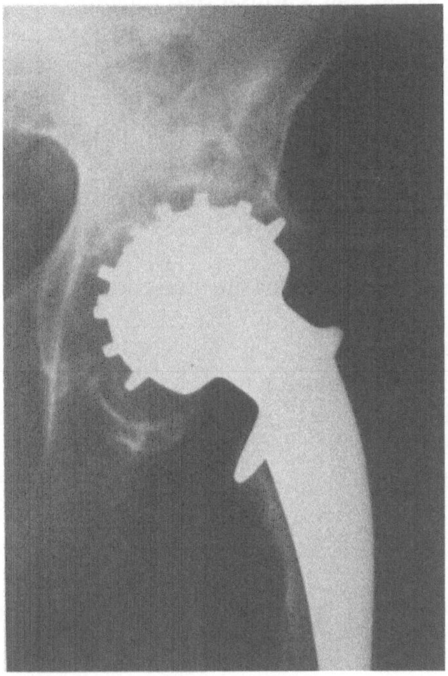

Abb. 7

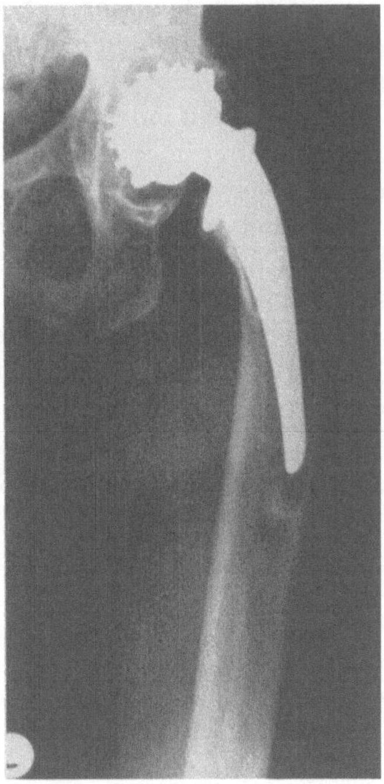

Abb. 8

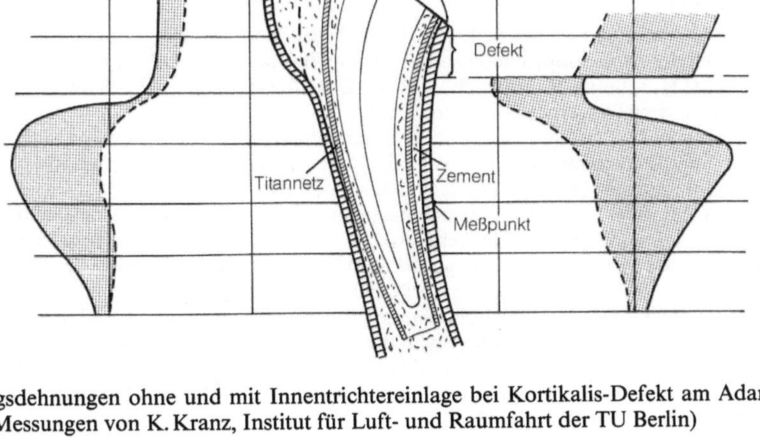

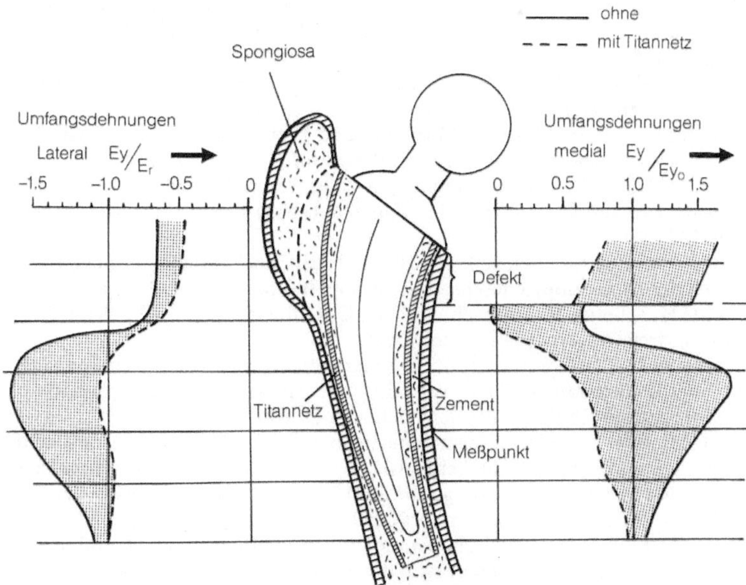

Abb. 9. Umfangsdehnungen ohne und mit Innentrichtereinlage bei Kortikalis-Defekt am Adam'schen Bogen. (Messungen von K. Kranz, Institut für Luft- und Raumfahrt der TU Berlin)

vielen Fällen viel von ihrem Schrecken verloren hat, seit wir über den Innentrichter verfügen. An Hand von rechnerischen Finite-Elemente- und experimentellen Spannungsanalysen läßt sich zeigen, daß die Auffüllung eines Knochendefekts am Adam-Bogen mit Palacos allein die Situation kaum beherrscht, weil die hohen Umfangsspannungen von der Palacosfüllmasse über längere Zeit schwerlich aufgenommen werden können, insbesondere nicht bei varischen Prothesen. Ganz anders ist die Situation bei Verwendung eines Innentrichters: Die Umfangsdehnung reduziert sich durch das Trichternetz auf weniger als die Hälfte des Vergleichwerts (Abb. 9).

Wir verwenden das Trichternetz seit 1½ Jahren bei jeder Austauschoperation. Gelegentlich unvermeidbare große Trepanationslöcher lassen sich mit dem Innentrichter problemlos absichern. Darüberhinaus verwenden wir das Trichternetz in seltenen Fällen auch bei Primäroperationen zur Realisierung eines besseren Formschlusses im Falle besonders weiter Markhöhlen.

Literatur

1. Bösch P, Kristen H, Zweymüller K (1980) An analysis of 119 loosenings in total hip endoprosthesis. Arch Orthop Trauma Surg 96: 83-90
2. Edder H (1977) Stellungnahme zur Veröffentlichung von E. Teubner u. B. Kottmann. Chirurg 48: 474-476
3. Grünert A, Ritter G (1973) Experimentelle Untersuchungen zum Problem der Verankerung von Hüftendoprothesen. Arch Orthop Trauma Surg 77: 149-153
4. Hinterberger J, Ungethüm J (1977) Biomechanische Betrachtungen zur Beanspruchung der Verankerung von Femurschaftprothesen. Z Orthop 115: 936-941
5. Holz M, Ungethüm M (1975) Klinische und experimentelle Untersuchungen wesentlicher Faktoren bei der dauerhaften Verankerung von Hüfttotalendoprothesen. Arch Orthop Trauma Surg 82: 195-204
6. Huggler AH, Jacob HAC, Schreiber A (1978) Biomechanische Analyse der Lockerung von Femurprothesen. Arch Orthop Trauma Surg 92: 261-272
7. Jäger M, Ungethüm M (1976) Mechanik und Prothesentypen. Biomechanische Überlegungen zum Lockerungsproblem von Hüftprothesen. MMW 118/22: 693-700
8. Oest O (1975) Mechanische Tragfähigkeit der Verbindung zwischen Knochen und Knochenzement. In: Oest O, Müller K, Hupfauer W (Hrsg) Die Knochenzemente. Enke, Stuttgart, S 219-255
9. Ritter G, Grünert A, Schweikert CH (1973) Biomechanische Ursachen von Lockerung und Bruch der Hüftendoprothesen. Arch Orthop Trauma Surg 77: 154-164
10. Röhrle H, Scholten R, Sollbach W, Ritter G, Grünert A (1977) Der Kraftfluß bei Hüftendoprothesen. Arch Orthop Trauma Surg 89: 49
11. Teubner E (1977) Schlußwort zur Stellungnahme von H. Eder. Chirurg 48: 477-479
12. Teubner E, Kottmann B (1976) Vergleichende Analyse der Schaftgeometrie häufig verwendeter Endoprothesen für das Hüftgelenk. Chirurg 47: 674
13. Tönnis D, Asai H (1976) Untersuchungen über die Lockerungsarten verschiedener Hüftgelenksprothesen und unterschiedlicher Halslängen. Arch Orthop Trauma Surg 86: 317-332
14. Ungethüm M (1978) Technologische und biomechanische Aspekte der Hüft- und Kniealloarthroplastik. Aktuel Probl Chir Orthop 9
15. Voorhoeve A (1980) Austauschoperationen von Hüftgelenksendoprothesen unter Verwendung von Knochenzement-Metallkonstruktionen. Chir Prax 27: 275-290
16. Voorhoeve A, Kranz C, Weil E (1981) Die Verwendung von Femurtrichernetzen bei der Totalendoprothese des Hüftgelenkes. Indikationen, Biomechanik, Anwendungsformen, Technik, Ergebnisse. Chir Prax 28: 489-508

Der Einfluß von Varisierung und Valgisierung des Endoprothesenhalses auf das Deformationsverhalten des menschlichen Femurs nach dem endoprothetischen Ersatz an der Hüfte

K. Zak und H.-J. Gronert[1]

Die Prothesenform, das Deformationsverhalten des Knochenzementes sowie die Materialkennwerte von Prothese und Femur bestimmen die Probleme des Verbundes vom biomechanischen System der künstlichen Hüfte.

Die experimentellen Untersuchungen sind insofern von klinischer Relevanz, als die Deformationsergebnisse zur Prothesenherstellung herangezogen werden können. Klinisch sind bereits eine Reihe von Faktoren bekannt, die bei bestimmten Prothesentypen mit ungünstigem Deformationsverhalten Lockerungen prädestinieren. Die Untersuchungsschwerpunkte waren demnach unter folgenden Aspekten zu betrachten:

1. Deformationsmessungen am menschlichen Femur nach Protheseimplantation in physiologischen und unphysiologischen Drucklastbereichen.
2. Bestimmung des Einflusses von Varisierung und Valgisierung des Prothesenhalses auf das Deformationsverhalten.
3. Bestimmung der auftretenden maximalen Deformationen nach Ort und Größe.
4. Konsequenzen zur Prothesenweiterentwicklung.
5. Folgerungen für die klinische Anwendung.

Theoretisch kann man eine Varisierung bzw. Valgisierung biomechanisch als eine Änderung des auf den menschlichen Femur wirksamen Drehmomentes auffassen. Bei Kenntnis der Materialeigenschaften von Knochenzement und Prothesenschaft sowie der gemessenen räumlichen oder ebenen Deformationszustände können Aussagen zum Verbund Zement-Knochen-Prothese gemacht werden. Eine derartige Abschätzung ist bereits bei Kenntnis weniger Meßpunkte am Femur aussagekräftig. Bei Überschreitung zulässiger Materialdehnungen kommt es damit bei ungünstigen Lastfällen zwangsläufig zu Mikrobrüchen oder zur Verhinderung eines Verbundes im Implantatlager.

Versuchsdurchführung

Zur Abschätzung der maximalen zulässigen Belastung an mazerierten Femurproben wurden zunächst an einer Serie von formalinfixierten Leichenfemora mit valgisiertem Prothesentyp die statischen Maximalbelastungen (F-max) ermittelt.

---

1 Dr. med. Dr. Ing. K. Zak und Dr. H.-J. Gronert, Abteilung für Orthopädie und Traumatologie, Krankenhaus am Urban, Dieffenbachstraße 1, D-1000 Berlin 61.

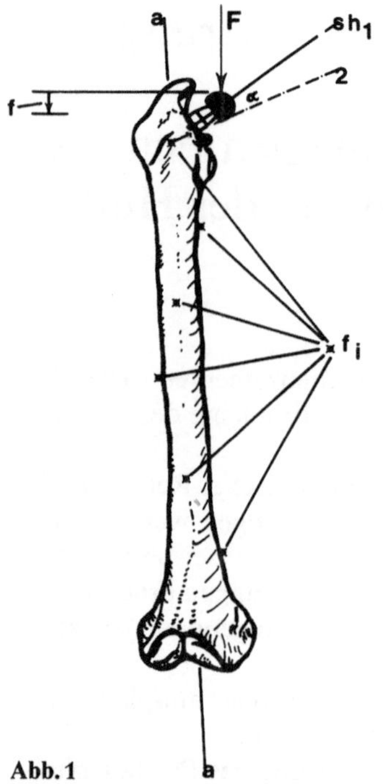

Abb. 1

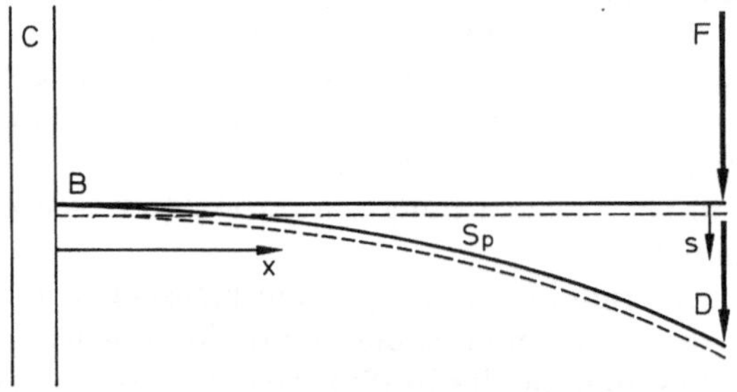

Abb. 2

Abb. 1. Belastungssystem mit Last *F*, unterschiedlicher Schenkelhalsorientierung $sh_{1,2}$ und Femurdeformationsmeßstellen f_i

Abb. 2. Statisches System eines Spongiosabälkchens an der Grenzzone zum Knochenzement. *F* Last, *Sp* Spongiosabälkchen, *D* Deformationszustand, *B* Einspannstelle, *C-x* kortikospongiöser Übergang

Ergebnisse

Statische Belastung:
- F-max: 2.400–19.370 (N)

Deformationsmaxima vertikal, lateral (yI, x*I*):
- yI: 1,1–11,13 (mm)
- xI: 0,11–7,22 (mm)

Probenanzahl n = 8

Der weitere experimentelle Verlauf gliederte sich wie folgt: Nach Auswahl einer morphologisch, makroskopisch und röntgenologisch einwandfreien Femurprobe erfolgte

1. Osteotomie des Schenkelhalses, Prothesenimplantation (varisierter Typ 140° in üblicher Weise
2. Belastungsexperiment, Deformationsmessungen (f_I) im Lastbereich von 0–5000 (N)
3. Extraktion der Prothese, Implantation neue Prothese (valgisierter Typ 145°)
4. Erneute Deformationsmessung im gleichen definierten Lastbereich

Es wurden zwei Prothesentypen exakt gleicher äußerer Schaftgeometrie verwandt. Die Abb. 1 skizziert das Belastungssystem.

Die Deformationen wurden mit Präzisionsdehnungsmeßuhren und stereophotogrammetrischen Aufnahmen ohne Belastung bzw. unter Vollbelastung durchgeführt. Die positiven Deformationsorientierungen dx, dy, dz hatten die positiven Orientierungen für dz nach lateral, dy nach kranial und dz nach ventral.

Für die klinische Relevanz lieferten schon die Voruntersuchungen eindeutige Ergebnisse für die Pathomechanik der Prothesenlockerung in der Grenzzone zwischen Spongiosa und Knochenzement. Anhand von Abb. 2 ist das statische System schematisiert nachzuvollziehen. Die eingeprägten Lasten führen im Bereich der Spongiosabälkchen zu einem Deformationszustand desselben. Hierdurch kommt es an der Einspannstelle zur Überschreitung der maximal zulässigen Biegemomente entweder im kortikospongiösen Übergang oder im spongiösen Bereich selbst.

Es konnte photodokumentarisch nachgewiesen werden, daß der primär anzutreffende Verzahnungseffekt von Knochenzement und Spongiosa bei einer Reihe von Revisionsoperationen aufgehoben war. Der Zementköcher war dabei von außen im spongiösen Bereich der Prothesenverankerung völlig glattgeschliffen, und die noch bestehende Spongiosa ragte ohne Verbund in die Femurmarkhöhle. Diese Tatsachen führen im späteren Verlauf noch zu Konsequenzen für die Planung eines biomechanisch sinnvollen Verankerungs- und Prothesentypes.

Ergebnisse

Tabelle 1. Deformationsmaxima

Qualitativ:	im proximalen Femur	vertikal	
	in Femurschaftmitte	ventral-lateral	
	im distalen Femur	vertikal, Spongiosakompression	
Quantitativ:	varisierte Prothese (I)	valgisierte Prothese (II)	
F = 5 000 (N) in Schaftmitte dz = 3,225 (mm)			
	im distalen Femur	I	II
		(mm)	(mm)
		dy = −2,830	−3,019
		dx = +0,011	0,008
		dz = ./.	0,007
	Prothesenspitze		
		dy = −0,244	−0,298
		dx = +2,224	+1,104
		dz = +3,226	+2,411

Zusammenfassung

Nach den eigenen vorgenommenen experimentellen Untersuchungen sowie den Erfahrungen bei Revisionsoperationen nach Endoprothesenimplantation kann davon ausgegangen werden, daß die valgisierte Prothesenform im Vergleich zur varisierten z. Z. die biomechanisch bessere Lösung darstellt. Nach den übereinstimmenden Aussagen mit anderen Autoren sollte eine selbstverkeilende konische Prothesenform ohne Kragen angewandt werden. Die Forderung zur Weiterentwicklung an den Knochenzement würde einen E-Modul verlangen, welcher erheblich unter denen von Spongiosa und Kompakta liegt. Bei der Implantation sollten möglichst alle Spongiosaanteile entfernt werden. Bei der Verwendung einer Prothese mit einem langen Schaft sollte diese aus biomechanischen Überlegungen nicht so lang sein, daß sie das Kortikalisrohr der Markhöhle berührt.

Die stereophotogrammetrischen Messungen waren lastabhängig durchführbar und sind eine geeignete Methode zur Deformationsanalyse des belasteten menschlichen Femurs. Allerdings war eine Messung im Maximallastbereich wegen der hohen Deformationen im Schaftbereich nicht durchführbar.

In einer Perspektive zur Weiterentwicklung von Hüftendoprothesen wäre eine Forderung nach Normierung unerläßlich.

Untersuchungen zur Zellkompatibilität von Knochenzementen

A. Kallenberger[1]

Kultivierte Zellen, v. a. Fibroblasten verschiedener Herkunft, eignen sich außerordentlich gut zur Beurteilung der Zellverträglichkeit alloplastischer Materialien. Die Versuche werden bei uns so durchgeführt, daß das sterile Testmaterial auf Deckgläsern in 3geteilte Petri-Schalen gelegt und mit 5 Tropfen einer bekannten Zellsuspension überschichtet wird. Nach Zugabe von Kulturmedium werden die Schalen 1 bis mehrere Tage lang bei 37 °C im CO_2-Inkubator bebrütet.

Die Zellverträglichkeit alloplastischer Materialien läßt sich am besten in der Kontaktzone beurteilen. Bei voller Zellkompatibilität wachsen die Fibroblasten bis dicht an das Fremdmaterial heran. Zelltoxische Wirkungen sind an Abrundung und Pyknose der Zellen in der Kontaktzone zu erkennen, mit Bildung zellfreier Höfe um den Fremdkörper herum. Die Zone der Zellschädigung mit vorwiegend pyknotischen Zellen geht über in eine locker bewachsene Zone mit intakten und abgerundeten Zellen. Die geschädigte Kultur unterscheidet sich zusätzlich in Fläche und Dichte von den Kontrollkulturen. Eine gewisse quantitative Erfassung der Zelltoxizität ist somit aufgrund von Kulturgröße, Zelldichte, Hofgröße und prozentualem Anteil an geschädigten Zellen in der Kontaktzone möglich. Welche Kriterien angewendet werden, hängt jeweils von der genauen Versuchsanordnung und dem Alter der Kultur ab.

Bei Versuchen mit auspolymerisierenden Zementen ergeben sich besondere Probleme durch die unterschiedliche Zellverträglichkeit in Abhängigkeit vom Polymerisationsgrad. Kleine Proben des vorschriftsmäßig zubereiteten Monomer-Polymer-Gemisches wurden deshalb auf Deckgläser getupft und die Zellsuspension sofort, sowie nach verschiedenen Zeitintervallen zugesetzt. Nach 48 h Kultivierung wurden die Deckglaskulturen fixiert, gefärbt und beurteilt.

Von den früher untersuchten Knochenzementen [4] machte Surgical simplex die deutlichsten Zellschädigungen. Am ausgeprägtesten ist die toxische Wirkung des frischen Polymerisats. Annähernd 80% der Zellen sind pyknotisch, die Zelldichte ist äußerst gering. Werden die Zellen erst 1 h nach Mischung zugesetzt, so nähert sich die Zelldichte in der Kontaktzone dem Normalwert, aber es finden sich immer noch rund 40% abgerundete Zellen. Erst nach 2 h ist das Polymerisat von Surgical simplex voll zellkompatibel. Demgegenüber ist die toxische Wirkung des Palacospolymerisates schon nach 15 min weitgehend abgeklungen. Die Schädigung betrifft immerhin nur eine schmale Zone von 1–2 mm. In unmittelbarer Nachbarschaft dieser Zone sind die Zellen normal, teilungsfähig und bereit, auf das inzwischen inert gewordene Zementpartikel zuzuwachsen. Wird die Kultivierungsdauer auf mehrere Tage ausgedehnt, so wird auch eine primär zelltoxische Zementprobe voll umwachsen.

---

1 Priv.-Doz. Dr. A. Kallenberger, Zahnärztliches Institut der Universitätsklinik, Kantonsspital, CH-4031 Basel.

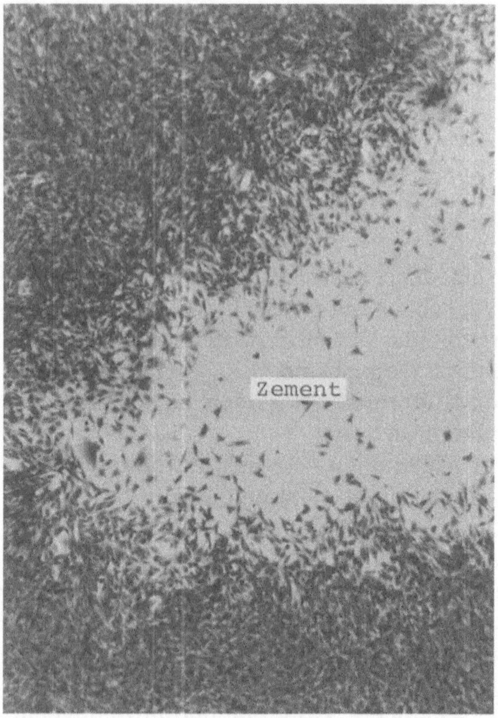

Abb. 1. Zellkompatibilität von Knochenzement aus Prothesenlager. Die Zellen (Mausfibroblasten) sind dicht an das Zementstückchen (leerer Raum) herangewachsen. Orig. Verg. 30 ×

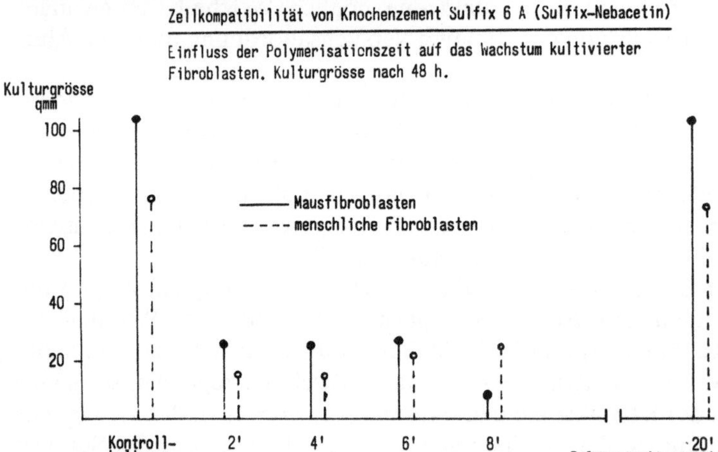

Abb. 2. Einfluß der Polymerisationszeit auf die Zellkompatibilität von Knochenzement Sulfix-6A. Kulturgröße 48 h nach Zusatz der Zellen zur Zementprobe

Analoge Versuche wurden mit Sulfix-6A-Nebacetin-Zement durchgeführt, wobei sowohl Zementproben aus Prothesenlagern, als auch frische Zementgemische nach unterschiedlicher Polymerisationszeit getestet wurden. Die Versuche wurden mit Mausfibroblasten und humanen Fibroblastenstämmen, welche aus menschlicher Haut gezüchtet worden waren, durchgeführt.

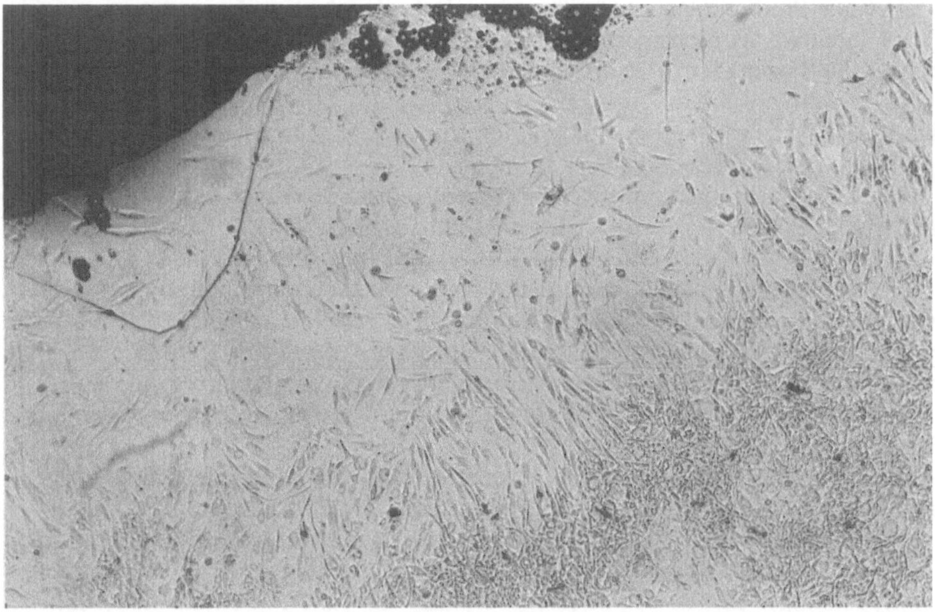

Abb. 3. Hofbildung um nicht auspolymerisiertes Zementpartikel. Humane Fibroblasten. Polymerisationszeit 90 s

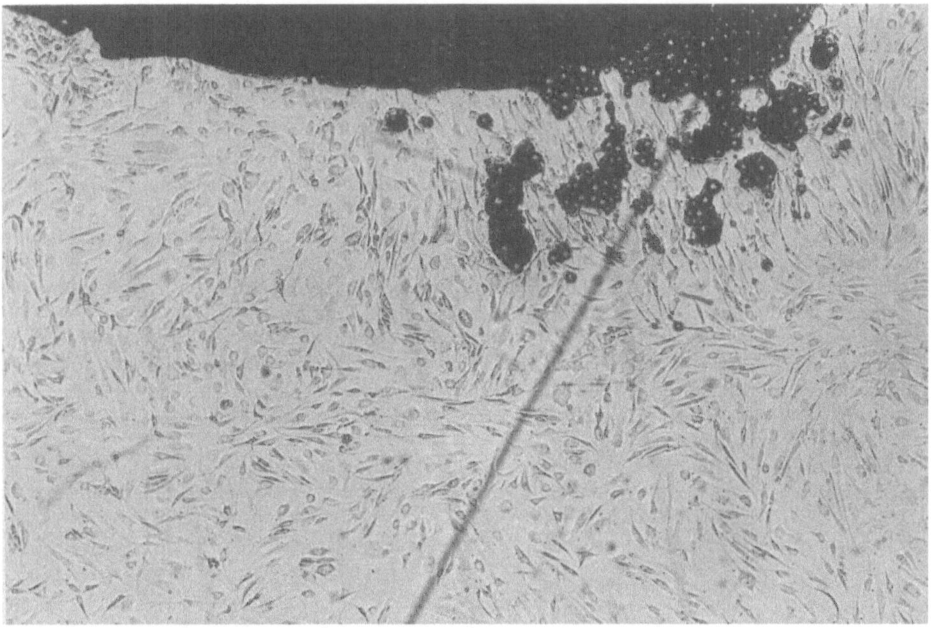

Abb. 4. Zusammenhängende Fibroblastenkultur um auspolymerisiertes Zementpartikel. Polymerisationszeit 16 min

Die aus Prothesenlagern stammenden Zementproben, welchen meistens noch Cruor anhaftete, wurden zuerst mit Heißluft (2 h bei 100 °C) oder durch Einlegen in 0,2% „GX"-Lösung (ein Desinfiziens auf Biguanidbasis) während 5 min sterilisiert. Beide Verfahren waren in bezug auf die Sterilität und Zellverträglichkeit gleichwertig. Alle aus Prothesenlagern stammenden Knochenzementproben erwiesen sich als voll zellkompatibel (Abb. 1).

Die Untersuchungen mit frischen Zementgemischen zeigten erwartungsgemäß, daß frische Polymerisate von Sulfix-6A zelltoxisch wirken. Als Beurteilungskriterium wurde bei diesen Versuchen die Kulturgröße (bewachsene Fläche in mm^2) gewählt. Wie das Säulendiagramm zeigt (Abb. 2), war die Zellproliferation in Gegenwart von nicht auspolymerisiertem Sulfixzement deutlich gehemmt. Die Zementpartikel waren von einem zellfreien Hof umgeben (Abb. 3). Erst, wenn die Zellen nach Ablauf von 16–20 min zugesetzt wurden, zeigten die Kulturen ein den Kontrollen entsprechendes Ausmaß und einen bis zum Zement reichenden zusammenhängenden Zellverband (Abb. 4).

Zusammenfassend müssen wir festhalten, daß alle selbst aushärtenden Knochenzemente in der Polymerisationsphase zelltoxisch wirken, sei es durch Wärmeentwicklung [3, 6, 7, 8] oder durch Freiwerden von Monomer [1, 2, 5]. Die toxische Wirkung reicht aber nicht weit in die Tiefe. Unter den gezeigten experimentellen Bedingungen finden sich in einem Abstand von ca. 1 mm schon wieder intakte und teilungsfähige Zellen. Die Zelltoxizität klingt je nach Knochenzement nach 15–60 min ab. Auspolymerisiertes Zement ist voll zellverträglich. In der Klinik ist zu erwarten, daß ein vitales Knochenlager in der Lage ist, die durch auspolymerisierenden Zement erzeugte Zellschädigung zu kompensieren.

Literatur

1. Henkel G (1961) Über die Höhe der Restmonomerabgabe bei verschiedenen Kunststoffen. Dtsch Zahn Mund Kieferheilkd 35: 377
2. Hulliger L (1962) Untersuchungen über die Wirkung von Kunstharzen (Palacos u. Ostamer) in Gewebekulturen. Arch Orthop Trauma Surg 54: 581
3. Hupfauer H, Ulatowksi L (1972) Die Temperaturentwicklung verschiedener Knochenzemente während des Abhärtungsvorganges. Arch Orthop Trauma Surg 72: 174
4. Kallenberger A, Schneider HR (1975) Untersuchungen zur Gewebsverträglichkeit von Implantatmaterialien: Die Wirkung von Implantatkunststoffen und Implantatmetallen auf kultivierte menschliche Fibroblasten. Schweiz Monatsschr Zahnheilkd 85: 357
5. König K (1966) Restmonomerabgabe bei kieferorthopädischen Apparaten aus schnellhärtendem Kunststoff. Dtsch Stomatol 16: 11
6. Lehnartz E (1959) Chemische Physiologie. Springer, Berlin Göttingen Heidelberg
7. Ohnsorge J, Goebel G (1969) Oberflächentemperaturen des aushärtenden Knochenzementes Palacos beim Verankern von Metallendoprothesen. Arch Orthop Trauma Surg 67: 89

Das Interface von Knochenzement in Autopsie und Experiment

U. Gross[1], F. Hahn[2] und V. Strunz[3]

Die erste systematische Analyse der Gewebsreaktion auf Knochenzement Polymethylmethacrylat (PMMA) erfolgte durch Charnley ([1] anhand von 23 Fällen, bei denen der Stiel von Metallendoprothesen durch den Zement im Femur primär lastübertragend und belastungsfähig fixiert worden war. Das histologische Bild des Implantatlagers – insbesondere der Knochen-Zement-Grenze – wurde bis zu 7 Jahre nach der Implantation verfolgt und die auch noch heute gültige Beobachtung des geweblichen Umbaues im Implantatlager meisterhaft dokumentiert. Die erwünschte biomechanische Verankerung des Knochenzements stellt sich nach Charnley an vergleichsweise wenigen Kontaktpunkten ein, an denen über das Medium von neu geformtem Faserknorpel und Knochen die Last vom Zement auf den Knochen übertragen wird. Der bindegewebige Anteil am Interface wird bezüglich der Lastübertragung nicht ernstlich erwähnt.

Obwohl in vielen Fällen perfekte Langzeitresultate (über 15 Jahre) einzementierter Prothesen bekannt sind, existiert aus klinischer und biomechanischer Sicht nach Schneider [8] immer noch ein Zementproblem, nämlich die Frage nach der biologischen Verträglichkeit und der mechanischen Suffizienz.

Im folgenden soll zu einigen Fragen des Zementproblems anhand der Oberflächenstruktur des PMMA einerseits und der Struktur der Gewebe am Interface bei einschlägigen Fällen andererseits Stellung genommen und bei der Diskussion der Resultate auch tierexperimentelle Untersuchungen herangezogen werden.

Material und Methoden

Das autoptische Untersuchungsgut stammt von 4 Fällen, bei denen die Stiele der Totalendoprothesen (TEP) des Hüftgelenkes mit dem Knochenzement Palacos im Femurschaft verankert wurden.

1. Fall: 91jährige Frau. Fraktur des Femurhalses links und TEP vor 5 Tagen. Schrumpfniere bei chronischer Pyelonephritis. Lungenemphysem. Leberfibrose. Osteoporose. Allgemeine Arteriosklerose. Tod bei biventrikulärer Herzinsuffizienz und Bronchopneumonien.

1 Prof. Dr. U. Gross, Stellv. geschäftsführender Direktor, Institut für Pathologie, Klinikum Steglitz der Freien Universität, Hindenburgdamm 30, D-1000 Berlin 45.

2 Priv. Doz. Dr. F. Hahn, Oberarzt, Abteilung für Unfall- und Wiederherstellungschirurgie, Klinikum Steglitz der Freien Universität, Hindenburgdamm 30, D-1000 Berlin 45.

3 Priv.-Doz. Dr. Dr. V. Strunz, Abteilung für Kieferchirurgie und Plastische Gesichtschirurgie, Klinikum Steglitz, der Freien Universität, Hindenburgdamm 30, D-1000 Berlin 45.

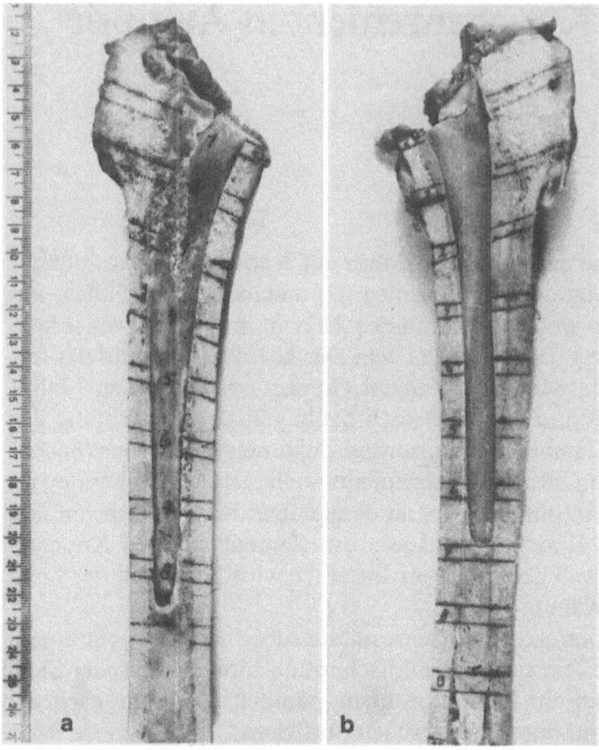

Abb. 1 a, b. Makroskopisch innige Verblockung der Zementplombe mit den Knochentrabekeln (**a**) 2 Jahre, (**b**) 11 Tage nach Implantation. Lager des Prothesenstiels vertieft und scharf gekennzeichnet. Markierung der Querschnitte für die weitere Bearbeitung in Sägeschnitten für die histologische und morphometrische Auswertung und die Mazeration. Skala in cm

2. Fall: 56jährige Frau. Fraktur des Femurhalses rechts und TEP vor 11 Tagen. Intraoperativ zerebrale Ischämie mit Hemiparese links, akutes Nierenversagen, Leberzirrhose. Tod im Coma hepaticum bei akuter Dystrophie der Leber.

3. Fall: 77jährige Frau. TEP links vor 2 Jahren. Abszedierende Pyelonephritis. Leberfibrose. Allgemeine Arteriosklerose. Koronararteriensklerose. Cholezystektomie vor 14 Tagen, Ileus. Tod bei peripherer Kreislaufinsuffizienz.

4. Fall: 59jährige Frau. TEP rechtes Hüftgelenk vor 16 Jahren. Prothesenwechsel vor 3 Monaten wegen Lockerung. Osteomyelitis des rechten Femur proximal. Phlegmone im ehemaligen Operationsgebiet im rechten Oberschenkel. Bakterielle Aortenklappenendokarditis, Allgemeininfektion. Tod bei infektiös-toxischer Kreislaufinsuffizienz.

Die Femora wurden in 5% Formaldehydlösung nach Lillie fixiert, nach Entfernung des Metallimplantates in frontaler Richtung mit der Bandsäge durchtrennt und in einem Abstand von 20 mm in 5 mm dicke Scheiben zerlegt (Abb. 1). Die nach ventral und dorsal bezeichneten Scheiben wurden jeweils medial gekerbt, in der aufsteigenden Alkoholreihe entwässert, in Acrylat eingebettet und mit dem Sägemikrotom in etwa 25μm dicke Serienschnitte geteilt sowie nach Giemsa oberflächlich für die histologische Auswertung gefärbt [4]. Die mikroskopische Begutachtung der Serienschnitte erfolgte im durchfallenden und auffallenden Licht, die Morphometrie

nach den Prinzipien des Punktzählverfahrens von Weibel u. Elias [11] unter Verwendung eines Gerätes (Kontron, Eching bei München).
Morphometrisch bestimmt wurden als *Strukturparameter*
a) die Oberfläche der Trabekel zentral von der Kortikalis: S_VT mm²/cm³
b) als *Anbauparameter* die von Osteoblasten bedeckten Areale von Osteoid im Bereich dieser Trabekel: S_VOB mm²/cm³
c) die von Osteoblasten bedeckten Areale von Osteoid in Prozent der Trabekeloberfläche: OB %
d) als *Abbauparameter* die Oberfläche der von Osteoklasten besetzten Howship-Lakunen der Trabekel: S_VHO mm²/cm³
e) die Oberfläche der von Osteoklasten besetzten Howship-Lakunen in Prozent der Trabekeloberfläche: HO %
f) die gesamte Oberfläche der Howship-Lakunen der Trabekel: S_VHT mm²/cm³
g) die gesamte Oberfläche der Howship-Lakunen in Prozent der Trabekeloberfläche: HT %
h) der Osteoklastenindex, die Gesamtzahl der Osteoklasten, bezogen auf die Oberflächendichte der Trabekel: OI.

Diese Messungen wurden im proximalen, mittleren und distalen Bereich der Implantate jeweils an mehreren Serienschnitten vorgenommen. Sie sollten die Quantität des Umbaus der Trabekel abschätzen lassen.

Im 3. Fall mit einer Implantatliegezeit von 2 Jahren wurden zusätzlich im proximalen, mittleren und distalen Bereich des Implantats für die mediale und laterale Zone die Länge des Interface zwischen Zement und Geweben und die jeweiligen Längen von Knochen in direktem Kontakt mit dem Zement, von Weichgewebe mit einer Dicke von weniger als 100 μm über Knochen, von Osteoid und Chondroid bestimmt, der Rest auf 100% entspricht Weichgewebe. Hiermit sollte die Quantität der abstützenden Funktion der verschiedenen Gewebe, insbesondere der Trabekel, ermittelt werden.

Die Parameter der Struktur, des Anbaus und Abbaus der Kortikalis wurden in diesen Untersuchungen nicht ermittelt, sie werden einer umfassenden späteren Analyse an mehr Fällen als bisher vorbehalten.

Die Oberfläche des Interface wurde ferner in einigen Segmenten, die zwischen den für die histologische Aufarbeitung verwendeten Scheiben der Präparate lagen, nach vorsichtiger Lösung des Kontakts der mazerierten Präparate im Auflichtmikroskop begutachtet. Ausgewählte Abschnitte der Mazerationspräparate wurden nach Einwirkung von Natriumhypochlorit sowohl von der Seite des Zements als auch von der Seite des Knochens im rasterelektronenmikroskopischen Bild untersucht.

Die Versuchsanordnung der Tierexperimente ist an anderem Ort ausführlich beschrieben [5].

Ergebnisse und Diskussion

Die physiologische Übertragung der Körperlast vorwiegend über die Kortikalis, weniger über die spärlichen Trabekel des Femurschaftes, ist nach zementfixierter TEP grundsätzlich verändert. Die Körperlast wird in diesem Fall vom Implantat-

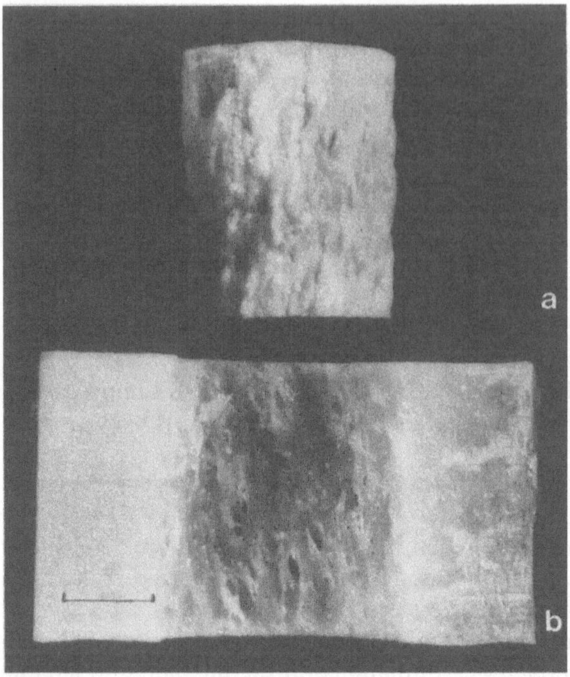

Abb. 2 a, b. Oberfläche der Zementplombe mit zapfenförmigen Protuberanzen und zugehörige Oberfläche des mazerierten Knochens 11 Tage postoperativ in Höhe der 8. Zylinderhälfte ventral. Balken 5 mm

stiel auf den Zement, von diesem vorwiegend auf Trabekel und, in geringerem Umfang und nur im Ausnahmefall, primär auf die Kortikalis des Femurs übertragen. Dieses erklärt die in etwa ⅓ der Fälle von Charnley et al. [2] röntgenologisch beobachtete Dickenabnahme der Femurkortikalis, als Folge einer „Inaktivitätsatrophie", nicht aber die in ⅓ der Fälle registrierte unveränderte Kortikalisdicke und die in einem weiteren Drittel beschriebene Verdickung der Kortikalis. In unseren Fällen 1–3 ist die Kortikalisdicke nicht oder nicht erkennbar verändert (Abb. 1), hingegen im 4. Fall im proximalen und mittleren Abschnitt der implantattragenden Teile deutlich reduziert, was mit der Implantatlockerung, die zum Implantatwechsel vor 3 Monaten geführt hat, zusammenhängen dürfte.

Die Abstützung des Zements in den Fällen 2 und 3, 11 Tage und 2 Jahre nach der Implantation, erfolgt über Trabekel und dislozierte Trabekelfragmente, die teilweise von Zement berührt (Abb. 4 a) oder umflossen (Abb. 4 b) und in nicht näher erkennbarer Weise verkeilt sind. Die Mazerationspräparate lassen dementsprechend eine durch flache Höcker, Wellen oder Zapfen charakterisierte Zementoberfläche und dazu passende plattenförmige Trabekelstruktur erkennen (Abb. 2), in deren gefäßführenden Weichgewebsstrukturen die Zapfen lagen. Dieses Oberflächenrelief ist in den proximalen Abschnitten der Implantatlager stärker gegliedert als in den mittleren und distalen Anteilen. Es darf daher angenommen werden, daß die primäre mechanische Verfugung, Belastbarkeit und Lastübertragung proximal größer ist als medial und distal [7, 12].

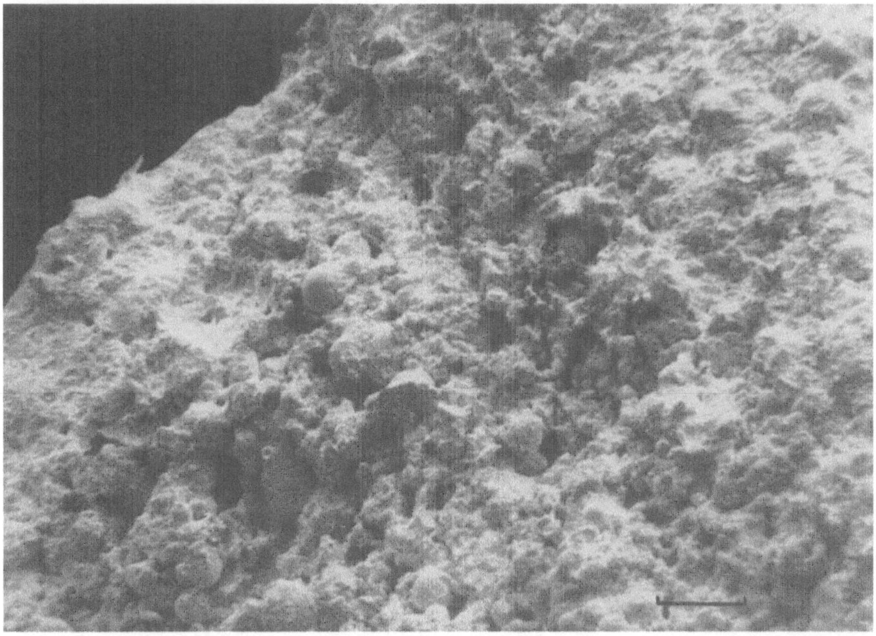

Abb. 3. Zementoberfläche mit deutlich erkennbaren Polymerisatperlen und feinen Zerklüftungen. Geglättete Zone *links oben* offenbar nach Verlust von Polymerisatperlen. Rasterelektronenmikroskopische Aufnahme, Balken 100 μm

Trotz der primären Belastbarkeit der knöchernen Strukturen muß festgehalten werden, daß die hierbei mitwirkenden Knochenabschnitte weitgehend geschädigt und zumindest partiell, stellenweise aber total, devitalisiert werden, die Osteozyten absterben und leere Osteozytenhöhlen hinterlassen, wenn es sich nicht bereits präoperativ um einen partiell avitalen Knochen gehandelt hat. Diese Phänomene sind auch in anderen Untersuchungen gut dokumentiert [1, 3, 10, 12]. Hämopoetisches Gewebe und Fettgewebe zwischen den Bälkchen wird in lokal unterschiedlichem Ausmaß nekrotisch, von Blutungen und Exsudat durchsetzt und bald in reparative Prozesse einbezogen, in deren Gefolge sich netzige und bandförmige Fibrosen, lipophage Granulome und Ölzysten bilden. Hinweise hierauf sind sowohl im 3. Fall nach 2jähriger Implantatliegezeit als auch nach einschlägigen Publikationen gegeben [1, 6, 10, 12].

Als mögliche Ursachen der in die Nekrose einmündenden Gewebsschädigung gelten die direkte, durch Fraktur der Trabekel bedingte Nekrose, Zerstörung oder Beeinträchtigung der Mikrozirkulation, toxischer Schaden durch Monomer, Temperaturerhöhung während der Zementpolymerisation (Zusammenfassung bei Oest et al. [7], Vernon-Roberts u. Freeman [10], Schneider [8]). Im Einzelfall und bezogen auf ein bestimmtes Areal des Implantatlagers ist es allerdings bislang nicht möglich, eine bestimmte Schadensursache einer bestimmten Schadensfolge und deren morphologischer Erscheinung zuzuordnen. Allein die durch Zementzerrüttung verursachte Freisetzung von Zementbestandteilen., insbesondere von Polymerisatperlen, kann im histologischen Bild als Ursache einer chronischen Fremdkörperreaktion

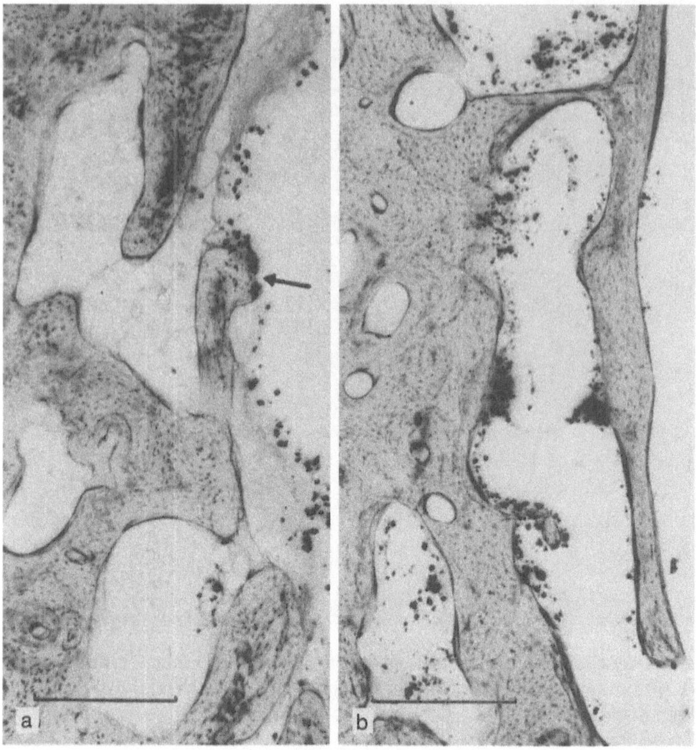

Abb. 4. **a** Knochenkontakt eines vorspringenden Trabekels mit dem Zement *(Pfeil)*, sonst am Interface saumartig gealtertetes Bindegewebe 2 Jahre nach Implantation. Partiell apponierter neuer Knochen über Resten alter Trabekel. Sägeschnitt, Giemsa-Färbung, Balken 0,5 mm. **b** Sinusartig eingepreßter Knochenzement ein Knochenbälkchen fest umschließend *(oben)*. 11 Tage nach Implantation. Sägeschnitt, Giemsa-Färbung, Balken 0,5 mm.

mit Histiozyten und Riesenzellen eindeutig identifiziert werden (Abb. 7). Dieser Prozeß ist gut dokumentiert und in seinen Folgen für eine dauerhafte Verhinderung der Knochenregeneration besonders hervorgehoben worden [12, 13]. Sowohl in unseren Fällen 1 und 2, 5 und 11 Tage nach der Implantation, als auch im 3. Fall nach 2jähriger Implantatliegezeit, sind Polymerisatperlen außerhalb der massiven Zementplombe nachweisbar; im letztgenannten Fall in flachen Herden, aus denen sie nicht mehr oder nicht mehr vollständig durch den interzellulären Säftestrom abtransportiert werden können. Im rasterelektronenmikroskopischen Bild entsprechender Areale der Zementoberfläche sind die Polymerisatperlen verschwunden und dadurch geglättete Zonen der Zementoberfläche entstanden (Abb. 3).

Besondere Bedeutung kommt der Heilung der Trabekelfrakturen und der Knochenregeneration in der Umgebung der Zementplombe zu. Wie bereits von Charnley [1] mit eindrucksvollen histologischen Bildern belegt und von zahlreichen anderen Untersuchern hervorgehoben, werden vitale und avitale Knochenbälkchen über Brücken aus Faserknochen miteinander verlötet oder apponiert (Abb. 4), es erfolgt aber auch eine schienende Knochenapposition über Osteoblastensäume. Dieser in Schüben verlaufende Prozeß ist an bandförmigen Knochensäumen und parallel

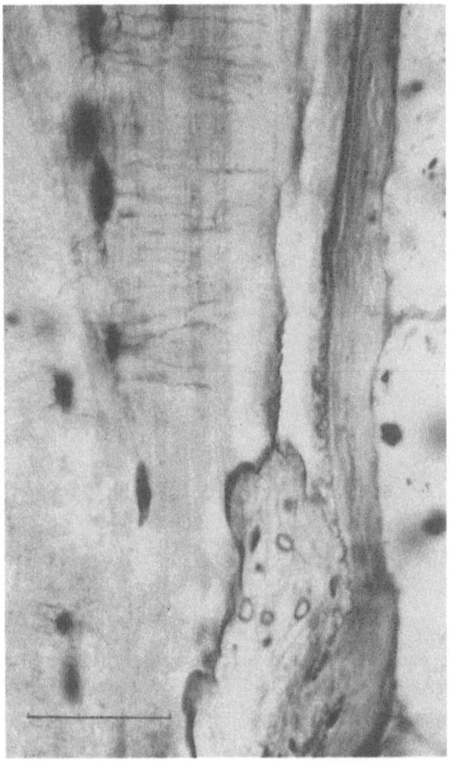

Abb. 5. Lamelläre Knochenapposition in der Umgebung von Zement *(rechts)* mit Polymerisatperlen. Inaktiver lakunärer Knochenabbau *(unten)*. Sägeschnitt, Giemsa-Färbung, Balken 50 μm

verlaufenden Kittlinien abzulesen (3. Fall, 2jährige Implantatliegezeit) und teilweise auch an der Zementoberfläche möglich, so daß eine bindegewebsfreie direkte Lastübertragung zwischen Zement und Knochentrabekel resultiert (Abb. 5). Die Quantität der zuweilen kastenförmig den Zement umscheidenden Knochenbälkchen variiert allerdings stärker, worauf später noch einmal einzugehen sein wird. In gewissem und ebenfalls variablem Umfang ist der neugebildete Knochen im Interface allerdings nicht voll mineralisiert oder nicht mineralisiert, und nur als Osteoid vorhanden. Auch eine Demineralisation präexistenten Knochens ist möglich (Abb. 6). Größere Areale von Knochenbälkchen können saumartig von parallelfaserigem fibrösem und teilweise regressiv verändertem Bindegewebe auf der dem Zement zugekehrten Seite bedeckt sein, wobei flache Histiozyten oder mehrkernige Riesenzellen am Interface die mechanische und wohl auch biologische Instabilität anzeigen (Abb. 7).

Die einmal gebildeten Gewebe können auch am Interface wieder umgebaut oder abgebaut werden (Abb. 5) und verschwinden mit Ausnahme der oben genannten Areale mit Polymerisatperlen, so daß ein buntes Bild resultiert (Übersicht bei Vernon-Roberts u. Freeman [10]).

In unserem 4. Fall, bei dem zweifellos besondere Verhältnisse vorliegen wegen der Infektion im Implantatlager (Abb. 8) proximal 3 Monate nach Implantatwechsel, fehlen differenziertere Strukturen im Interface – mit Ausnahme eines kleinen Areals distal mit einer Insel von chondroidem Gewebe (Abb. 9) –, sind sonst jedoch

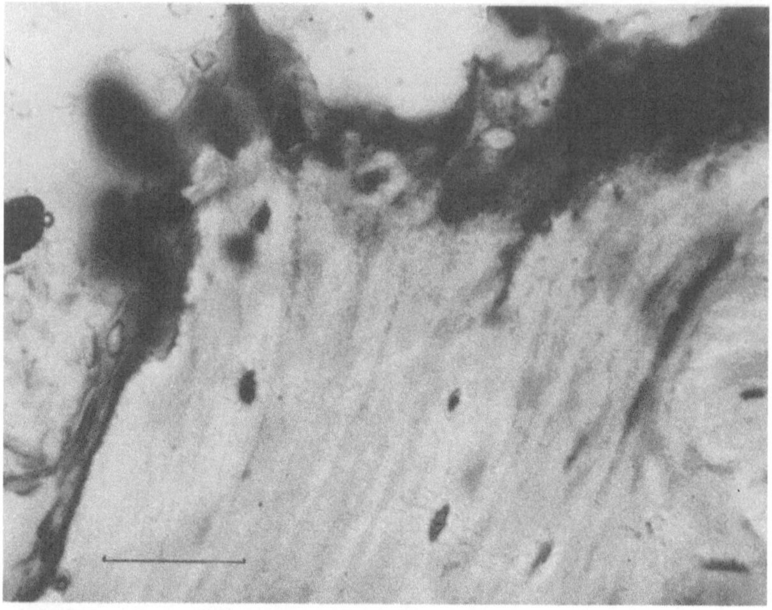

Abb. 6. Rest eines Trabekels nach querer Fraktur in der Umgebung von Zement *(oben)* mit schmaler, partiell demineralisierter Zone und oberflächlich lakunenartig strukturiertem Osteoid *(obere dunkle Zone).* Vital erscheinende Osteozyten im Knochen. 2 Jahre nach Implantation. Sägeschnitt, Giemsa-Färbung, Balken 50 µm

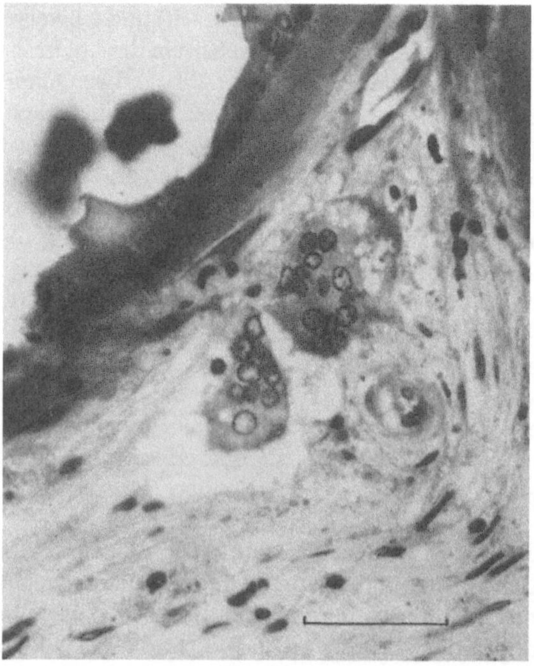

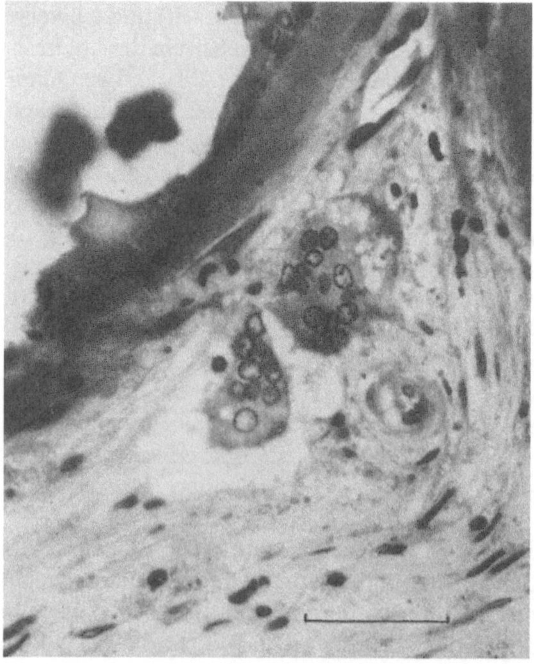

Abb. 7. Mehrkernige Riesenzellen vom Fremdkörpertyp am Interface *(links oben* und *seitlich)* sowie in einem bindegewebigen Reaktionsprodukt *(Mitte)* 2 Jahre nach Implantation. Sägeschnitt, Giemsa-Färbung, Balken 50 µm

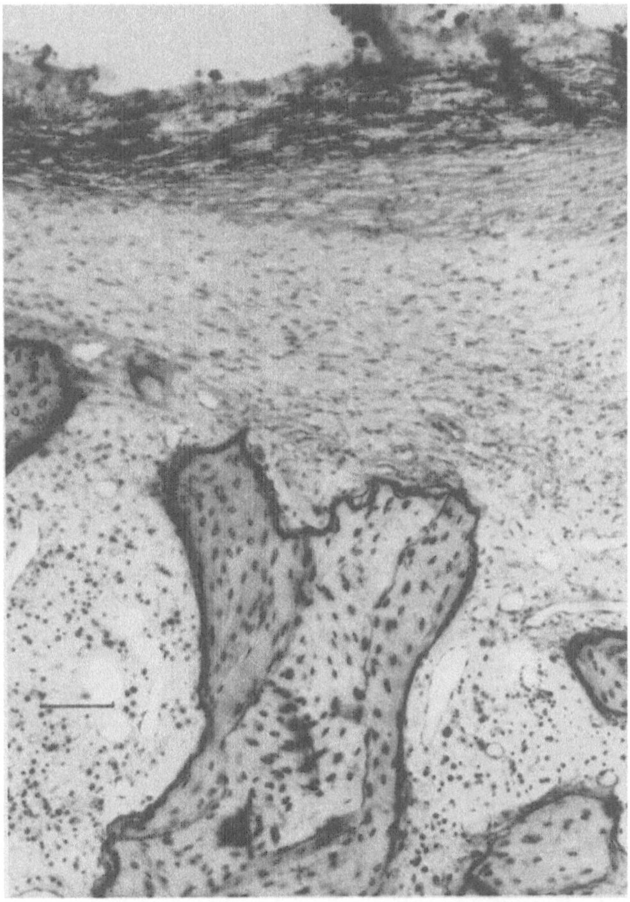

Abb. 8. Exsudat *(oben)* und Saum älterer Granulationen *(Mitte)* in der Umgebung der Zementplombe *(oberer Bildrand)* nach Prothesenwechsel vor 3 Monaten (4. Fall). Unten Trabekel nach partiellem Anbau von jüngerem Knochen und in stärkerem Umbau. Sägeschnitt, Giemsa-Färbung, Balken 100 µm

nur mehr oder weniger dichte Strukturen eines Bindegewebes mit einem Saum eines von Exsudat bedeckten Granulationsgewebes zu beobachten. Die sekundäre Zementplombe ist in diesem Fall oberflächlich bemerkenswert glatt (Abb. 10), so daß auf ein Lager geschlossen werden muß, in dem eine Zapfenbildung durch Einpressung des Zements zwischen Knochentrabekel und in Gefäßperforationen von Trabekeln bei der Reoperation nicht mehr möglich war. Dieser Fall zeigt eindrucksvoll, daß das Versagen des Implantatlagers mit einem Versagen des Aufbaus differenzierter Gewebsstrukturen – Knochen, Osteoid, Chondroid, differenzierten Formen des Bindegewebes wie Fettgewebe und hämopoetischem Gewebe – im Interface oder in der unmittelbaren Nachbarschaft des Interface verknüpft war. Biomechanisch orientierte Betrachter werden hierfür einen dekompensierten Nulldurchgang verantwortlich machen [8].

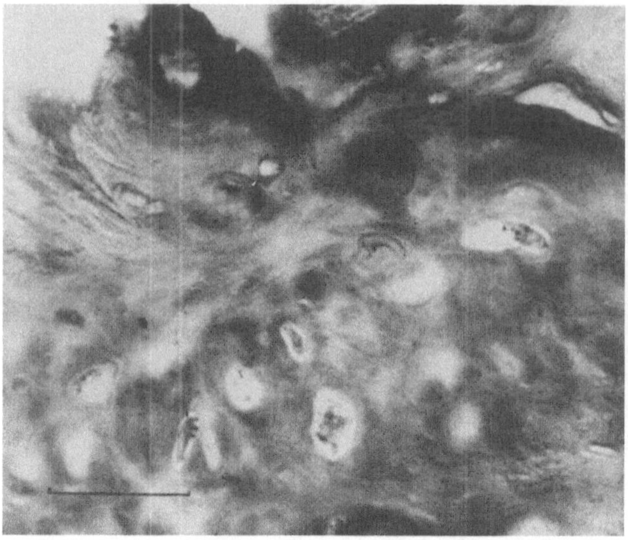

Abb. 9. Chondroid in der Umgebung von Zement *(oben)* mit strukturell alterierten Zellen in chondroider, metachromatischer Grundsubstanz. 4. Fall, 16 Jahre nach Erstoperation und 3 Monate nach Implantatwechsel, distaler Abschnitt der Zementplombe. Sägeschnitt, Giemsa-Färbung, Balken 50 μm

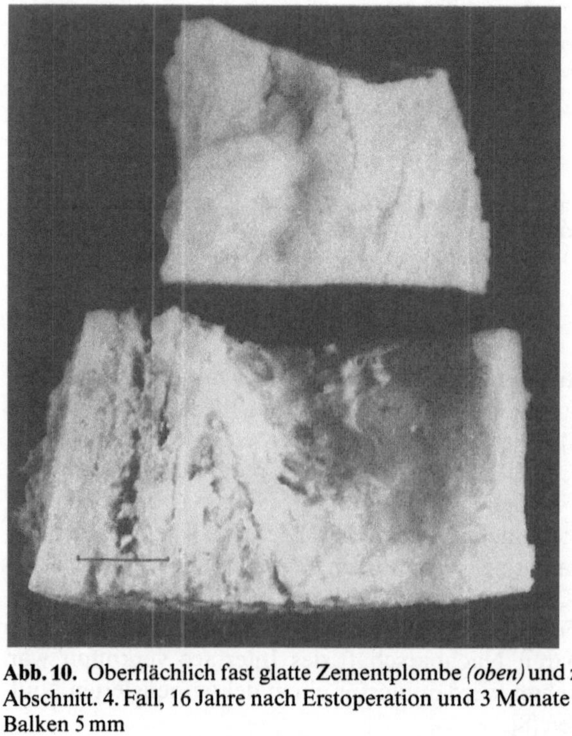

Abb. 10. Oberflächlich fast glatte Zementplombe *(oben)* und zugehöriges Lager *(unten)* im mittleren Abschnitt. 4. Fall, 16 Jahre nach Erstoperation und 3 Monate nach Implantatwechsel. Makrophoto, Balken 5 mm

Tabelle 1 Ergebnisse der Morphometrie der Trabekel im proximalen, mittleren und distalen Bereich der Implantate (Mittelwerte)

		S_VT	S_VOB	OB [%]	S_VHO	HO [%]	S_VHT	HT [%]	OI
1. Fall	Proximal	6141	463	6,7	201	3,3	551	8,9	15,8
5 Tage	Medial	5574	328	5,9	110	1,9	561	10,0	8,3
	Distal	4348	328	7,4	465	10,3	992	22,7	41,1
2. Fall	Proximal	4357	50	1,1	1,5	0	289	6,8	0,5
11 Tage	Medial	4319	0	0	0	0	44	1,1	0
	Distal	3509	93	2,6	35	0,8	118	2,9	7,5
3. Fall	Proximal	5459	193	3,1	277	4,4	757	13,4	27,2
2 Jahre	Medial	5013	278	4,4	330	3,3	680	11,6	35,4
	Distal	3619	389	10,6	178	4,9	358	10,1	44,6
4. Fall	Proximal	4053	50	1,3	39	1,0	536	13,1	14,6
16 Jahre	Medial	3260	127	3,8	131	3,9	440	13,3	55,2
	Distal	4062	61	1,4	104	2,4	530	12,9	40,4

Um die Quantität des Knochenumbaus im Bereich der besonders in die Lastübertragung einbezogenen Trabekel abschätzen zu können, wurden abweichend vom Vorgehen von Schuppler u. Remagen [9] nicht die ganzen Femurquerschnitte, sondern nur die einwärts der Kortikalis liegenden Trabekel morphometriert. Die Parameter des Anbaus und Abbaus wurden auf die Trabekeloberfläche bezogen.

Die Morphometrieparameter (Tabelle 1) lassen unter Berücksichtigung sonstiger Befunde und der Varianzanalyse folgende Deutung zu: In keinem Fall sind Unterschiede der Parameter zwischen proximalen, mittleren und distalen Bereichen der Implantate feststellbar. Im 1. Fall einer 91jährigen Frau sind erhöhte Werte des Anbaus und Abbaus der Trabekel unabhängig von der erst 5 Tage zurückliegenden Implantation mit einem Morbus Paget zu erklären.

Im 2. Fall dürften hingegen die für die Trabekel des „ruhenden" Femurs zutreffenden Parameter vorliegen, da 11 Tage nach der Implantation noch nicht mit einer stärkeren zellulären Reaktion gerechnet werden kann. Im 3. Fall sind nach 2jähriger Implantatliegezeit Zeichen gesteigerten Umbaus erkennbar, der in der Größenordnung des Umbaus bei einem Morbus Paget liegt. Das gilt mit einer gewissen Einschränkung hinsichtlich des verminderten Anbaus auch für den besondere Komplikationen aufweisenden 4. Fall.

Die verschiedenen Gewebe am Interface zum Zement wurden im proximalen, mittleren und distalen Bereich des Implantats im Fall 3 nach 2jähriger Liegezeit jeweils für die mediale und laterale Zirkumferenz getrennt morphometrisch bestimmt. Die Ergebnisse sind in % der Länge bzw. Fläche des Interface in Tabelle 2 aufgeführt. Das Ausmaß des bereits von Charnley [1] notierten Knochenkontaktes liegt meistens unter 10% des Interface. Bemerkenswert sind allerdings die im proximalen und mittleren Bereich des Implantates auf der medialen Seite höheren und auf der lateralen Seite niedrigeren Werte. Im distalen Bereich des Implantats ist der Wert lateral größer als medial. Dieses Ergebnis paßt zu der von Schuppler u. Remagen [9] beschriebenen vermehrten Knochendichte der Gesamtquerschnitte des Femurs nach 1- bis 3jähriger Implantatliegezeit. Sie wurde mit einer vermehrten Knochenbelastung an diesen Stellen erklärt.

Tabelle 2 Gewebe am Interface im proximalen, mittleren und distalen Bereich des Implantats im Fall 3 nach 2jähriger Liegezeit, jeweils für die mediale und laterale Zirkumferenz (Mittelwert und Standard error)

		Knochenkontakt [%]	Osteoid [%]	Weichgewebe [%] Saum < 100 μm
Proximal	Medial	8±3	0	8± 4
	Lateral	3±1	1±1	22±10
Mitte	Medial	17±5	1±1	28±10
	Lateral	7±1	1±1	29± 4
Distal	Medial	1±1	0	10± 3
	Lateral	5±2	4±2	8± 3

Der Anteil von Osteoid am Interface spielt offenbar eine untergeordnete Rolle. Die Bedeutung der von einem bis 100 μm breiten Saum von Bindegewebe bedeckten und oft parallel zur Zementoberfläche verlaufenden Knochenbälkchen für die Lastübertragung ist zunächst nicht klar abzuschätzen. Es kann vermutet werden, daß diese Gebiete eine Art von Puffer bei ungewöhnlichen Lastspitzen darstellen könnten. Die Rolle der den überwiegenden Teil des Interface einnehmenden, meist dünnen Bindegewebsmembran, die zwischen den Trabekeln ausgespannt ist, bei der Lastübertragung kann bisher nicht klar definiert werden. Daß diese Struktur biomechanisch völlig inert sein sollte, ist wenig wahrscheinlich.

Insgesamt gesehen sprechen die nur an wenigen Präparaten gesammelten Meßergebnisse für die Notwendigkeit einer weiteren Beschäftigung mit der Morphometrie der Gewebsstrukturen, um deren Funktionen im Interface besser verstehen zu lernen.

Die Tierexperimente zur Prüfung eines bioaktiven Knochenzements wurden mit Palacos zur Kontrolle im Seitenvergleich von rechts zu links nach querer Osteotomie und Plattenosteosynthese des Femurschafts von 17 Beaglehunden durchgeführt.

Im Lager von Palacos zeigte sich nach einer Implantatliegezeit zwischen 2 und 12 Monaten vorwiegend saumartiges fibröses und teilweise hyalinisiertes Bindegewebe, das eine Differenzierung in Richtung Knochen vermissen läßt. Lediglich im ehemaligen Osteotomiespalt konnten Anzeichen für eine osteoide Differenzierung des Reaktionsprodukts erkannt werden. Mit den Untersuchungsergebnissen der autoptischen Präparate sind die unter einer anderen Fragestellung konzipierten Tierversuche und deren Ergebnisse nicht direkt vergleichbar und wenig aussagefähig. Daher wird auf die Mitteilung von Details verzichtet.

Zusammenfassung

Die geweblichen Strukturen am Interface und die Oberflächenbeschaffenheit der Zementplombe wurden an 4 autoptischen Fällen mit Totalendoprothese des Hüftgelenks histologisch, morphometrisch und rasterelektronenmikroskopisch untersucht. Die 5 und 11 Tage sowie 2 Jahre nach der primären Operation und 16 Jahre nach primärer, und 3 Monate nach sekundärer Operation untersuchten Präparate zeigen histologisch am Interface und im benachbarten Implantatlager weitgehend bekannte Schäden und reaktive sowie reparative Erscheinungen.

Morphometrisch ist der Umbau der Trabekel nach 2jähriger Funktion des Implantats im gesamten Implantatlager im Vergleich zum ruhenden Knochen immer noch gesteigert und in der Größenordnung eines Morbus Paget. Der Zement-Knochen-Kontakt beträgt überwiegend unter 10% der Oberfläche des Interface; er ist im proximalen und mittleren Abschnitt des Implantates auf der medialen Seite größer als auf der lateralen, aber im distalen Abschnitt des Implantats auf der lateralen Seite größer als auf der medialen. Hierfür können biomechanische Einflüsse verantwortlich sein.

Die Differenzierungsfähigkeit der Gewebe im Implantatlager wird limitiert durch Zementbestandteile, die nach Zerrüttung freigesetzt werden und eine Fremdkörperreaktion unterhalten. Nur bei erhaltener Fähigkeit zum Aufbau differenzierter Gewebsstrukturen im Implantatlager, v.a. Knochen, Osteoid und Chondroid, kann mit einer langfristig ausreichenden Lastübertragung im Interface und im benachbarten Implantatlager gerechnet werden. Gealtertes Narbengewebe ist zu diesen Leistungen nicht mehr fähig und bedingt das Versagen des Implantats.

Danksagung

Für technische Mitarbeit danken wir Frau G. Burkhardt, K. Hindorf, H. Schmidt, R. Zorr, Herrn G. Seifert-Haereke, L. Jaeschke und L. Oehring. Die Rasterelektronenmikroskopie wurde durch Herrn Prof. Dr. H. Lenz, Institut für Klinisch-Theoretische Zahn-, Mund- und Kieferheilkunde der Freien Universität Berlin, ermöglicht.

Literatur

1. Charnley J (1970) The reaction of bone to self-curing acrylic cement. A long-term histological study in man. J Bone Joint Surg 52 B: 340–353
2. Charnley J, Follacci FM, Hammond BT (1968) The long-term reaction of bone to self-curing acrylic cement. J Bone Joint Surg 50 B: 822–829
3. Draenert K, Rudigier J (1978) Histomorphologie des Knochen-Zement-Kontaktes. Eine tierexperimentelle Phänomenologie der knöchernen Umbauvorgänge. Chirurg 49: 276–285
4. Gross UM, Strunz V (1977) Surface staining of sawed sections of undecalcified bone containing alloplastic implants. Stain Technol 52: 217–219
5. Hahn F (1982) Biomechanische und tierexperimentelle Untersuchungen von Verbundosteosynthesen. Habilitationsschrift, Freie Universität Berlin
6. Mohr H-J (1958) Pathologische Anatomie und kausale Genese der durch selbstpolymerisierendes Methacrylat hervorgerufenen Gewebsveränderungen. Z Ges Exp Med 30: 41–69
7. Oest O, Müller K, Hupfauer W (1975) Die Knochenzemente. Enke, Stuttgart
8. Schneider R (1982) Die Totalprothese der Hüfte. Ein biomechanisches Konzept und seine Konsequenzen. Huber, Bern Stuttgart Wien
9. Schuppler J, Remagen W (1976) Morphological and morphometric studies on bone in total endoprostheses. In: Gschwend N, Debrunner HU (eds) Total hip prosthesis. Huber, Bern Stuttgart Wien, pp 191–204

10. Vernon-Roberts B, Freeman MAR (1979) Die gewebliche Reaktion gegen Totalendoprothesen. In: Swanson SAV, Freeman MAR (Hrsg) Die wissenschaftlichen Grundlagen des Gelenkersatzes. Springer, Berlin Heidelberg New York, S 100–145
11. Weibel ER, Elias H (1967) Quantitative methods in morphology. Springer, Berlin Heidelberg New York, pp 199–217
12. Willert HG, Puls P (1972) Die Reaktion des Knochens auf Knochenzement bei der Allo-Arthroplastik der Hüfte. Arch Orthop Trauma Surg 72: 33–71
13. Willert HG, Buchhorn G, Buchhorn U, Semlitsch M (1980) Tissue response to wear debris in artificial joints. In: Weinstein A, Gibbons D, Brown St, Ruff W (eds) Implant retrieval: material and biological analysis. Proceedings of a conference held at the National Bureau of Standards Gaithersburg, MD, May 1-3, 1980, NBS Special Publication 601

Wechselwirkungen zwischen mechanisch belasteten metallischen Werkstoffen und dem Implantatlager

R. Thull[1]

Einleitung

Implantate zur Substitution des natürlichen Hüftgelenks stellen seit Einführung der Prothese von Charnley und Müller und der Realisierung des „Low-friction"-Prinzips, die Therapie der Wahl bei schweren Gelenkdestruktionen dar. Dennoch ist dieses – nach dem elektrischen Herzschrittmacher – erfolgreichste technische Therapeutikum nicht frei von Problemen. Lockerungen der Kopfschaftprothese und der Pfanne, vereinzelte Schaftbrüche und Infektionen des Implantatlagers machen anschaulich, daß das ideale künstliche Hüftgelenk noch erheblicher Verbesserungen bedarf.

Ausgehend vom Stand der Technik lassen sich nicht alle Implantatausfälle auf die Kontruktion oder die verwendeten Werkstoffe zurückführen. Die Abb. 1 zeigt, daß das Implantat selbst nur zu einem der drei, die Betriebszeit bestimmenden Faktoren beiträgt. Daneben stehen die pathologischen Gegebenheiten, etwa die klinische Vorgeschichte, die Gewebeeigenschaften und die Biomechanik sowie die chirurgische Technik. Dieser Begriff subsummiert vorangegangene Operationen, die Fixierung des Implantats, Infektionen und die postoperative Behandlung. Dessen

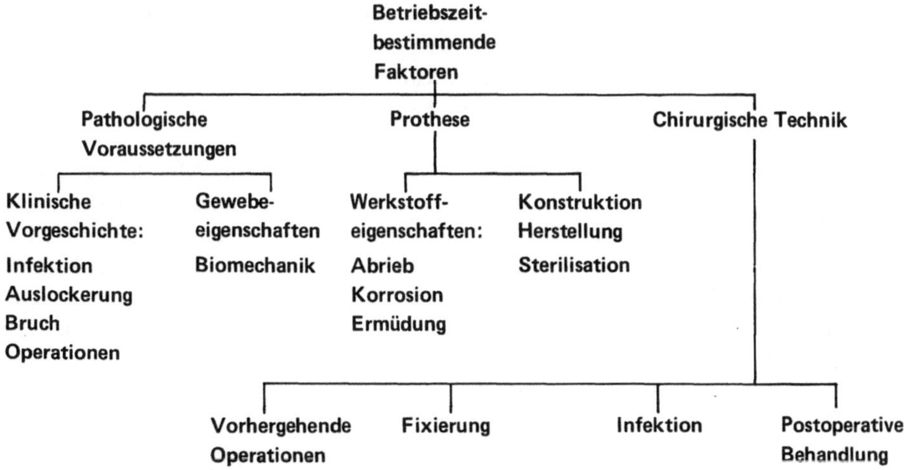

Abb. 1. Zusammenstellung der Einflüsse, die die Betriebszeit von Hüft- und Kniegelenkprothesen verkürzen

1 Prof. Dr. Ing. R. Thull, Zentralinstitut für Biomedizinische Technik der Universität Erlangen-Nürnberg, Turnstraße 5, D-8520 Erlangen.

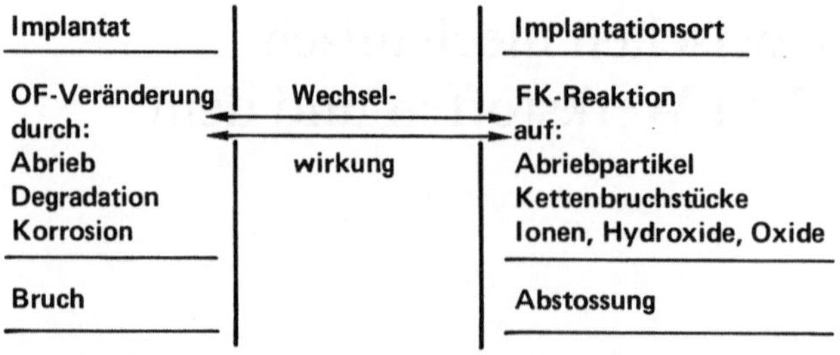

Abb. 2. Wechselwirkung zwischen Implantat und Implantationsort und deren Auswirkungen. *OF*-Oberfläche, *FK* Fremdkörper

ungeachtet bestimmt auch die Prothese den klinischen Erfolg. So beeinflußt die Konstruktion die Biomechanik und damit die mechanische Belastung des Implantatlagers. Hinzu kommt die biologische und biochemische Irritation des Gewebes durch Abrieb, Degradations- und Korrosionsprodukte, die auf dem Weg eines „circulus vitiosus" zur progressiven Auslockerung mit allen sich daraus ergebenden Konsequenzen für den Patienten und das Implantat beitragen.

Mechanismen

Abrieb und Degradation betreffen die im Verbundsystem des künstlichen Gelenks einbezogenen Polymere, Abrieb und Korrosion der Metalle. In allen Fällen sind es Vorgänge, die weniger das Volumen als mehr die Oberfläche des Werkstoffs betreffen (Abb. 2) und durch Wechselwirkung mit dem das Implantat umgebenden Milieu, Zement, Gewebe und Körperflüssigkeit entstehen. Zusätzlich treten in künstlichen Gelenken mechanische Wechselwirkungen an den gegeneinander artikulierenden Gelenkflächen auf, die Abrieb-, Degradations- und Korrosionsprodukte erzeugen.

Korrosion ist eine elektrochemische Reaktion, in die das Metall, das entsprechende Metalloxid und die Ionen sowie die Moleküle des Lösungsmittels einbezogen sind. Nach Implantation läuft die Reaktion bis zu einem Gleichgewichtszustand ab, der für die heute benutzten Metalle und die geringe Löslichkeit ihrer passivierenden Oxide, und im mechanisch unbelasteten Zustand durch vernachlässigbar kleine Stromdichten gekennzeichnet ist. Naturgemäß sind künstliche Gelenke oder Platten und Schrauben für die Osteosynthese mechanisch nicht unbelastet. So tritt am metallischen Hüftgelenkskopf zusammen mit dem Abrieb eine mechanische Depassivierung auf. Diese als Reibkorrosion bezeichnete elektrochemische Reaktion entsteht durch Kräfte, die von der Pfanne übertragen werden. Hiervon zu unterscheiden ist die Korrosionsermüdung, die durch ein mechanisches Reißen der Oxidschicht, infolge des auf den Schaft wirkenden periodischen Drehmomentes beim Laufen, die Werkstoffermüdung elektrochemisch beschleunigt. Die auch bei dem optimal fixierten Gelenk auftretenden Korrosionsformen verstärken sich beim ausgelockerten Implantat durch Reibkorrosion an allen Metalloberflächen, auf die

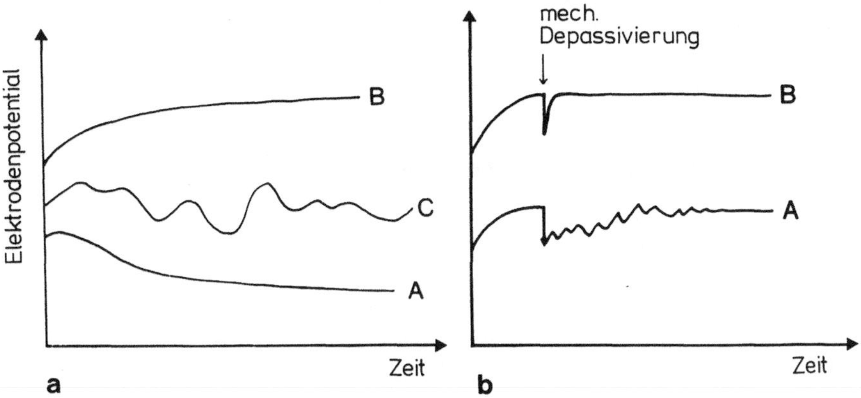

Abb. 3a, b Zeitabhängiger Potentialverlauf (**a**) an Implantatmetallen und Repassivierungsverhalten (**b**) nach Störung des Gleichgewichts, dargestellt am Potentialverlauf, gemessen gegen eine Referenzelektrode (stark schematisiert)

Scherkräfte wirken, insbesondere am Implantatschaft. Die Folge können bei kerbempfindlichen und/oder korrosionsermüdungsgefährdeten Metallen Schaftbrüche sein, die damit diejenigen, die wegen mechanisch ungünstiger Belastung auftreten, ergänzen. Daneben sind Fremdkörperreaktionen möglich, deren Ausmaß von der Toxizität der Korrosionsprodukte abhängt. Für die Prognostik des Gelenkimplantats bilden Korrosionsermüdung und Gewebereaktion eine Einheit. Dennoch gehen beide Eigenschaften für die verschiedenen, in Anwendung befindlichen Metalle mit unterschiedlichem Gewicht in Ausfallmechanismen ein, die als Folge der Wechselwirkung zwischen Implantat und Implantatlager auftreten.

Dynamik des elektrochemischen Gleichgewichts

Die Beschreibung der an einem belasteten, metallischen Implantat ablaufenden elektrochemischen Prozesse erfordert die Differenzierung zwischen der Einstellung eines Gleichgewichtszustandes nach Chemismus und Kinetik sowie die Entstehung des Nichtgleichgewichtes durch mechanische, insbesondere periodisch auftretende Kräfte oder Momente.

Als grobe Übersicht zeigt Abb. 3, wie unterschiedlich sich Metalle nach dem Eintauchen in den Körperelektrolyten verhalten können. Das den elektrochemischen Zustand der Metalloberfläche beschreibende Elektrodenpotential sinkt in Kurve A zeitabhängig ab, steigt in Kurve B an und verläuft in Kurve C nicht monoton mit starken Schwankungen, die häufig sogar von plötzlichen Potentialsprüngen begleitet sein können. Abhängig ist das jeweilige Verhalten von dem Zustand des Oberflächenoxids vor Eintauchen in den Elektrolyten, insbesondere von dessen Dicke, die sich durch Oxidation während der Lagerung bildet oder sich nach besonderen Behandlungsverfahren der Oberfläche einstellt. Sind die Oxidschichten dicker als die Passivschichten im Gleichgewicht, nimmt das Potential ab. Umge-

Gleichgewichtszustand

chemische Auflösung der Oberflächenoxide

$$Me + n\,OH^- \rightleftharpoons MeO_n + n\,H^+ + 2n\,e \qquad \text{Repassivierung}$$

$$H \rightleftharpoons H^+ + e$$

$$4\,OH \rightleftharpoons O_2 + 2\,H_2O + 4\,e \qquad \text{Reduktionsreaktionen}$$

Abb. 4. Reaktionen an Implantatmetallen zur Einstellung des Gleichgewichts im passiven Zustand der Oberfläche

kehrt steigt das Potential an, wenn die primären Schichtdicken niedriger als die Dicke im Gleichgewichtsfall ist. Schwankende Potentialwerte deuten auf elektrochemische Reaktionen hin, die den Schichtaufbau stören oder gar behindern, wie etwa die Lochfraß- und Spaltkorrosion, die bei Stahlprothesen und lokalem Abfall des pH-Wertes oder Auftreten eines Sauerstoffgradienten, sowie durch Substitutionsvorgänge an der Oberfläche entstehen können, wenn Sauerstoffatome im Oxid durch oxidierte Chloridionen ersetzt werden. Im Gegensatz zu den mechanisch initiierten Korrosionsformen handelt es sich hier um Reaktionen, deren Ursachen in Konzentrationsgradienten im Elektrolyten und in speziellen Oxideigenschaften des Grundmetalls liegen.

Der Gleichgewichtszustand der passiven Metalloberfläche oder die bei Implantatmetallen zu vernachlässigende gleichförmig abtragende Korrosion wird durch den Ablauf einer chemischen Reaktion, der Auflösung des Oberflächenoxids im Elektrolyten und dessen elektrochemischer Nachbildung, die Repassivierung des Metalls, bestimmt. Letztere setzt sich mindestens aus 2 Teilreaktionen zusammen: einer Oxidation, dem eigentlichen Schichtaufbau, und einer Reduktion, etwa die der Wasserstoffionen oder die des in der Körperflüssigkeit gelösten, molekularen Sauerstoffs; die bei der Oxidation entstehenden Ladungsträger werden bei der Reduktion verbraucht (Abb. 4). Das Gleichgewicht läßt sich damit so definieren, daß es als eingestellt gilt, wenn die Summe der entstehenden Elektronen der Summe der verbrauchten Elektronen gleich ist. Jede Auslenkung, egal ob durch chemische oder mechanische Einflüsse, führt zu einem Ungleichgewicht, das sich, gesteuert von dem in der einen oder anderen Richtung – Oxidation oder Reduktion – fließenden Ladungsträgerstrom, abhängig von der jedem Metall eigenen Oxidkinetik, mehr oder weniger schnell rückbildet.

Die einfache Darstellung gilt in guter Näherung für diejenigen Implantatmetalle, die ein elektronenleitendes Oxid bilden, etwa die in Hüftgelenken eingesetzten Eisenbasis- (ISO 5832/1) und Kobaltbasislegierungen (ISO 5832/4–6). Dagegen zeigen Titan und TiAIV (ISO 5832/2–3) sowie die als chirurgische Implantatwerkstoffe noch nicht standardisierten Werkstoffe TiAIFe, Niob und Tantal komplexere Eigenschaften. Ursache hierfür ist ein anderer Leitfähigkeitsmechanismus in der Passivschicht. Im Gegensatz zu den Eisen- und Kobaltbasislegierungen weisen letztere eine Oxidschicht auf, die Ionenleitung zeigt und dadurch erfolgt der Schichtaufbau nach schneller Bildung einer monomolekularen Deckschicht vergleichsweise langsam nach Maßgabe der Diffusionsgeschwindigkeit der beteiligten Ionen. Eine andere Eigenschaft von Titan, Tantal und Niob besteht darin, daß sie ein niedriges Bildungspotential für das Oxid aufweisen. Es liegt für Ti/TiO_2 bei $E_o = -950$ mV, für Ta/Ta_2O_5 bei $E_o = -810$ mV und für Nb/Nb_2O_5 bei -630 mV, gemessen gegen das Potential einer Standardwasserstoffelektrode. Die klinische Bedeutung liegt darin, daß alle 3 Metalle bei pH = 7,4 dem pH-Wert des Körperelektrolyten im Korrosionsfall keine Ionen in den Körper abgeben, sondern sich als stabile Oxide vergleichsweise inert verhalten. Das dem Titan im TiAIV hinzulegierte Vanadium dagegen bildet unter gleichen Bedingungen einen einwertigen Hydroxidkomplex, während Aluminium als zweites Legierungselement zu einem stabilen Hydroxid oxidiert wird.

Die hohe Korrosionsfestigkeit in mechanisch unbelastetem Zustand zusammen mit der – bis auf Vanadium – guten Körperverträglichkeit der Korrosionsprodukte, haben Titan, Titan-Aluminium-Vanadium und neuerdings vereinzelt auch die Titan-Aluminium-Eisen-Legierung sowie Niob und Tantal in Implantaten Anwendung finden lassen. Zur Prognose ihres Langzeitverhaltens in mechanisch hochbelasteten Gelenkimplantaten fehlen jedoch noch die Dauerfestigkeitswerte unter praxisnah simulierten Korrosionsbedingungen, die sowohl von der vergleichsweise niedrigen Repassivierungsgeschwindigkeit als auch von den niedrigen Bildungspotentialen in Verbindung mit dem elektronennichtleitenden Oxid, ungünstig beeinflußt sein könnten.

Experimentelle Bestimmung der Repassivierungseigenschaften

Die niedrige Repassivierungsgeschwindigkeit ließ sich außer im Labor auch im klinisch relevanten Tierversuch nachweisen. Für tierexperimentelle Langzeitversuche muß sichergestellt sein, daß Infektionen als Folge von Hautdurchführungen oder häufigen chirurgischen Eingriffen möglichst nicht auftreten. Dieser Forderung genügt ein implantierbares Telemetriesystem, das die Mischpotentiale nach außen überträgt. Die vom implantierbaren System zu erfüllenden Eigenschaften lassen sich in einer hohen Miniaturisierung, einer diffusionssicheren Einkapselung der Elektronik und Elektrodenzuleitung, sowie einem geringen Energieverbrauch mit Energiequellen hohen Leistungsvolumenverhältnisses zusammenfassen. Die Mehrkanalübertragung erfolgt nach dem FM/FM-Prinzip im Zeitmultiplexverfahren. Das Empfangsgerät enthält den UKW-Tuner, die Signaldekodierung und ein Interface zum Anschluß eines Bandspeichers. Die erwartete Funktionszeit beträgt bei einem täglichen Einsatz von 15 min etwa 2 Jahre.

Das Implantat wurde mit Alhydex über 4 h sterilisiert und anschließend mit destilliertem Wasser abgespült. Als Versuchstier diente ein ca. 300 N (≙ 30 kg) schwerer Hund. Die Implantation des Telemetriesystems erfolgte in die Weichteile der Leistenbeuge. Die Elektroden wurden in ausreichendem Abstand in die Faszien auf die Muskulatur des M. rectus sowie M. vastus lateralis innerhalb des Faszienschlauches fixiert (Abb. 5).

Das Mischpotential wird bezogen auf einer Silber-/Silberchloridelektrode an Reintitan, TiAIV, TiAIMo, CoCrMo-Guß und Stahl 316 gemessen. Die unmittelbar

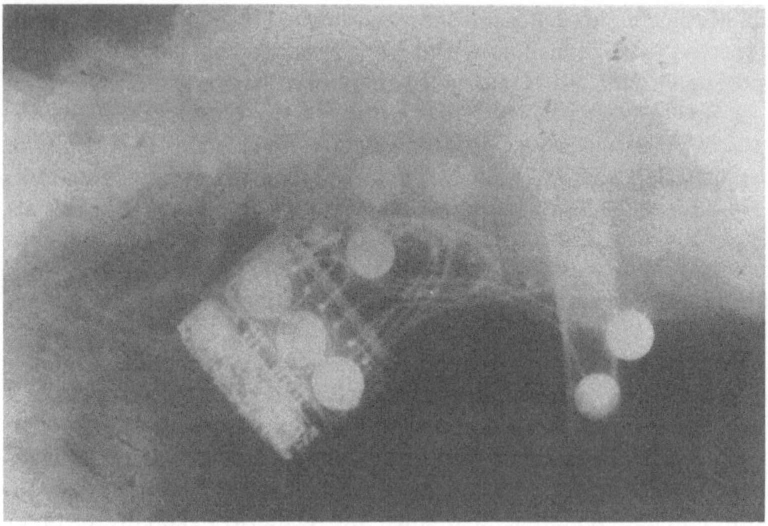

Abb. 5. Röntgenbild des implantierten Telemetriesenders und verschiedener Implantatmetalle zur Beurteilung der Stabilität des Gleichgewichts im Tierversuch

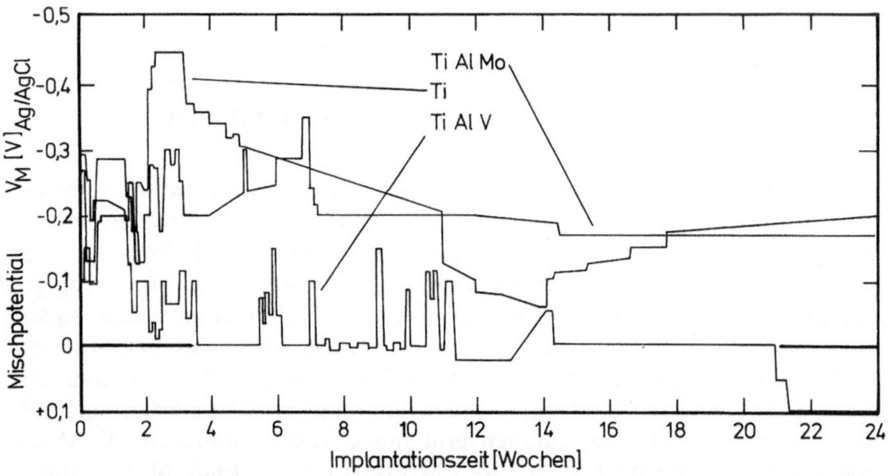

Mischpotential an Titan und Titanlegierungen in vivo

Abb. 6. Langzeitverhalten des Korrosionspotentials an Titan und Titanlegierungen

postoperativen und sich hieran anschließenden Änderungen der Mischpotentiale zeigen täglich einmal aufgezeichnet die Abb. 6 und 7. Das Mischpotential aller Werkstoffproben weist zeitabhängig starke Änderungen auf, wobei die Kobaltgußlegierung und der Stahl 316, neben geringen täglichen Schwankungen, eine überlagerte monotone Potentialänderung zu negativeren Potentialwerten aufweisen (Tabelle 1).

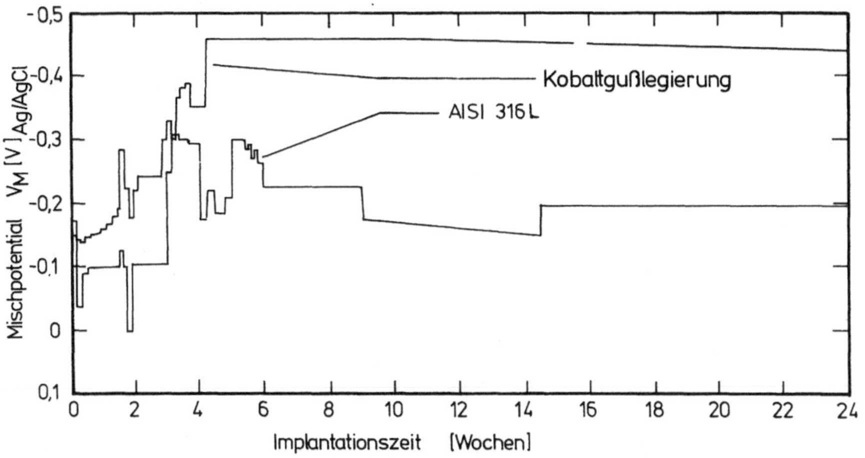

Abb. 7. Langzeitverhalten des Korrosionspotentials an Eisen- und Kobaltbasislegierungen

Tabelle 1. Verhalten des Misch-(Korrosions-)Potentials im Langzeitversuch

Werkstoff	VM/Ag,AgCl	Langzeitverlauf	Schwankungen
Ti	−100 ... −400 mV	gleichbleibend	ausgeprägt
TiAlMo	−125 ... −260 mV	gleichbleibend	ausgeprägt
TiAlV	− 25 ... −175 mV	gleichbleibend	ausgeprägt
Co-Guß	− 25 ... −350 mV	schwach fallend	gering
Stahl	−100 ... −300 mV	fallend	gering

Das abfallende Mischpotential der Eisenbasis- und Kobaltbasislegierung deutet auf ein Absinken der Sauerstoffkonzentration im Elektrolyten hin, das sich mit der Einkapselung der Elektroden in die Pseudomembran erklären läßt.

Die täglichen Potentialschwankungen an der Stahl- und Kobaltgußlegierung sind verhältnismäßig gering. Wegen der hohen Elektronenleitfähigkeit der Oxidschichten bewirken Schichtdickenänderungen keine wesentliche Änderung des Mischpotentials, da der Potentialverlauf aus dem Metallvolumen an die Oxidoberfläche durch die Passivschicht nur eine geringfügige Änderung erfährt. Im Gegensatz hierzu weisen die für Elektronen nichtleitenden Oxide des Reintitans und der Titanlegierungen eine stark schichtdickenabhängige Einstellung des Mischpotentials auf. Da Titan und die überwiegend aus Titan bestehenden Legierungen in vitro lediglich geringe Langzeitschwankungen des Mischpotentials aufweisen [4], deuten die in vivo beobachteten starken Potentialänderungen auf eine mechanische Wechselwirkung des Oberlfächenoxids mit dem umgebenden Gewebe hin, so daß der jeweilige Oberflächenzustand zwischen Schichtabbau und Schichtaufbau das Mischpotential bestimmt.

Die mechanische Entfernung eines Teils der Oxidschicht erfolgt auch an Eisenbasis- und Kobaltbasislegierungen; eine Änderung des Mischpotentials erfolgt wegen des leitenden Oxids nur in geringem Umfang. Während der mechanische Abbau der Oberfläche von der Oxidschichthärte abhängt, richtet sich der Werkstoffverlust auch nach dem Repassivierungsverhalten. Die im In-vivo-Versuch beobach-

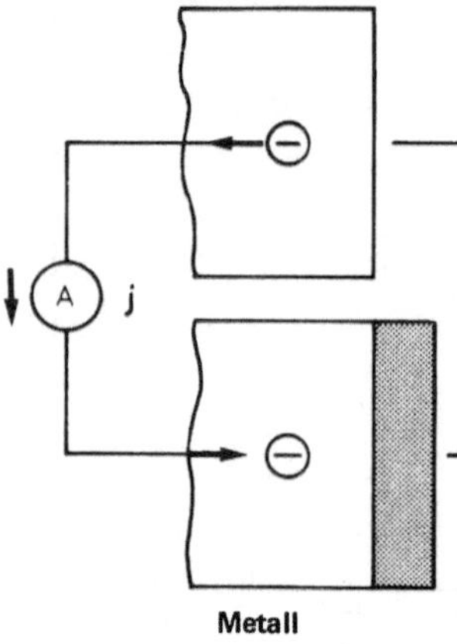

Repassivierung

$$-2ne + Me + nH_2O \longrightarrow MeO_n + 2nH^+$$

Reduktion

$$2nH^+ + 2ne \longrightarrow 2nH_{ad} \longrightarrow nH_2$$

Metallauflösung
Aktivierung – Passivierung

1. $MeO_n + 2(n-m)H^+ + 2(n-m)e \longrightarrow MeO_m + (n-m)H_2O$

2. $-2(n-m)e + MeO_m + (n-m)H_2O \longrightarrow MeO_n + 2(n-m)H^+$

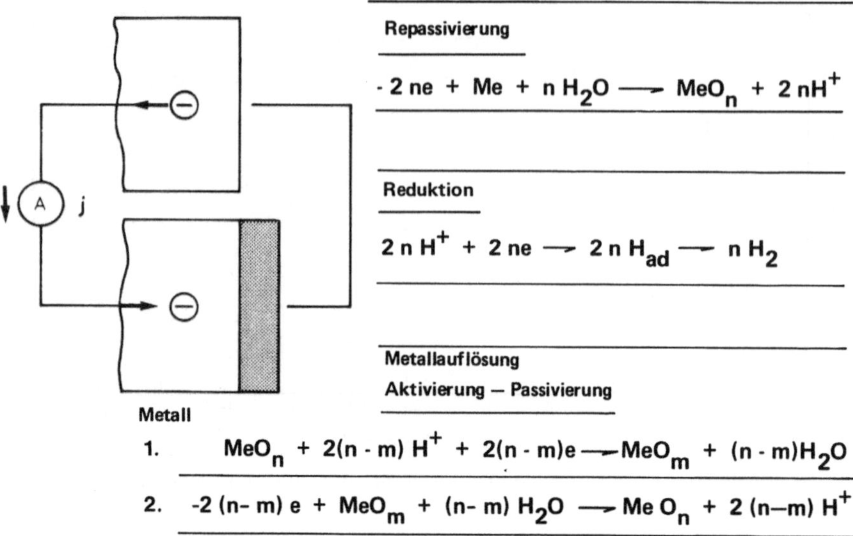

Abb. 8. Elektrochemische Reaktionen nach mechanischer Depassivierung von Metalloberflächen

teten starken Potentialschwankungen deuten darauf hin, daß auch Gewebeimplantate, etwa die metallische Einkapselung elektrischer Herzschrittmacher, infolge Reibung mit dem Gewebe einer verstärkten Korrosion ausgesetzt sind.

Die nach etwa 4–6 Wochen abnehmenden Schwankungen des Mischpotentials korrelieren mit der klinischen Beobachtung, daß sich das Gewebe zunächst relativ zum Implantat bewegt und in mechanische Wechselwirkung mit der Oberfläche tritt. Nach Bildung des eigentlichen Narbengewebes erfolgt eine Schrumpfung, verbunden mit einem kraftschlüssigeren Kontakt zwischen Gewebe und Metalloberfläche, der Relativbewegungen nur noch in geringem Umfang zuläßt.

Die Repassivierung von partiell aktivierten Metalloberflächen in Implantaten läuft in mehreren Teilreaktionen ab (Abb. 8). Der eigentliche Schichtaufbau erfolgt wie die Gleichgewichtseinstellung durch Oxidation des Metalls bei gleichzeitiger Reduktion von Wasserstoffionen oder durch die Reduktion von im Elektrolyten gelöstem Sauerstoff. Parallel hierzu kann im Sinne eines Lokalelementes und abhängig von der Größe des durch Wechselwirkung aktivierten Bereiches eine Reduktion der Passivschicht in benachbarten Gebieten bis zu einer Stöchiometrie mit niedrigem Sauerstoffgehalt auftreten, die sich dann zusammen mit den zuvor aktivierten Flächen bis zum Gleichgewicht repassivieren.

Die im Tierversuch gezeigte geringe mechanische Festigkeit der Oxidschichten läßt sich mit Hilfe eines modifizierten „Pin- und-Disk"-Versuchs im Labor bestätigen [5]. Das zu untersuchende Metall wird durch eine elektrische Spannung bezüglich einer Kalomelektrode auf dem jeweiligen Korrosionspotential im passiven Zustand gehalten und auf einem Schlitten unter dem feststehenden Pin mit sich sinusförmig ändernder Geschwindigkeit hin und her bewegt. Die Oberflächen der Metallproben wurden identisch geschliffen. Der Schichtabrieb wird indirekt durch Aufnahme des Repassivierungsstroms verfolgt. Über eine entsprechende Eichmessung lassen sich aus den Stromverläufen die Drücke auf den Pin ermitteln, die not-

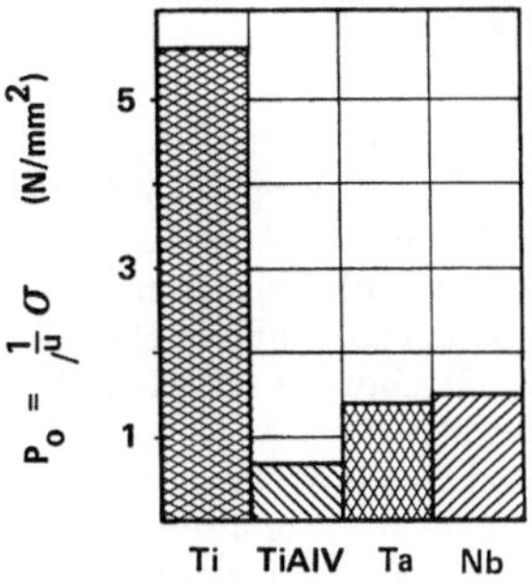

Abb. 9. Vergleich der Scherfestigkeit verschiedener Implantatmetalle mit ionenleitenden Passivschichten

wendig sind, um die Oxidschicht auf dem Metall abzuscheren. Das zusammenfassende Ergebnis zeigt Abb. 9 für Titan, Titan-Aluminium-Vanadium, Tantal und Niob. Die Werte stehen miteinander im Verhältnis wie die aus der Literatur bekannten Härtewerte für die Oxide TiO_2, Nb_2O_3, und β-Ta_2O_3. Die niedrige Scherfestigkeit des vanadiumlegierten Titans könnte mit der niedrigen Härte des V_2O_5 zusammenhängen. Zum Vergleich mit den ionenleitenden Metalloxiden beträgt der zum Abscheren des Oxids notwendige Druck für eine Kobaltbasislegierung (Protasul-2) $P_o = 6{,}75$ N/mm^2, d.h. zwischen ionenleitenden und elektronenleitenden Oxiden besteht bezüglich der mechanischen Festigkeit nur ein unwesentlicher Unterschied; unterschiedlich jedoch sind die Repassivierungsgeschwindigkeiten, die die elektronenleitenden Implantatmetalle schneller in das Gleichgewicht zurückführen.

Diskussion

Die mitgeteilten Ergebnisse zeigen, daß die Parameter, die zur Auswahl eines Metalls für die Anwendung in Implantaten führen, auch die Korrosionsfestigkeit mechanisch beanspruchter Oberflächen enthalten sollten, wenn dies, etwa bei Hüft- und Kniegelenksprothesen, Funktion und Konstruktion erfordern. Meßgrößen, die sich zur Abschätzung diesbezüglicher Eigenschaften eignen, sind die Repassivierungsgeschwindigkeit und v.a. die Dauerfestigkeit unter Korrosionsbedingungen, die der In-vivo-Situation weitestgehend entsprechen. Sowohl die längere Repassivierungsgeschwindigkeit [6] als auch die stark abnehmende Dauerfestigkeit unter Bedingungen der Reibkorrosion [7] weisen der TiAIV-Legierung Nachteile in hochbelasteten Gelenkimplantaten gegenüber den Kobaltbasis- und Eisenbasislegierungen nach, die etwa den gleichen Stellenwert haben, wie die Lochfraßempfindlichkeit der FeCrNiMo-(316L-)Stahllegierung; beide lokalen Korrosionsformen erniedrigen die Dauerfestigkeit der Werkstoffe. Anders als beim Lochfraß läßt sich die Reibkorrosionsempfindlichkeit durch eine stabile Fixierung des Implantats im Knochen verhindern, insbesondere dann, wenn dies ohne Knochenzement gelänge. Die Reibkorrosion zwischen Kopf und Kugel ließe sich durch einen Keramikkopf zusammen mit einem geeigneten Pfannenwerkstoff vermeiden. In jedem Fall bietet die TiAIV-Prothese eine Alternative zur Anwendung bei Patienten mit Allergien gegen Legierungselemente der Eisen- und Kobaltbasislegierungen.

Literatur

1. Scales JT, Wright KWJ (1980) Stanmore total hip replacement with a ceramic femoral head. In: Hastings GW, Williams DF (eds) Mechanical properties of biomaterials John Wiley & Sons, New York Chichester, pp 103–127
2. Schider S, Bildstein H (1982) Tantalium and niobium as potential prosthetic materials. In: Winter GD, Gibbons DF, Plenk Jr H (eds) Biomaterials 1980. John Wiley & Sons, New York Chichester, pp 13–20
3. Semlitsch M, Panic B (1980) Corrosion fatigue testing of femoral head prostheses made of implant alloys of different fatigue resistance. In: Hastings GW, Williams DF (eds) Mechanical properties of biomaterials. John Wiley & Sons, New York Chichester, pp 323–336
4. Thull R (1978) Implantatwerkstoffe für die Endoprothetik. Schiele & Schön, Berlin
5. Tümmler H-P, Thull R, Schaldach M (1982) The mechanism of repassivation and the concentration of corrosion products shown on TiAIV. Proceedings of World Congress on Medical Physics and Biomedical Engineering, Hamburg
6. Thull R (1977) The long-term stability of metallic materials for use in joint endoprostheses. Med Prog Technol 5: 103–112
7. Waterhouse RB, Dutta MK (1973) The fretting fatigue of titanium and some titanium alloys in a corrosive environment. Wear 25: 171–175
8. Zwicker U (1981) Metallische Werkstoffe für Implantate der Knochenchirurgie. Seminarbericht: „Naturwissenschaftliche und medizinische Aspekte der Biomaterialien 26.–27. 3. 1981, Bad Honnef

Wechselwirkung zwischen Implantat und Knochen

S. G. Steinemann[1]

Mechanischer Stimulus

Operative Frakturbehandlung und Endoprothetik zielen darauf ab, eine optimale mechanische Funktion des Bewegungsapparates wiederherzustellen. Knochenschrauben und -platten, welche den Frakturbereich überbrücken, oder metallische Prothesen sind zu diesem Zweck die temporären oder permanenten Kraftträger.

Vom Kraftträger ist zu fordern, daß er chemisch träge, mechanisch fest und unveränderlich ist. Das sind Eigenschaften der unbelebten Stoffe des Ingenieurs. Knochen hat mit diesen Stoffen verschiedenes gemeinsam, doch ist er nicht unveränderlich; zunächst nimmt er am Stoffwechsel teil, aber insbesondere hat der Knochen die Fähigkeit, seine Form, Masse und inneren Aufbau den Bedingungen anzupassen, denen er ausgesetzt ist. Was diese Anpassung eigentlich steuert, darüber wird nur mehr oder weniger plausibel spekuliert. Hingegen ist allgemein akzeptiert, daß auslösender Faktor für die physiologische Reaktion die wechselnde mechanische Kraft am Knochen selbst ist.

Solche Wechselbeziehungen interessieren den Orthopäden, und ihre Kenntnis ist entscheidend für das Verständnis der Reaktionen um ein Implantat, welches notwendigerweise die mechanische Situation am Knochen ändert. Gibt es hierfür einfache Gesetze? Können Implantate optimale Eigenschaften haben? Ausgehend von mechanischen Prinzipien werden diese Fragen hier betrachtet.

Wolff, Roux u. a. m. haben im letzten Jahrhundert das Konzept der Anpassung des Knochens an die mechanische Funktion aufgestellt. Man kennt verschiedene Formulierungen dieses Gesetzes, welche die anatomische Denkweise voranstellen, doch für praktische Fragestellungen der Biomechanik sieht Lanyon (1982) dessen Inhalt eher in allgemeinen Zusammenhängen, welche die zwei Konzepte: a) „strategische Lage" der Elemente des Skelettes, und b) Anpassung der Knochenmasse, umfassen. Lanyon (1982) und Mitarbeiter haben Methoden aufgebaut, um die Dehnungen am Knochen bei gewöhnlicher Aktivität zu messen, und damit gelang es diesen Forschern, die Trajektorientheorie der Spongiosa zu untermauern und viele Verknüpfungen zwischen Knochenmasse und funktioneller Last zu erkennen.

1 Prof. Dr. sc. nat. S. G. Steinemann, Institut Straumann AG, CH-4437 Waldenburg.

Maßstabgesetze zur funktionellen Anpassung

Allgemeiner Aufbau und Form der Knochen sind sicherlich „genetisch vorprogrammiert“, aber beim erwachsenen Lebewesen nimmt der Knochen eine „in sich selbst folgerichtige“ Form und Masse an (so benennt der Physiker Prozesse und Methoden, welche über Variation ein Gleichgewicht, Maximum, Minimum „suchen“). Die „selbstkonsistente“ Form und Masse der Knochen gibt diesen eine bestimmte Festigkeit und Steifigkeit. Erstere ist so hoch, daß der Knochen den gewöhnlichen Beanspruchungen durch das Gewicht widersteht. Die Steifigkeit andererseits bestimmt die bei diesen Beanspruchungen auftretenden mechanischen Dehnungen. Mehr Gewicht hat mehr Beanspruchung zur Folge und man weiß, daß dies kräftigeren Knochenbau bewirkt. Das eine wie das andere hat mit einem Maßstab zu tun und wenn hier Zusammenhänge bestehen, so sind dies sog. Maßstabgesetze.

Yamada (1970) hat die mechanischen Eigenschaften der Röhrenknochen von ausgewachsenen Tieren und vom Menschen gemessen. Er belastete den Knochen durch eine Kraft in der Mitte (in sog. 3-Punkt-Auflage) und bestimmte die Biegebruchlast und aus der eleastischen Auslenkung indirekt die Biegesteifigkeit. Die Abb. 1 gibt Resultate für 5 Tiere, deren Gewichte um etwa einen Faktor 1000 verschieden sind. Das ist der Maßstab des Gewichtes. Die Biegebruchlast der Röhrenknochen dieser Tiere ändert sich aber nicht in gleicher Proportion, sondern grob nur um einen Faktor 100, während die Biegesteifigkeit schneller als das Gewicht ansteigt, nämlich um etwa einen Faktor 1000. Im doppeltlogarithmischen Maßstab der Abb. 1 reihen sich die Meßpunkte für die verschiedenen Tiere und 5 Knochen an Linien auf, welche überraschend einfache Gesetzmäßigkeiten geben, nämlich

Biegebruchlast proportional $(\text{Gewicht})^{2/3}$,

und

Biegesteifigkeit proportional $(\text{Gewicht})^{4/3}$.

Auch die Daten des Menschen passen in das Maßstabgesetz, und der aufrechte Gang hat nur die Konsequenz, daß die Meßpunkte streuen, denn die Knochen der stärker belasteten unteren Extremitäten sind viel kräftiger als jene der funktionell weniger beanspruchten oberen Extremitäten.

Solche Gesetze erweisen sich als nützlich für biomechanische Experimente (Steinemann 1983), aber können sie auch mehr zum Gesetz von Wolff erklären?

Der Exponent zum Gewicht ist keine ganze Zahl, deshalb sind die gefundenen Formeln nicht einfach zu lesen und zu deuten. Das Manual des Ingenieurs hilft aber weiter. Dort findet sich u. a., daß für eine Röhre deren zulässige Biegebruchlast wie $(\text{Durchmesser})^2$, und deren Biegesteifigkeit wie $(\text{Durchmesser})^4$ ansteigt. Die Zahlen 2 und 4 treten in den Exponenten der biomechanischen Gesetze für Knochen auf. Andererseits kann das Gewicht mit der Größe des Tieres verknüpft sein; es ist nämlich proportional zum Volumen des Tieres und dieses ist weiterhin ein Produkt von 3 Längen, oder $(\text{Länge})^3$. Dann fällt in den Exponenten die Zahl 3 heraus und die obigen Formeln nehmen die einfachere Form „Biegebruchlast proportional $(\text{Länge})^2$“ und „Biegesteifigkeit proportional $(\text{Länge})^4$“ an. Das Rezept des Ingenieurs und das empirisch gefundene biomechanische Gesetz sind identisch. Es

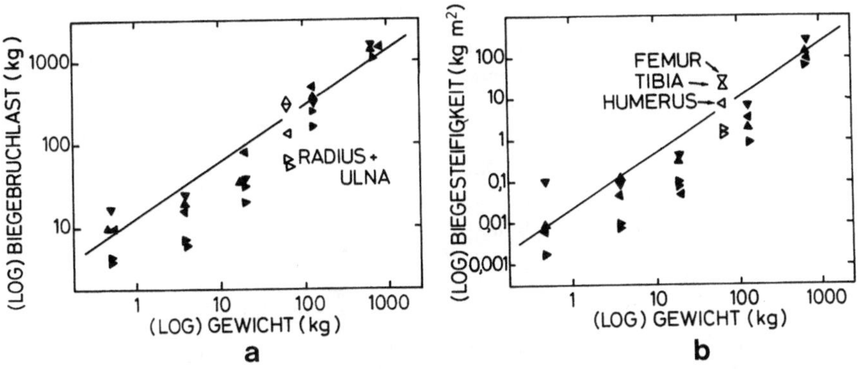

Abb. 1a, b. Experimente zur Festigkeit (**a**) und Steifigkeit (**b**) der Knochen von Tieren und Menschen. Die verschiedenen Sympbole bezeichnen die 5 Röhrenknochen von (mit jeweils steigendem Gewicht) Meerschweinchen, Kaninchen, Hund, Mensch, Wildschwein, Pferd. Die Linien entsprechen Exponenten von ⅔ und ⁴⁄₃ zum Gewicht. (Aus Yamada 1970)

resultiert das Bauprinzip, daß die Beanspruchung, als Gewicht oder Kraft, eindeutig und immer einheitlich die Knochenquerschnitte bestimmt.

Knese wird eine interessante Beschreibung der Knochenstruktur zugeschrieben (persönliche Mitteilung von R. Schenk, 1982). Er vergleicht diese mit einem Hanfseil, welches in Wasser getränkt und gefroren wird; die Imprägnation mit Eis soll dem harten Mineral entsprechen, welches das etwa 20mal weniger feste und etwa 100mal weniger steife Kollagen „armiert". Zahnschmelz hat etwa 95% Volumenanteil an Mineral, Kortikalis etwa 40% und Spongiosaknochen noch etwas weniger (Katz 1971; Dulce 1980). Diese Anteile von Mineral und Matrix geben Dichten des Knochengewebes von etwa 3,0 g/cm³ für Zahnschmelz, 1,8–2,0 g/cm³ für Kortikalis, und die lockere Spongiosa hat dann ohne Fettgewebe (50–90% Volumenanteil) ein Gewicht pro Volumen (scheinbare Dichte) von 0,15–0,7 g/cm³. Die Dichten der 3 Formen von Knochen sind um einen Faktor 30 verschieden, aber die mechanischen Eigenschaften Druckfestigkeit und Elastizitätsmodul ändern sich viel stärker (Abb. 2); in doppeltlogarithmischem Maßstab fallen Meßpunkte um Linien, welche durch die Formeln

Druckfestigkeit proportional $(\text{Dichte})^2$,

und

Elastizitätsmodul proportional $(\text{Dichte})^3$

darstellbar sind. Diese einfachen Gesetzmäßigkeiten haben erstmals Carter u. Hayes (1977) für Kortikalis und Spongiosa angegeben; wie Abb. 2 zeigt, gelten sie auch für den dichten Zahnschmelz.

In den vorstehenden Formeln ist ein physiologisches Gesetz nicht direkt erkennbar. Wenn man aber Verhältnisse bildet, wie Druckfestigkeit/Elastizitätsmodul und $\frac{1}{2}(\text{Druckfestigkeit})^2/\text{Elastizitätsmodul}$, so wird die ideale Reaktion im Knochenbau augenfällig. Das erste Verhältnis ist nichts anderes als die zulässige Dehnung und für sie gilt

zulässige Dehnung umgekehrt proportional Dichte.

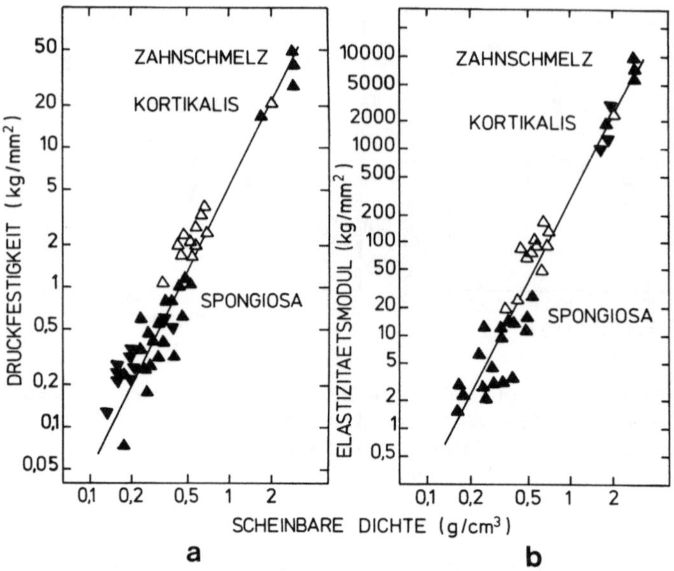

Abb. 2. **a** Druckfestigkeit und **b** Elastizitätsmodul von Knochen in Abhängigkeit von dessen Dichte. *Offene Symbole* beziehen sich auf Kalbsknochen, *volle* auf Menschenknochen. [Daten zur Festigkeit: Galante et al. (1970), Carter u. Hayes (1977), McElhaney (1966) und Craig et al. (1961). Daten zur Elastizität: Carter u. Hayes (1977), McElhaney (1966) und Craig et al. (1961)]

Der lockere Knochen von kleiner Dichte (gelenknahe Bereiche, Talus, Becken) kann sich mehr dehnen; andererseits ist die hohe Härte von Zahnschmelz für Abriebbeständigkeit wichtig, aber Dehnung ist für diese Funktion nicht entscheidend. Das zweite Verhältnis nennt der Ingenieur Arbeitsvermögen oder Verformungsarbeit bis Bruch, und es wird

Arbeitsvermögen proportional Dichte.

Je mehr Kräfte das Stützgewebe aufnehmen muß, um so mehr Arbeitsvermögen ist nötig. Im Knochen ist dies in optimaler Weise realisiert, denn die Proportionalität zur Dichte bedeutet, daß nur so viel Masse aufgebaut wird, wie dies für die Funktion nötig ist, nicht mehr und nicht weniger.

Pauwels (1973) betrachtet den Knochenumbau als einen Regelvorgang. Er macht den Ansatz, daß für eine bestimmte mechanische Spannung, welche er als Sollspannung oder Grenzspannung bezeichnet, der kontinuierliche Umbau des Knochens derart abläuft, daß sich An- und Abbau die Waage halten; ist der mechanische Stimulus größer als die Sollspannung, so überwiegt der Anbau, und ist andererseits der Stimulus niedriger als die Grenzspannung, so überwiegt der Abbau. Nach Pauwels muß dann das Ausmaß von An- oder Abbau des Knochens von der Differenz zwischen Sollspannung und effektiver Spannung (infolge der funktionellen Belastung) abhängen, evtl. mit einem Exponenten. Die gefundenen 4 Maßstabgesetze untermauern und präzisieren diese Vorstellungen. Insbesondere kommt heraus, daß der Exponent nicht verschieden von 1 sein kann, d. h. man hat ein lineares Gesetz, wie folgt:

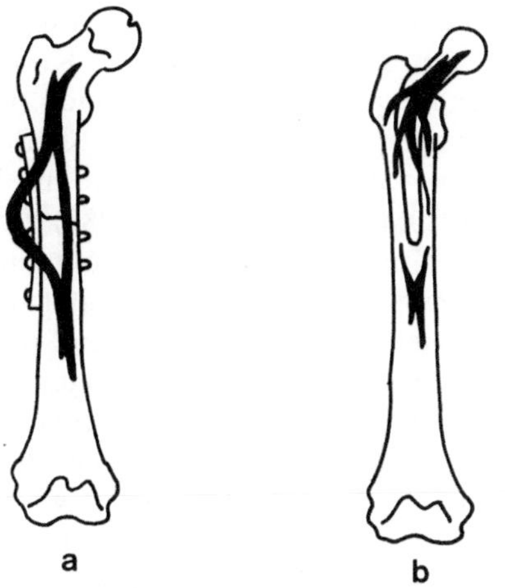

Abb. 3a, b. Kraftfluß beim Implantat der Frakturbehandlung (**a**) und beim Prothesenschaft (**b**); Kraftwege im Implantat und Knochen und die Verteilung der Kraft (je nach Breite und Balken) sind angegeben

- bei funktioneller Anpassung sind Querschnitte und Masse des Knochens so, daß die Festigkeit des Ganzen proportional zur funktionellen Last ist, oder
- eine Änderung der funktionellen Last hat eine proportionale Änderung der Festigkeit des Knochens zur Folge und zwar als Anpassung von Querschnitt und Masse des Knochens.

Es gibt manche Beispiele für diesen Umbau in Abhängigkeit vom Stimulus. Jones et al. (1977) finden kräftigen periostalen und endostalen Knochenanbau für den spielenden Arm, verglichen mit dem nichtspielenden, beim Tennischampion. Die Querschnitterhöhung gibt größere Lastkapazität. Unter mechanisch steifen Knochenplatten wird endostale Resorption beobachtet (Tonino u. Klopper 1980; Uhtoff et al. 1980). Das ist die Reaktion in negativer Richtung. Eine mäßige Spongiosierung der Kortikalis findet sich auch nach Einsetzen einer Totalprothese, und die Reduktion der Masse des Knochens bedingt eine verminderte Festigkeit.

Einige mechanische Prinzipien, angewandt auf das Problem des Kraftflusses bei Implantaten

Die Diskussion über „steifes" oder „weniger steifes" Implantat, und „stress protection" ist noch im Gange. Das Implantat wird als steif angesehen, weil sein Elastizitätsmodul etwa 10mal größer ist als der des Knochens. Dieses einfache Argument ist ungenügend, denn es übergeht sowohl den geometrischen Faktor in der Steifigkeit als auch die Verhältnisse der Kraftüberleitung zwischen Implantat und Knochen.

Was mit Kraftfluß gemeint ist, zeigt das Schema der Abb. 3. Das Implantat der Frakturbehandlung ist Kraftträger und „Brücke"; die Kräfte im intakten Knochen (proximal) teilen sich in partielle Kräfte im Implantat und Knochen und gehen mit der Verschraubung der Platte (distal) wieder voll auf den Schaft zurück. Bei „solider Montage" (Müller 1978) sind Relativbewegungen im Bereich der Verschraubung von Platte und Knochen, auch eventuellen Fragmenten, vollständig unterdrückt und damit werden im Verankerungsbereich einer Osteosynthese gleich große Dehnungen im Implantat und im Knochen erzwungen. Das bedeutet aber nicht, daß auch die partiellen Lasten gleich sind. Beim steifen Implantat (dicke Platte, Doppelverplattung) „fließen" die Kräfte außen herum und sind vom Knochen ferngehalten, was auch Experimente mit Dehnungsmeßstreifen bestätigen (Schatzker et al. 1980; Cordey u. Perren 1982). Im gegenteiligen Fall des elastischen Implantates (z. B. Kunststoff, Drahtumschlingung) ist aber die Stabilität gefährdet, weil Zugspannungen an der Kontinuitätstrennung nicht aufgefangen werden. Irgendwo zwischen diesen Extremen muß ein Optimum liegen. Man findet es mittels einer mechanischen Analyse des Zuggurtungsprinzips (Steinemann 1983): Die Steifigkeit der Platte (auf Zug) muß gleich der Steifigkeit des Knochens (auf Druck) sein. Dann „fließen" in einer Plattenosteosynthese noch etwa 40% der funktionellen Lasten über den Knochen, und etwa 60% der Kräfte nimmt das Implantat auf. Es ist eine Illusion, mit „weniger steifen" Implantaten mehr suchen zu wollen. Die AO/ASIF-Knochenplatten aus Stahl, und besser noch jene aus Titan, erfüllen die Bedingungen der optimalen Steifigkeit und man darf annehmen, daß diese gute Form den Erfolg der Methode mitbegründet.

Das Denkexperiment zur Steifigkeit läßt sich für die Prothese und deren Verankerung im Knochenschaft weiterführen (Abb. 3). Anders als im Falle des Frakturimplantates scheinen hier die Mittel, welche Relativbewegungen wirksam unterdrücken, nämlich Fixierung mit Schrauben und Kompression, zu fehlen. Nach Schneider (1982) müssen aber gerade bei Prothesen diese Relativbewegungen ebenso unterdrückt werden.

Die Kraftüberleitung von Prothese zu Femur kann durch Verklemmen oder durch ein Zementbett hergestellt sein. Das macht die äußeren Fasern der Prothese kongruent zum Knochenlager. Unter Belastung bleibt diese Kongruenz nur erhalten, wenn ein steifes Implantat sie erzwingt und den Kraftfluß in die Tiefe des Femurschaftes leitet, so wie es die Abb. 3 andeutet. Weiterhin müssen die Achsen von Prothesen und Knochen übereinstimmen. Das lehrt die Mechanik, und Schneider (1982) bestätigt es aus seiner großen Erfahrung.

Man kann sich fragen, wie die relativen Steifigkeiten von Prothesenschaft und Femur eigentlich liegen. Eine wenig komplizierte Rechnung ergibt, daß die Biegesteifigkeiten des oberen Femurs (bis zum Trochanter) und der Prothese (oberer Bereich der Geradschaftsprothese) von gleicher Größenordnung sind, da der große Elastizitätsmodul des Metalles die stärkere Geometrie des Knochens ausgleicht. Liegt hier ein Optimum, das Relativbewegungen minimal macht?

Wenn die Steifigkeiten von Prothese und Knochen von gleicher Größe sind, so hat das zur Folge, daß die funktionellen Kräfte im Verankerungsbereich sich halb und halb aufteilen. Damit reduziert sich natürlich der mechanische Stimulus und Knochenabbau ist zwingende physiologische Reaktion (vgl. Maßstabgesetze zur funktionellen Anpassung). Diese Reaktion ist aber durchaus begrenzt und stoppt, wenn die Festigkeit den lokalen Beanspruchungsbedingungen angepaßt ist.

Hohe Belastung kann Knochenstrukturen verwerfen und Makro- oder Mikrofrakturen erzeugen. Das bedeutet aber nicht notwendigerweise Nekrose. Perren et al. (1972) haben gefunden, daß Osteolyse vielmehr durch Druck und Entlasten (bis Abheben) erzeugt wird, nicht aber bei gleichen Kraftänderungen unter einer Vorlast. Knochen wird durch fibröses Gewebe ersetzt. Schneider (1982) sieht in diesen

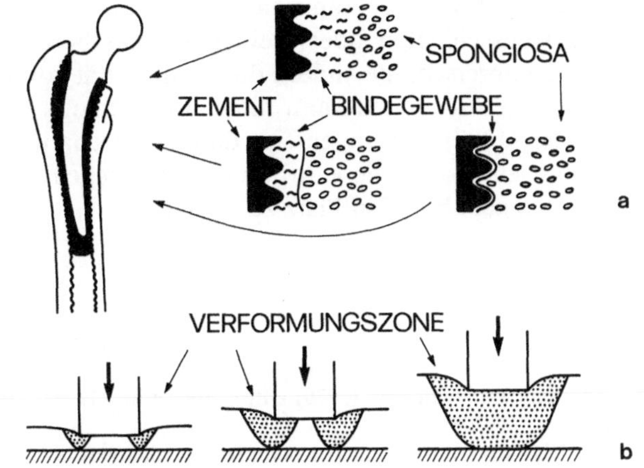

Abb. 4. **a** Prothesenschaftverankerung und Zement-Knochen-Grenze mit verschieden dicken Bindegewebsschichten; **b** theoretische Resultate zur Verformung einer Schicht plastischen Stoffes unter einem Stempel. (Nach Schneider u. Hill 1950)

Last- bzw. Kontaktbedingungen die Ursache von Lockerung und Instabilität von Prothesen und spricht von dekompensiertem Nulldurchgang, wenn die Unruhe zu groß ist, um vom Knochenanbau kompensiert werden zu können (Abb. 4). Stabile Verankerung besteht bei direktem Knochenkontakt und für eine Bindegewebslamelle von begrenzter Dicke. Nur dann ist ungestörte Osteoblastentätigkeit und normale Mineralisation möglich.

Die funktionellen Belastungen am dichten Knochen liegen nach Experimenten mit Dehnungsmeßstreifen im Bereich von 1–2 kg/mm^2 (9,8–19,6 MPa), und Drücke dieser Größe sind auch für die Kraftüberleitung bei Prothesen zu erwarten. Solche mechanischen Spannungen entsprechen, in anderen Einheiten ausgedrückt, Druckwirkungen von 100–200 atm oder 1000–2000 m H_2O. Zellen, insbesondere Osteoblasten, können solche Drücke nicht aushalten. Dieser Druck zerreißt und zerstört Zellen durch Abscherung, und die Zellfunktionen sind gestört, weil dieser äußere Einfluß ein Vielfaches der Differenz des osmotischen Druckes zwischen Zellinnerem und extrazellulärem Bereich ausmacht.

Es gibt theoretische Resultate aus der Mechanik von Kontaktvorgängen (Hill 1950), welche erklären können, wie auch weiche Substanzen durchaus große Kräfte tragen können, z. B. die Analyse der Verformung unter einem Stempel (Abb. 4b). Hier zeigt die Theorie, daß in einer dünnen Schicht eines plastischen Stoffes sich eine Scherung nicht ausbreiten kann und im Mittelbereich unter dem Kontakt eine hydrostatische Druckzone ohne Formänderung stehen bleibt. Dies ist dann realisiert, wenn der Stempel mindestens 7mal dicker als die Schicht ist. Andernfalls dringt der Stempel ein und die Verformungszone dehnt sich über den ganzen Kontaktbereich aus, weil jede „hydrostatische Abstützung" fehlt. Man kann von diesen Resultaten her verstehen, daß dünne Bindegewebslamellen zwischen Knochen und Zement (oder Knochen und Implantat) eine unveränderliche Verankerung ermöglichen. Unter diesen Bedingungen gelingt nämlich die „hydrostatische, allseitig gleiche Abstützung" und das Gewebe kann nicht ausweichen. Weil dann auch überall gleicher Druck vorliegt, kann die Zellfunktion selbst ungestört bleiben. Bei dicken Bindegewebsschichten oder kleinen Kontaktbereichen aber erfolgt Verformung, und Druckunterschiede ändern die Osmolarität von Zellen.

„Am toten Knochen kann nicht Biomechanik betrieben werden", so ermahnt Schneider (1982) den Ingenieur, daß Biomechanik nicht nur Anwendung seiner Disziplin sein kann. Diese Arbeit ist ein Versuch, dem „bios" neben strenger Mechanik den gebührenden Platz zu weisen.

Literatur

Abendschein W, Hyatt GW (1970) Ultrasonics and selected physical properties of bone. Clin Orthop 69: 294–301

Carter DR, Hayes WC (1977) The compressive behavior of bone as a two-phase porous structure. J Bone Joint Surg Am 59: 954–962

Cordey J, Perren SM (1982) Analysis of strain distribution in bone after plating. 2nd Int. Symp. Internal Fixation of Fractures, Lyon, September 1982

Craig RG, Peyton FA, Johnson DW (1961) Compressive properties of enamel, dental cements, and gold. J Dent Res 40: 936–945

Dulce HJ (1980) Biochemische Struktur des Knochens. In: Kuhlenkordt F, Bartelheimer H (Hrsg) Klinische Osteologie A. Springer, Berlin Heidelberg New York, S 43–58

Galante J, Rostoker W, Ray RD (1970) Physical properties of trabecular bone. Calcif Tissue Res 5: 236–246

Hill R (1950) The mathematical theory of plasticity. Oxford Clarendon, London

Jones HH, Priest JD, Hayes WC, Tichenor CC, Nagel DA (1977) Humeral hypertrophy in response to exercise. H Bone Joint Surg Am 59: 204–208

Katz JL (1971) Hard tissue as a composite material – I. Bounds on the elastic behavior. J Biochem 4: 455–473

Lanyon LE (1982) Mechanical function and bone remodelling. In: Sumner-Smith G (ed) Bone in clinical orthopaedics. Saunders, Philadelphia, pp 273–304

McElhaney IH (1966) Dynamic response of bone and muscle tissue. J Appl Physiol 21: 1231

Müller ME (1978) Bases expérimentales et principes de l'ostéosythèse par compression. Intern Orthopaed (SICOT) 2: 115–125

Pauwels F (1973) Kurzer Überblick über die mechanische Beanspruchung des Knochens und ihre Bedeutung für die funktionelle Anpassung. Z Orthop 111: 681–705

Perren SM, Ganz R, Rüter A (1972) Mechanical induction of bone resorption. 4th Intern. Osteol. Symp. Prag, 1972

Schatzker J, Manley PA, Sumner-Smith G (1980) In vivo strain gange study of bone response to loading with and without internal fixation. In: Uhtoff HK (ed) Current concepts of inrenal fixation. Springer, Berlin Heidelberg New York, p 306

Schneider R (1982) Die Totalprothese der Hüfte. In: Burri C, Herfarth C, Jäger M (Hrsg) Aktuelle Probleme in Chirurgie und Orthopädie, Bd 24. Huber, Bern Stuttgart Wien, S 13, 17

Steinemann SG (1983) Implants for stable fixation of fractures. In: Rubin LR (ed) Biomaterials in reconstructive surgery. Mosby, St. Louis Toronto London, pp 283–311

Tonino AI, Klopper PI (1980) The use of plastic plates in the treatment of fractures. In: Uhthoff HK (ed) Current concepts of internal fixation. Springer, Berlin Heidelberg New York, p 342

Uhthoff HK (ed) (1980) Current concepts of internal fixation of fractures. Springer, Berlin Heidelberg New York

Uhthoff HK, Bardos DI, Liskova-Kiar M (1980) The effect of stainless steel and of titanium alloy plates on fracture healing. In: Uhtoff HK (ed) Current concepts of internal fixation of fractures. Springer, Berlin Heidelberg New York, p 398

Yamada H (1970) Strength of biological materials. Williams & Wilkins, Baltimore (übersetzt und herausgegeben von Evans FG)

Indikation und Ergebnisse der Schalenprothese – Erfahrungsbericht aus 8 Jahren

H. Wagner[1]

Das Prinzip der Schalenprothese besteht in einem endoprothetischen Ersatz des Hüftgelenkes, bei dem jedoch lediglich die Gelenkflächen selbst durch Implantate ersetzt werden, während Hüftkopf und Schenkelhals erhalten bleiben. Damit werden bessere Rückzugswege angestrebt, falls es im Laufe der Zeit zu einer Prothesenlockerung kommt.

Obwohl es sich um ein noch nicht ausgereiftes Verfahren handelt, so lassen sich doch heute mit einer mehr als 8jährigen Erfahrung zahlreiche Beobachtungen hervorheben, die für die Indikation und für die Haltbarkeit der Schalenprothese eine große Bedeutung haben. Vor allem 3 Fragen sind in diesem Zusammenhang in den Vordergrund zu stellen:

1. Bei welchen Hüftgelenksproblemen ist die Schalenprothese indiziert?
2. Mit welcher Haltbarkeit der Schalenprothese kann gerechnet werden?
3. Bestehen nach einer gelockerten Schalenprothese tatsächlich, wie ursprünglich erwartet, bessere Rückzugswege als nach der Lockerung einer Totalprothese?

Indikation

Wegen der auch mit 8 Jahren immer noch sehr kurzen Erfahrung mit einem so komplexen Behandlungsprinzip haben wir immer eine sehr zurückhaltende Indikationsstellung empfohlen und verfolgt. Daher hat sich an unserer eigenen Indikation im Laufe der Jahre auch nichts Wesentliches geändert. Nur bei schweren, progressiven, entzündlichen Koxarthrosen mit einer rapiden Verschmälerung des röntgenologischen Gelenkspaltes und einer entzündlichen Resorption der Knochenstruktur sind wir mit der Verwendung der Schalenprothese zurückhaltender geworden, weil wir hier die häufigsten Lockerungen beobachtet haben. Es muß allerdings hervorgehoben werden, daß bei diesem Krankheitsbild auch die konventionelle Totalprothese ein erhebliches Lockerungsrisiko aufweist.

Grundsätzlich besteht eine Indikation für die Schalenprothese bei schweren, schmerzhaften Form- und Funktionsstörungen des Hüftgelenkes, bei denen der Grad der Behinderung eine operative Behandlung als unumgänglich erscheinen läßt, bei denen jedoch wegen der hochgradigen Bewegungseinschränkung oder Deformierung eine gelenkerhaltende Osteotomie nicht mehr aussichtsreich ist, das junge Lebensalter des Patienten gegenüber einer konventionellen Totalprothese jedoch große Zurückhaltung gebietet.

1 Prof. Dr. H. Wagner, Chefarzt, Orthopädische Klinik Wichernhaus, Rummelsberg, D-8501 Schwarzenbruck/Nürnberg.

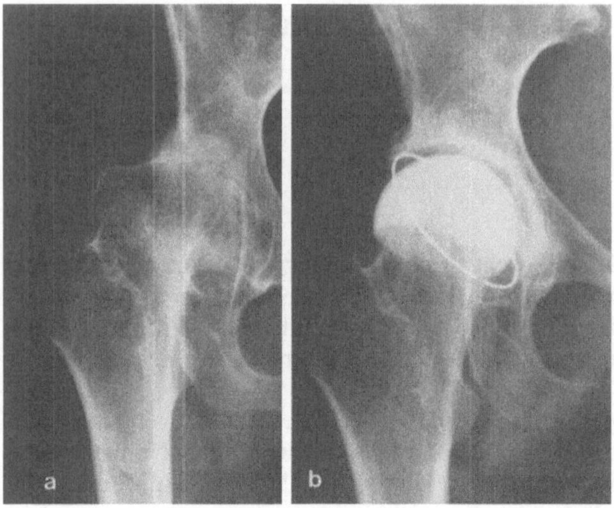

Abb. 1a, b. Typische Indikation für die Schalenprothese. Schwere versteifende Dysplasiearthrose des rechten Hüftgelenkes bei einer 32jährigen Frau; **a** vor und **b** 4 Jahre nach Implantation einer Schalenprothese

Die Schalenprothese ist ein Verfahren v. a. für den jüngeren Patienten unterhalb des 55. Lebensjahres. Bei der Koxarthrose des alten Menschen ist die Totalprothese das dominierende Verfahren. Es muß zwar erwähnt werden, daß die Schalenprothese bei Patienten im hohen Lebensalter die niedrigste Lockerungsquote hat, dennoch wird man beim alten Menschen der Totalprothese aus folgenden Gründen den Vorzug geben:

1. Mit dem Verfahren der Totalprothese liegen längere Erfahrungen vor und die voraussetzbare Haltbarkeit der Prothese ist beim alten Menschen i. allg. länger als die verbleibende Lebenserwartung. Man kann daher eine Sanierung auf Lebenszeit erwarten.
2. Die Implantation der Totalprothese stellt den technisch einfacheren und kleineren operativen Eingriff dar, v. a. bei Verwendung des hinteren Zugangs.
3. Die häufig vorkommenden pathologischen Strukturveränderungen des Hüftkopfes sind für die Totalprothese ohne Bedeutung, da der Hüftkopf ja ohnehin entfernt wird.
4. Die Verankerung des Prothesenschaftes in der Markhöhle gibt der Totalprothese eine größere primäre Stabilität. Demgegenüber muß die Schalenprothese wegen der kleineren Kontaktfläche mit dem Knochen während der ersten 3 Monate nach der Operation, bis zum Abschluß des Knochenumbaus an der Kontaktfläche, mit Unterarmstützen teilentlastet werden. Alte Leute haben mit der Teilentlastung oft Probleme, und eine unbeholfene stärkere Belastung schadet der Totalprothese weit weniger.

Aus diesen Gründen wird im höheren Lebensalter eine Schalenprothese nur dann in Erwägung zu ziehen sein, wenn besondere Gründe einer Totalprothese im Wege stehen. So kann eine Verformung des proximalen Femurendes, etwa nach einer früheren Operation, die Implantation einer Totalprothese sehr erschweren, ei-

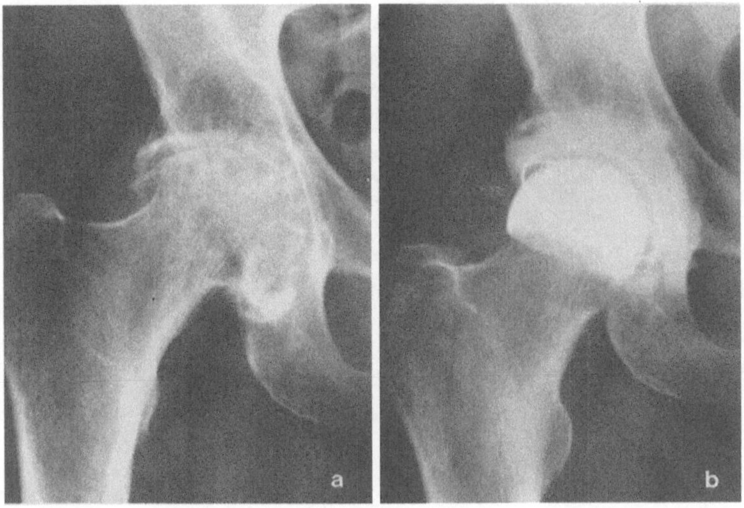

Abb. 2a, b. Fortgeschrittene entzündliche Koxarthrose bei 61jähriger Frau; **a** vor und **b** 4 Jahre nach der Implantation einer Schalenprothese

ner Schalenprothese aber gut zugänglich sein. Noch wichtiger und häufiger jedoch ist eine septische Anamnese: Eine frühere, infizierte Osteosynthese am proximalen Femurende oder eine Osteomyelitis, die bis auf das intertrochantäre Niveau hinaufreicht, kann das Infektionsrisiko einer Totalprothese unvertretbar erhöhen.

Die häufigsten Indikationen für die Schalenprothese in der jüngeren Altersgruppe sind schmerzhaft versteifende Arthrosen im Gefolge einer kongenitalen Hüftluxation (Abb. 1), genuine Koxarthrosen (Abb. 2), Arthrosen nach septischer oder tuberkulöser Koxitis (Abb. 3) und schwere Schmerzzustände des Hüftgelenkes bei der infantilen rheumatischen Polyarthritis Abb. 4), bei der Polyarthritis rheumatica des jungen Patienten (Abb. 5 u. 6) und bei der Bechterew-Krankheit. Eine besonders dankbare Indikation sind schließlich idiopathische Hüftkopfnekrosen und segmentale ischämische Hüftkopfnekrosen nach Kortisonbehandlung (Abb. 7).

Die besonders guten Ergebnisse bei partiellen Hüftkopfnekrosen sind zunächst erstaunlich. Sie lassen sich jedoch damit erklären, daß bei diesen Nekrosen der laterale Hüftkopfrand, der nach der Impression der Gelenkfläche im Herdbereich unter der Pfannendachkante aus dem Gelenk heraustritt, aus vitalem hyperämischem und meist besonders festem Knochen besteht. Dieser laterale Hüftkopfrand wird erhalten und von der Schalenprothese bedeckt und stellt einen wichtigen Stabilitätsfaktor dar. Der Belastungsdruck wird nämlich auf der gesamten Zirkumferenz der Schalenprothese auf die Oberfläche des Schenkelhalses und nicht, wie früher angenommen, auf den ganzen Querschnitt des Hüftkopfes übertragen.

Hüftkopfnekrosen, bei denen der laterale Hüftkopfrand nicht erhalten oder nicht vital ist, sind für die Versorgung mit einer Schalenprothese nicht geeignet.

Posttraumatische, segmentale Hüftkopfnekrosen haben, wie die Erfahrung zeigt, keineswegs die gleichen guten Ergebnisse wie die idiopathischen Nekrosen, sie haben im Gegenteil eine besonders hohe Lockerungsquote. Das mag damit zu erklären sein, daß bei einer idiopathischen Hüftkopfnekrose der nekrotische Bezirk

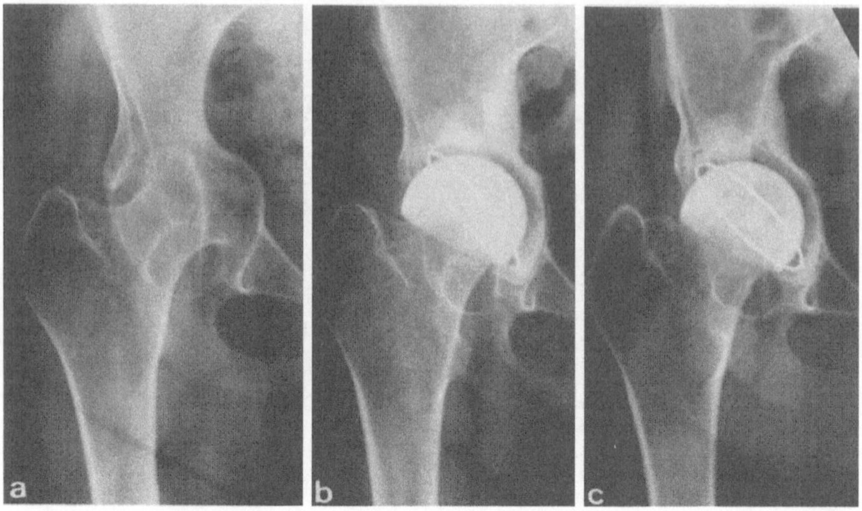

Abb. 3. **a** Schmerzhafte fibröse Teilversteifung des rechten Hüftgelenkes nach septischer Koxitis bei 30jährigem Mann; **b** 3 Monate nach Implantation einer Schalenprothese. **c** 6 Jahre nach der Operation

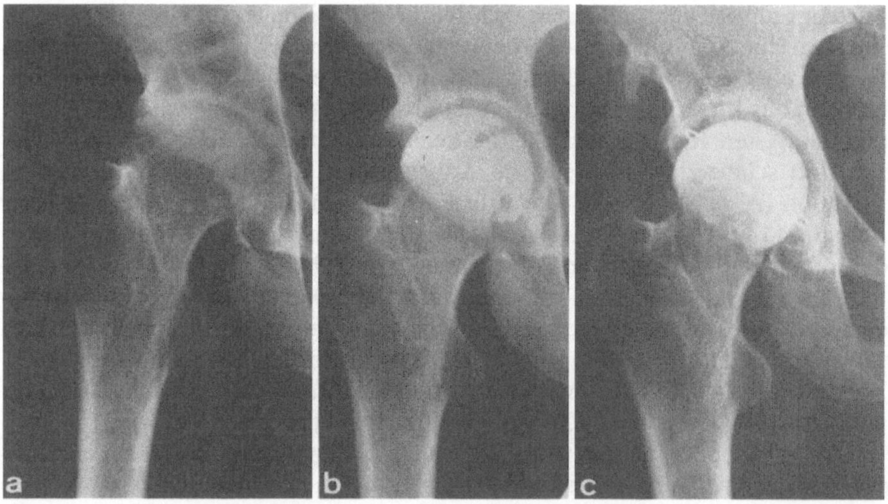

Abb. 4. **a** Schwere Destruktion des Hüftgelenkes bei chronischer juveniler Polyarthritis (doppelseitiger Befund) mit Gehunfähigkeit bei 18jährigem Mädchen; **b** 3 Monate nach Implantation einer Schalenprothese; **c** 4 Jahre nach der Operation

in der Regel von vitalem Knochengewebe mit normaler Struktur und Festigkeit umgeben ist und daß an der Kontaktfläche zur Nekrose sogar eine sklerotische Abgrenzung mit einer besonders dichten und festen Knochenschicht vorliegt. Die mechanische Festigkeit für die Verankerung der Prothese ist also günstig. Bei der posttraumatischen Nekrose hingegen besteht im Bereich des ganzen Hüftgelenkes eine Knochenatrophie, und der nekrotische Herd demarkiert sich relativ spät. Daher sollte, wenn bei einer posttraumatischen Hüftkopfnekrose eine Schalenprothese

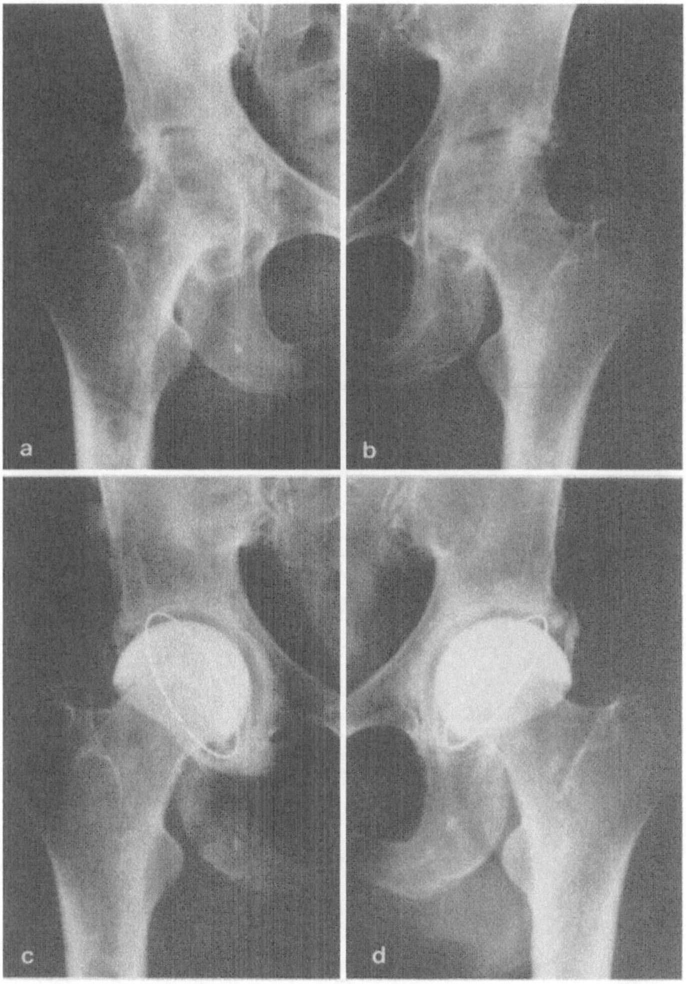

Abb. 5. a, b Schwere Formveränderung beider Hüftgelenke bei chronischer Polyarthritis mit Gehunfähigkeit bei 36jähriger Frau. **c, d** Röntgenbefund 4 Jahre nach der Implantation von Schalenprothesen beiderseits

überhaupt in Erwägung gezogen wird, die Indikation erst dann gestellt werden, wenn die Knochenatrophie nicht mehr fortschreitet und die röntgenologische Verlaufskontrolle während mindestens 6 Monaten keine Befundverschlechterung mehr gezeigt hat.

Operationstechnik

Die Operationstechnik der Schalenprothese (Wagner 1978, 1979) kann hier nicht im Detail dargestellt werden. Es sollen lediglich einige wichtige Prinzipien hervorgehoben werden:

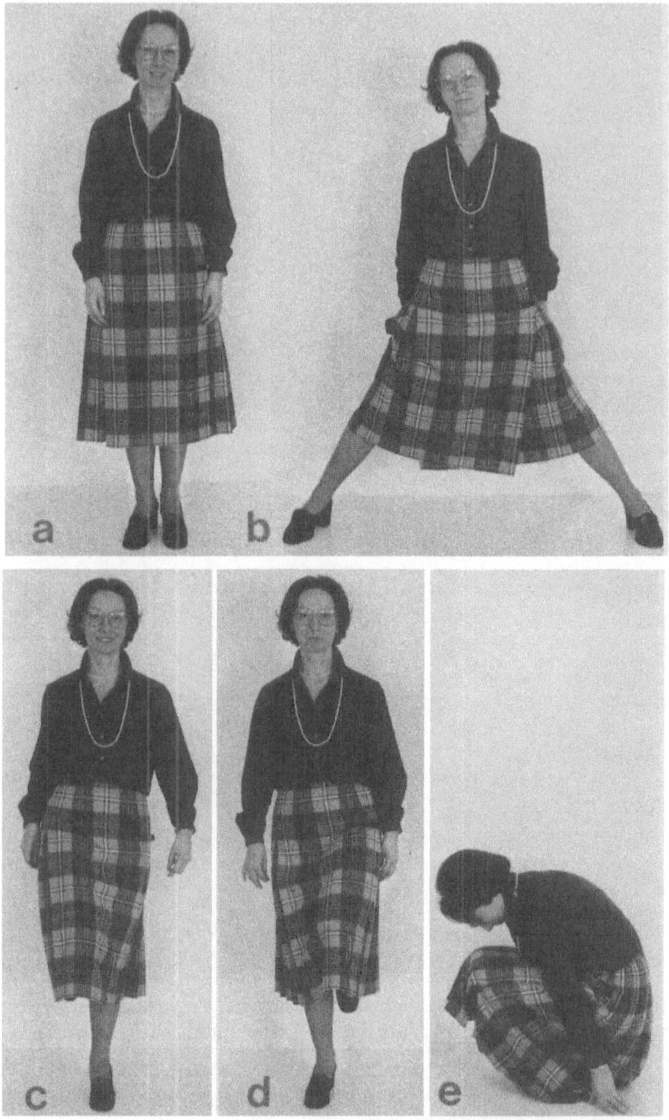

Abb. 6. a–e Der gleiche Fall wie in Abb. 5. 4 Jahre nach der Implantation von Schalenprothesen in beide Hüftgelenke: Nach ursprünglicher Gehunfähigkeit ist die Funktion der Hüftgelenke jetzt normal und die Patientin übt ihre berufliche Bürotätigkeit ohne Einschränkungen aus

Für die Implantation der Schalenprothese ist der ventrale Zugang zum Hüftgelenk erforderlich, der allein eine ausreichende Darstellung von Hüftkopf und Acetabulum für die korrekte Plazierung der Implantate ermöglicht. Dieser Zugang erfordert eine teilweise Ablösung der Muskulatur von der Außenfläche der Darmbeinschaufel, was mit großer Sorgfalt geschehen muß. Dies macht den operativen Eingriff wesentlich schwieriger und technisch anspruchsvoller als die Implantation der Totalprothese vom seitlichen oder hinteren Zugang.

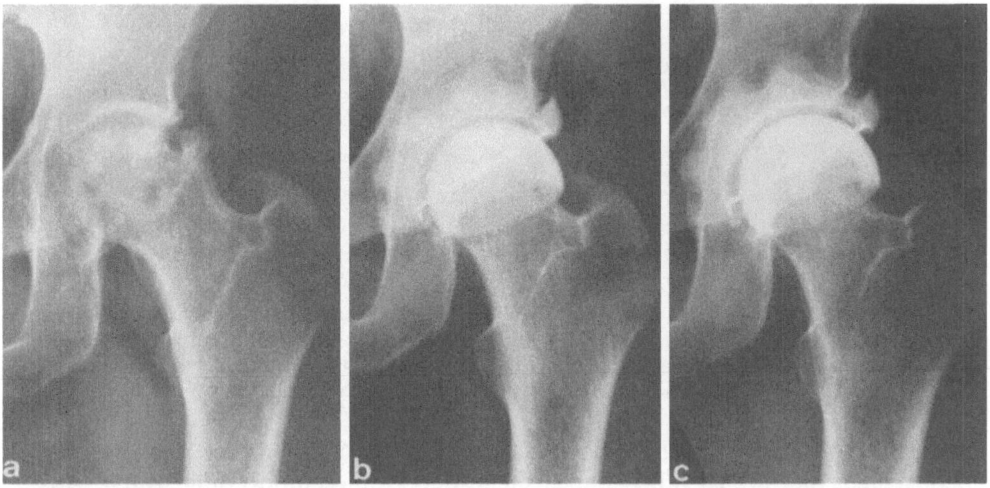

Abb. 7. a Idiopathische Hüftkopfnekrose am linken Hüftgelenk mit Impression der Gelenkfläche und hochgradig schmerzhafter Bewegungsstörung bei 33jährigem Mann. **b** 3 Monate nach der Versorgung mit einer Schalenprothese unter Erhaltung des vitalen lateralen Hüftkopfrandes. **c** 4 Jahre nach der Operation. Die Hüftgelenkfunktion ist normal

Ursprünglich gab es die Befürchtung, daß die kritische Komponente der Schalenprothese am Hüftkopf gelegen sei. Die Erfahrung zeigt jedoch, daß dies nicht zutrifft, insbesondere bei Verwendung der Keramikkopfschale. Als die kritische Seite der Schalenprothese hat sich bei längerer Beobachtungszeit die Hüftpfanne erwiesen. Diese Beobachtung brachte Konsequenzen für die operative Technik: Während wir früher bei der Modellierung des Hüftkopfes möglichst wenig Knochensubstanz entfernt haben und das erforderliche Volumen für die Prothese durch Ausfräsung des Acetabulums gewonnen haben, gehen wir heute in der umgekehrten Weise vor. Der natürliche Durchmesser des Acetabulums wird nicht mehr vergrößert, damit die größtmögliche mechanische Festigkeit des natürlichen Acetabulums erhalten wird. Daraus ergibt sich zwangsläufig, daß heute kleinere Prothesendurchmesser verwendet werden als früher (s. Tabelle 5) und mehr Knochensubstanz vom Hüftkopf, medial und ventral, entfernt wird. Der subchondrale Knochen im Acetabulum wird, zumindest in der kranialen Gelenkhälfte, erhalten. Bei der Präparation des Acetabulums mit dem Pfannenfräser wird daher lediglich der restliche Gelenkknorpel entfernt und das Acetabulum ggf. vertieft, falls sich der Pfannengrund mit arthrotischen Osteophyten aufgefüllt hat.

Die Handhabung der Verankerungslöcher für den Knochenzement hat sich bewährt und wird fortgesetzt: Es werden nicht, wie bei der Totalprothese vielfach geübt, 3 fingerdicke Löcher angelegt, sondern es werden mit den 9 mm breiten Hohlmeißeln, gleichmäßig über die ganze Knochenfläche verteilt, Vertiefungen mit einem Durchmesser und einer Tiefe von jeweils 9 mm angelegt. Im allgemeinen lassen sich 10–12 solche kleinen Verankerungslöcher plazieren.

Ein wichtiges technisches Detail ist die Dimensionierung des Knochenzementes. Früher haben wir eine zu dünne Zementschicht im Acetabulum verwendet, und in nahezu sämtlichen Fällen einer Prothesenlockerung mußten wir Ermüdungsbrü-

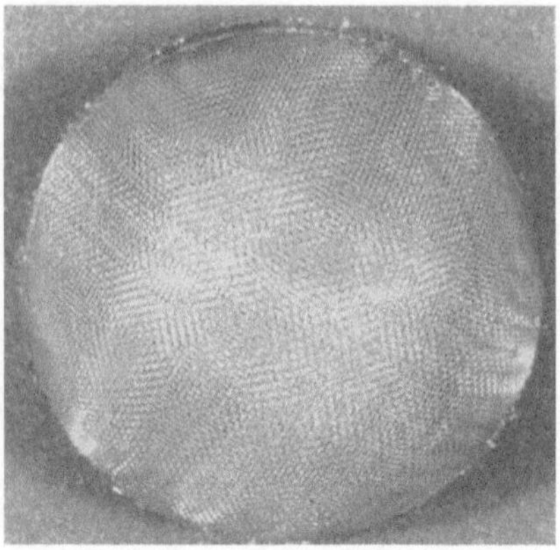

Abb. 8. Metallarmierung der Pfannenschale. An der konvexen Fläche ist die Polyäthylenschale mit einem Metallnetz bespannt, welches bei der Implantation vom Knochenzement durchdrungen wird

che des Knochenzements, hauptsächlich im kranialen Segment des Acetabulums, beobachten, die offensichtlich die Ursache der Prothesenlockerung waren. Aus heutiger Sicht ist die Ermüdungsfraktur des Knochenzements die wichtigste und häufigste Ursache einer Prothesenlockerung, weil bei einer Prothesenlockerung die Zementfraktur einen nahezu obligaten Befund darstellt, während eine nicht gebrochene Zementschicht bei einer gelockerten Prothese extrem selten anzutreffen ist. Man kann daher erwarten, daß eine wichtige Lockerungsursache beseitigt ist, wenn es gelingt, die Ermüdungsfraktur des Knochenzements zu verhindern.

Aus diesem Grunde verwenden wir den Knochenzement im Acetabulum jetzt in einer Schichtdicke von 3–4 mm, wodurch die Bruchfestigkeit wesentlich verbessert wird.

Bei der Entstehung der Ermüdungsbrüche des Knochenzements muß man davon ausgehen, daß bei der dünnen und flexiblen Pfannenschale der Knochenzement sowohl auf Biegung als auch auf Zug beansprucht wird. Um auch die Reißfestigkeit zu erhöhen, haben wir im Jahre 1976 begonnen, den Knochenzement mit Metallnetzen zu armieren (Abb. 8 u. 9). Die Konvexseite der Pfannenschale wurde mit 1 oder 2 Lagen eines feinmaschigen Drahtnetzes bespannt. Bei der Implantation wird das Metallnetz vom Methakrylat durchdrungen, so daß schließlich das Netz vollständig innerhalb der oberflächlichen Zementschicht liegt (Abb. 10). Diese Armierung wurde zunächst bei 40 Hüftgelenken durchgeführt. Während einer 6jährigen Beobachtungszeit ist in keinem Fall eine Zementfraktur aufgetreten, selbst nicht bei dünner Zementschicht. Wir sind deshalb dazu übergegangen, diese Armierung grundsätzlich durchzuführen.

Die Bespannung der Pfannenschalen ist im Operationssaal vom Operateur vorgenommen worden. Es bereitet jedoch große fabrikationstechnische Schwierigkeiten, diese Bespannung schon bei der Herstellung des Implantates durchzuführen. Deshalb werden die Pfannenschalen jetzt konvexseitig mit einer siebartig perforierten dünnen Metallschale bedeckt, was maschinell erfolgen kann (Abb. 11). Durch diese Metallschale wird schließlich auch die Steifigkeit des Implantates erhöht, was zur Verringerung von Relativbewegungen gegenüber dem Knochen ebenfalls von Nutzen ist.

In der Beobachtungszeit von 8 Jahren hat die Schalenprothese wegen des großen Durchmessers der Implantate keine Luxationstedenz gezeigt. Wir haben des-

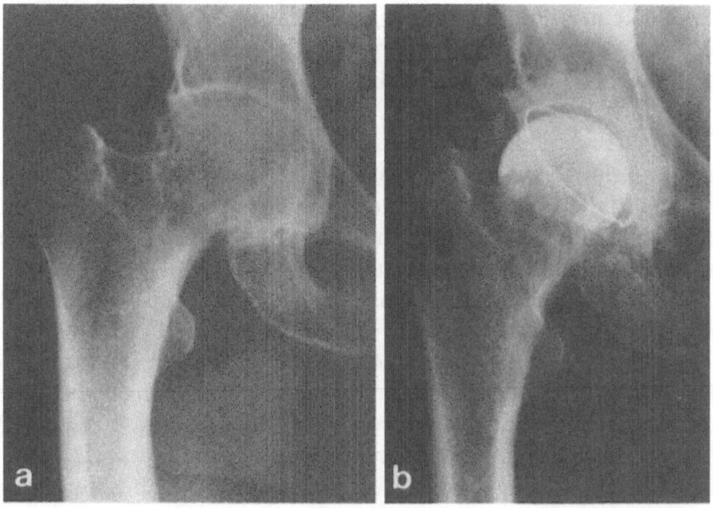

Abb. 9a, b. Metallarmierung der Pfannenschale. An der Grenzschicht zwischen dem Knochenzement im Acetabulum und der Polyäthylenpfanne ist der feine Kontrast des Metallnetzes im Röntgenbild deutlich zu erkennen. Außerdem zeigt die Röntgenaufnahme auch die gringere Umfassung des Hüftkopfes durch die Pfannenschale mit verkleinerter Hemisphäre

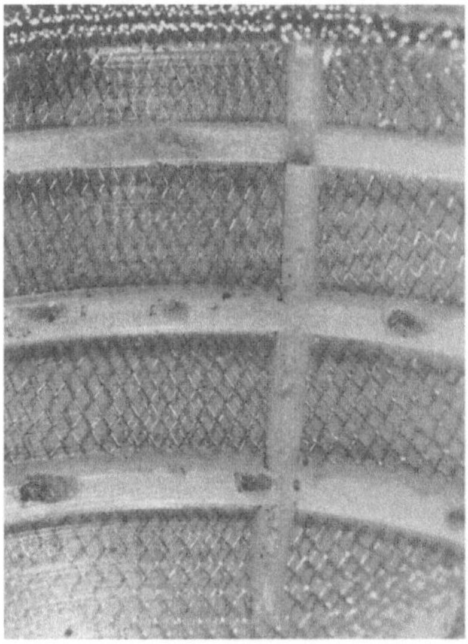

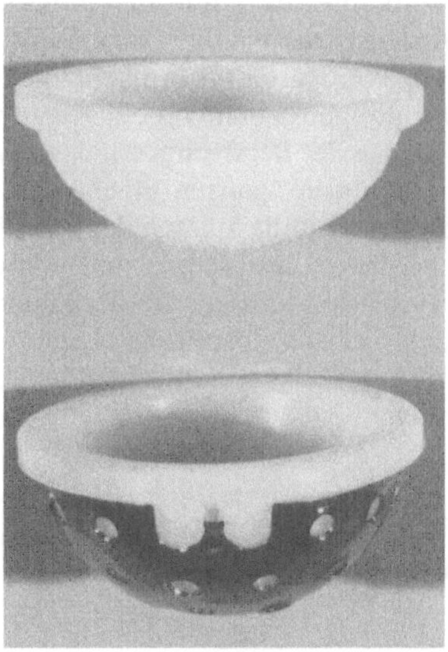

Abb. 10 Abb. 11

Abb. 10. Metallarmierung der Pfannenschale. In der Aufsicht auf die Kontaktfläche des Knochenzements mit der (entfernten) Polyäthylenschale ist deutlich zu erkennen, daß der Zement das Drahtnetz durchdrungen hat und mit dem Implantat einen direkten flächenhaften Kontakt aufweist. Das Metallnetz liegt dadurch innerhalb des Methakrylats und erhöht dessen Reißfestigkeit

Abb. 11. Metallarmierung der Pfannenschale. Die Polyäthylenschale mit verkleinerter Hemisphäre hat einen wulstartig verbreiterten Rand, der die Steifigkeit des Implantates erhöht. Für die Armierung des Knochenzements ist die konvexe Fläche der Pfannenschale, anstelle des Metallnetzes, mit einer siebartig perforierten dünnen Metallschale bedeckt halb die Hemisphäre der Pfannenschale von ursprünglich 180 auf 140° verkleinert. Die früher verwendeten Pfannenschalen hatten eine Ausdehnung bis zum Äquator des Gelenkes. Durch geringe Belastungsverformungen der Prothesenpfanne konnte es zwischen der Kopfschale und dem Pfannenrand zu einem „Bremstrommeleffekt" mit einem hohen Reibungswiderstand bei der Bewegung kommen. Dadurch konnten Relativbewegungen zwischen den Implantaten und der Knochenunterlage erzeugt und der Polyäthylenabrieb verstärkt werden. Bei der Pfannenschale mit der kleineren Hemisphäre besteht dieses Problem nicht, und außerdem läßt sich dieses Implantat auch leichter im Acetabulum plazieren.

Eine weitere wichtige technische Modifikation ist die ausschließliche Verwendung von Keramikkopfschalen. Durch die glattere Oberfläche der Keramikprothese ist der Polyäthylenabrieb geringer und die Abriebpartikel sind kleiner. Bei Gelenkrevisionen nach 4–5 Jahren wegen Vernarbungen oder periartikulärer Verknöcherungen beobachtet man bei der Metallprothese regelmäßig Fremdkörpergranulome, die durch Knochenresorption die Implantate unterminieren. Bei Keramikprothesen haben wir Fremdkörpergranulome bisher nicht gefunden.

Ein für die Haltbarkeit der Prothese ganz entscheidendes technisches Detail muß bei der Zurichtung des Hüftkopfes berücksichtigt werden, nämlich die sorgfältige Schonung des lateralen Hüftkopfrandes und der lateralen Schenkelhalsfläche (Abb. 12). Bei Prothesenauswechslungen wegen Pfannenlockerung bei nichtgelokkerter Kopfschale wurde beobachtet, daß die Knochenstruktur im Zentrum des Hüftkopfes im Laufe der Jahre unter der Prothese atrophisch wird, während die Knohenstruktur unter dem Rande der Kopfschale sich auf der ganzen Zirkumferenz von Hüftkopf und Schenkelhals verdichtet und verfestigt. Dieser Befund, den wir übrigens auch von der Remobilisation alter Hüftankylosen kennen, spricht dafür, daß der Belastungsdruck an der Oberfläche des Knochens übertragen wird und nicht auf der ganzen Fläche des Hüftkopfes, wie wir früher vermutet haben. Aus diesem Grunde müssen der laterale Hüftkopfrand und die laterale Schenkelhalsfläche unversehrt bleiben und von der Prothese bedeckt werden. Dies gilt auch bei Dysplasiearthrosen, wo der laterale Kopfrand außerhalb des Pfannendaches steht und deshalb atrophisch ist. Bei einer Verletzung des lateralen Hüftkopfrandes ist mit einer hohen Wahrscheinlichkeit eine Prothesenlockerung zu erwarten, wie zahlreiche Beobachtungen zeigen.

Ergebnisse

Über allgemeine Ergebnisse und Komplikationen der Schalenprothese ist schon früher ausführlich berichtet worden (Wagner 1978). Sie haben vor dem großen Problem, das ein schweres, schmerzhaftes Hüftleiden bei einem jungen Menschen verursachen kann, eine nur untergeordnete Bedeutung. Eine entscheidende Frage hingegen ist die Haltbarkeit der Prothesenversorgung und die Lockerungsrate, die aus heutiger Erfahrung erwartet werden muß.

Die Haltbarkeit der Schalenprothese hängt von zahlreichen Faktoren ab. Von ausschlaggebender Bedeutung ist die Qualität und mechanische Festigkeit des

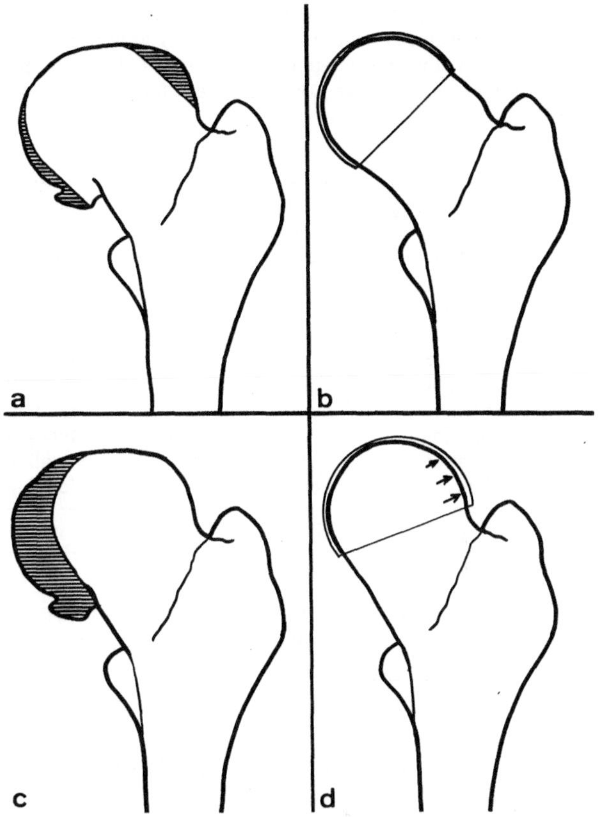

Abb. 12 a–d. Modellierung des Hüftkopfes für die Implantation der Schalenprothese: **a** Durch zirkuläres Fräsen wird die laterale Fläche des Hüftkopfes verletzt und dadurch das Lockerungsrisiko erhöht. Außerdem gelangt die Kopfschale zwangsläufig in eine zu starke Varusstellung **b** und eine zu weit medial gelegene Position. **c** Für eine gute Verankerung der Kopfschale ist es entscheidend, den lateralen Hüftkopfrand und die laterale Schenkelhalsfläche zu schonen und überschüssige Knochensubstanz medial und ventral abzutragen. Lateral vorspringende Osteophyten können allerdings gefahrlos entfernt werden. **d** Die laterale Hüftkopffläche wird von der Kopfschale bedeckt, dadurch geht das Implantat zwangsläufig in die angestrebte Valgusstellung und Lateralposition

Knochengewebes, auf dem die Implantate verankert werden. Außerdem ist es wichtig, daß während des Knochenumbaus an den Kontaktflächen mit den Implantaten eine Teilentlastung mit zwei Unterarmstützen während der ersten 3 Monate erfolgt. Darüber hinaus tritt an den vorher meist schwer deformierten Hüftgelenken auch ein struktureller Umbau ein, der etwa 1 Jahr in Anspruch nimmt. Während dieser Zeit sollten brüske Beanspruchungen vermieden werden.

Von großer Bedeutung für die Haltbarkeit der Schalenprothese ist natürlich auch die technisch korrekte Implantation der Prothesenteile und die Schonung wichtiger Strukturen. Besonders hervorgehoben sei hier der sorgfältige Umgang mit der pelvitrochantären Muskulatur beim vorderen Zugang, die Schonung der Blutgefäße an der Hinterfläche des Schenkelhalses, die Erhaltung des lateralen Hüftkopfrandes und die Vermeidung einer Schwächung des Isthmus ilei und des Acetabulums durch übermäßiges Ausfräsen der Hüftgelenkpfanne.

Tabelle 1. Lockerung der Schalenprothese bei den ersten 100 operierten Hüftgelenken innerhalb von 4 Jahren. Bei einer Lockerungsquote von insgesamt 12% ist die Hälfte der Lockerungen innerhalb der ersten 3 Jahre aufgetreten. Bei 10 von 12 Fällen war die Kopfschale betroffen und nur bei 2 Hüften bestand eine alleinige Lockerung der Pfannenschale. *Gruppe I* (Erste 100 Fälle bis September 1976)

Jahre			
0/9	Entzündung	Femur + Acetabulum	Metall 46
1/6	Entzündung	Femur	Metall 46
1/10	Luxation	Acetabulum	Metall 46
2/4	Entzündung	Femur	Metall 46
2/10	Rheuma	Femur	Metall 46
2/11	Entzündung	Femur	Metall 46
3/2	Arthrose	Femur	Metall 46
3/7	Luxation	Femur	Metall 46
3/8	Luxation	Femur	Metall 46
3/9	Luxation	Femur + Acetabulum	Metall 46
3/9	Luxation	Acetabulum	Metall 46
3/10	Arthrose	Femur	Metall 46
4 Jahre		12 Hüften	

Die Bedeutung dieser einzelnen Faktoren spiegelt sich auch in der tabellarischen Gegenüberstellung unserer Lockerungsquoten wider (Tabellen 1–3).

Um vergleichbare Kollektive einander gegenüberstellen zu können, haben wir die Nachuntersuchungsergebnisse 4 Jahre nach der Prothesenimplantation zugrunde gelegt.

In Tabelle 1 wurden die ersten 100 Hüftgelenke erfaßt, die wir operiert haben, und in Tabelle 2 die letzten 100 Hüftgelenke, bei denen die Prothesenversorgung mindestens 4 Jahre zurücklag. In Tabelle 3 schließlich sind alle Keramikprothesen zusammengefaßt, die vor mehr 4 Jahren implantiert wurden.

In allen Fällen handelte es sich um besonders schwere Form- und Funktionsstörungen der Hüftgelenke, bei denen gelenkerhaltende Operationen nicht mehr möglich waren. Häufig lagen auch schwere strukturelle Schäden des Knochens vor, die die Prognose der Schalenprothese besonders belasten.

In der ersten Gruppe (Tabelle 1) betrug die Lockerungsquote nach 4 Jahren 12%. Bei der Hälfte der Fälle trat die Prothesenlockerung innerhalb der ersten 3 Jahre auf, und bei 4 dieser 6 Hüftgelenke lag eine progressive, entzündliche Arthrose zugrunde. Bei 8 von 12 Hüftgelenken trat eine Lockerung der Kopfschale auf und bei jeweils 2 Fällen eine Lockerung der Pfannenschale bzw. beider Komponenten.

In der zweiten Gruppe (Tabelle 2) betrug die Lockerungsquote nach 4 Jahren 7%. Nur bei 2 der 7 Hüftgelenke trat die Prothesenlockerung innerhalb der ersten 3 Jahre auf. Nur bei einem dieser 7 Hüftgelenke bestand eine entzündliche Koxarthrose. Dies ist darauf zurückzuführen, daß wir mit zunehmender Erfahrung bei entzündlichen Arthrosen anläßlich der Prothesenimplantation eine radikale Synovektomie durchgeführt haben, was die Haltbarkeit der Prothese bei diesen Fällen verbessert. Außerdem sind wir im Laufe der Jahre bei der entzündlichen Koxarthrose mit der Indikation zur Schalenprothese auch zurückhaltender geworden. Auffallend ist, daß in der zweiten Gruppe die Lockerungsquote der Kopfschalen

Tabelle 2. Lockerung der Schalenprothese bei den letzten 100 Hüftgelenken, bei denen die Operation mindestens 4 Jahre zurückliegt. Bei einer Lockerungsquote von insgesamt 7% sind nur 2 Lockerungen innerhalb der ersten 3 Jahre aufgetreten und bei nur 2 von 7 Hüften war die Kopfschale betroffen. *Gruppe II* (letzte 100 Fälle, 4 Jahre post op)

Jahre			
2/4	Luxation	Femur + Acetabulum	Metall 42
2/8	Entzündung	Femur	Metall 42
3/2	Luxation	Acetabulum	Metall 50
3/2	Arthrose	Acetabulum	Keramik 50
3/3	Luxation	Acetabulum	Keramik 42
3/4	Luxation	Acetabulum	Keramik 42
3/10	Arthrose	Acetabulum	Metall 50
4 Jahre		7 Hüften	

Tabelle 3. Lockerung der Schalenprothese mit Keramikkopfschale. Bei einer Lockerungsquote von insgesamt 4,9% haben alle Lockerungen die Pfannenschale betroffen und in den ersten 3 postoperativen Jahren sind Lockerungen überhaupt nicht mehr aufgetreten. Bei 3 der 4 Hüftgelenke (Abb. 13–16) ist retrospektiv als vermeidbare Lockerungsursache eine zu dünne Zementschicht im Acetabulum verantwortlich zu machen. *Gruppe III* (Keramikprothesen, 4 Jahre post op 81 Fälle)

Jahre			
3/0	Juvenile Koxarthrose	Acetabulum	Keramik 42
3/2	Arthrose	Acetabulum	Keramik 50
3/3	Luxation	Acetabulum	Keramik 42
3/4	Luxation	Acetabulum	Keramik 42
4 Jahre		4 Hüften (4,9%)	

stark zurückgegangen ist. Bei 5 von 7 Hüftgelenken bestand eine Lockerung der Pfannenschale bei Fraktur des Knochenzements.

In der dritten Gruppe (Tabelle 3) betrug die Lockerungsquote nach 4 Jahren 4,9%. Bei dieser Gruppe, die ausschließlich mit Keramikprothesen versorgt wurde, waren keine Lockerungen der Kopfschale mehr zu verzeichnen, sondern in allen 4 Fällen war nur die Pfannenschale betroffen und alle Lockerungen traten erst im 4. Jahr nach der Operation auf. Bei allen 4 Fällen hat es sich um besonders schwere Schädigungen der Hüftgelenke gehandelt (Abb. 13–16). Außerdem ist bei 3 dieser 4 Fälle die Lockerungsursache in einer Ermüdungsfraktur des Knochenzements im Acetabulum zu erkennen, die aus heutiger Sicht vermeidbar gewesen wäre.

Der Schweregrad des Ausgangsbefundes und das relativ junge Lebensalter der Patienten (Tabelle 4) haben sicher einen Einfluß auf die Prothesenlockerung gehabt. Einerseits erschweren die fortgeschrittenen Form- und Strukturveränderungen die stabile Verankerung der Prothese, andererseits entwickeln junge Menschen eine größere physische Aktivität, so daß die Prothese auch stärker beansprucht wird. Aber gerade bei diesen fortgeschrittenen Befunden im jungen Lebensalter, die zum operativen Handeln zwingen, für die jedoch sonst keine gute Alternative zur Verfügung steht, hat die Schalenprothese ihre wichtigste und dankbarste Indikation, weil sie einen risikoarmen Kompromiß anbietet.

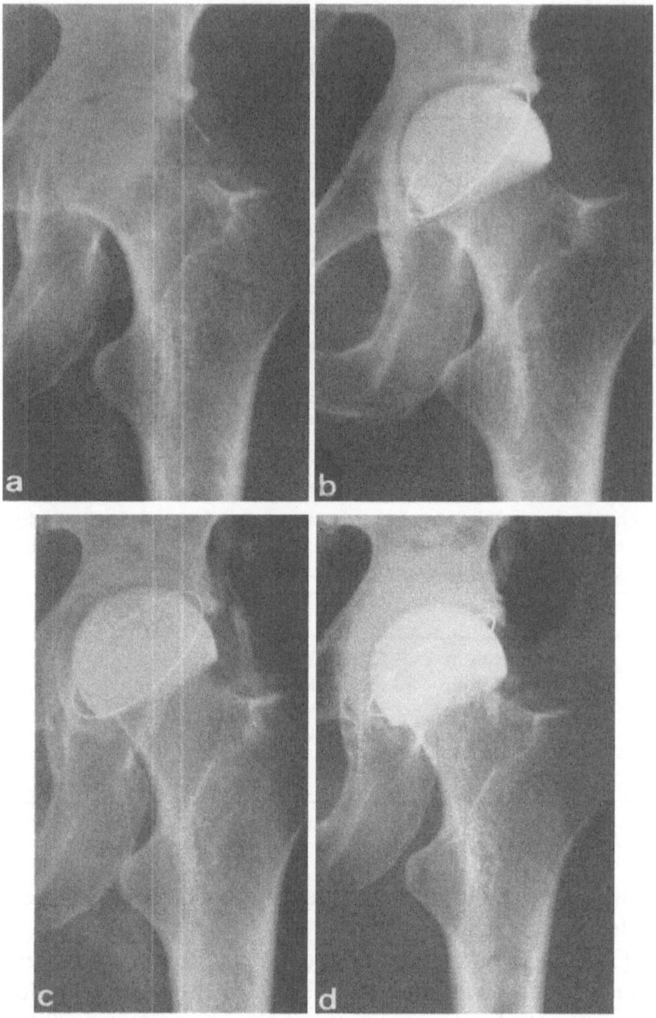

Abb. 13 a–d. Lockerungsbeispiel aus der Gruppe III (Tabelle 3). **a** Fortgeschrittene Koxarthrose links mit voluminöser Zystenbildung im Pfannendach bei 65jährigem Mann. **b** Zustand 3 Monate nach Implantation einer Schalenprothese. **c** 1,5 Jahre nach Prothesenimplantation Lockerung der Pfannenschale bei Fraktur der dünnen Zementschicht im Zystenbereich. Ein schwerer Sturz auf die linke Hüfte, der die ersten Beschwerden ausgelöst hat, hat wahrscheinlich vorzeitig zur Zementfraktur geführt. Ohne den Sturz wäre die Fraktur unter den gegebenen lokalen Bedingungen wahrscheinlich zu einem späteren Zeitpunkt auch spontan aufgetreten. Bei einer dickeren metallarmierten Zementschicht im Acetabulum hätte aus heutiger Sicht das Lockerungsrisiko verringert werden können. **d** Zustand 2 Jahre nach Auswechslung der Pfannenschale

Der Vergleich der einzelnen Gruppen miteinander zeigt, daß mit zunehmender Erfahrung und verbesserter Technik die Lockerungsquote eindrucksvoll gesenkt und Frühlockerungen in den ersten 3 Jahren vermieden werden konnten. Die geringere Schwächung des Acetabulums und die Verwendung kleinerer Prothesendurchmesser (Tabelle 5) hat an dieser Entwicklung sicher einen wesentlichen Anteil. Die

Tabelle 4. Lebensalter der Patienten. Die Hälfte der Patienten ist jünger als 50 Jahre, mehr als ¾ jünger als 60 Jahre. *Keramikschalenprothese 1976–1978*

Alter der Patienten				
Jahre	Anzahl			
–20	3	↑	↑	↑
–30	8	29		
–40	18	↓	51	
–50	22		↓	77
–60	26			↓
–70	19			
–80	4			
Zusammen	100			

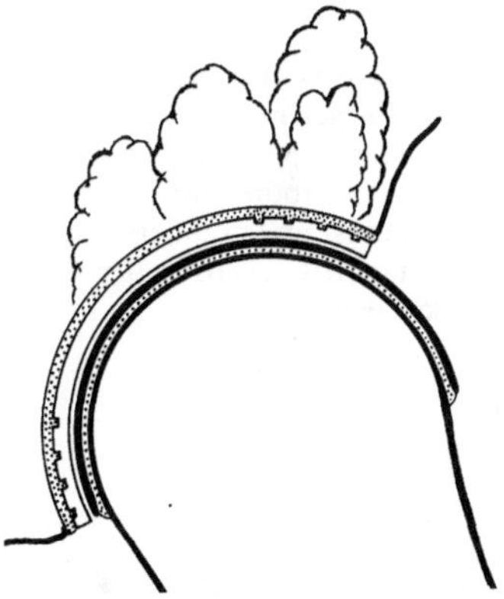

Abb. 14. Die Umrißzeichnung der Röntgenaufnahme (Abb. 13 b) zeigt die dünne Zementschicht *(punktiert)* zwischen dem elastischen Pfannenimplantat und den großen arthrotischen Zysten und veranschaulicht das Bruchrisiko

Hüftgelenke mit der beschriebenen verbesserten Verankerungstechnik der Prothesenpfanne und den metallarmierten Pfannen mit kleinerer Hemisphäre sind in den Tabellen noch nicht berücksichtigt, weil die Operationen noch weniger als 4 Jahre zurückliegen. Die bisherigen Beobachtungen lassen jedoch eine weitere Senkung der Lockerungsquoten erwarten.

Es bleibt noch die Frage zu erörtern, ob nach einer Prothesenlockerung, v. a. bei jüngeren Patienten, die Rückzugswege tatsächlich besser sind als nach der Lockerung einer Totalprothese. Schalenprothesen kommen nur bei Befunden in Frage, bei denen gelenkerhaltende Osteotomien nicht mehr aussichtsreich sind. Man kann daher zunächst grundsätzlich feststellen, daß nach der Entfernung einer Schalenprothese alle alternativen Behandlungsmöglichkeiten verfügbar bleiben, die vor der Implantation der Schalenprothese sonst noch in Frage gekommen wären, vorausgesetzt, daß das Acetabulum nicht zu weit aufgefräst worden ist und die gelockerte Prothese nicht zu spät entfernt wird, damit im Bereich der Hüftpfanne noch genügend Knochensubstanz für Alternativoperationen zur Verfügung steht.

In der täglichen Praxis wird man eine gelockerte Schalenprothese oder ihre Komponenten durch eine neue Schalenprothese ersetzen, wenn die verbliebene knöcherne Unterlage eine gute Verankerung der neuen Implantate gewährleistet. Bei einer mangelhaften Qualität der knöchernen Gelenkanteile kann man eine

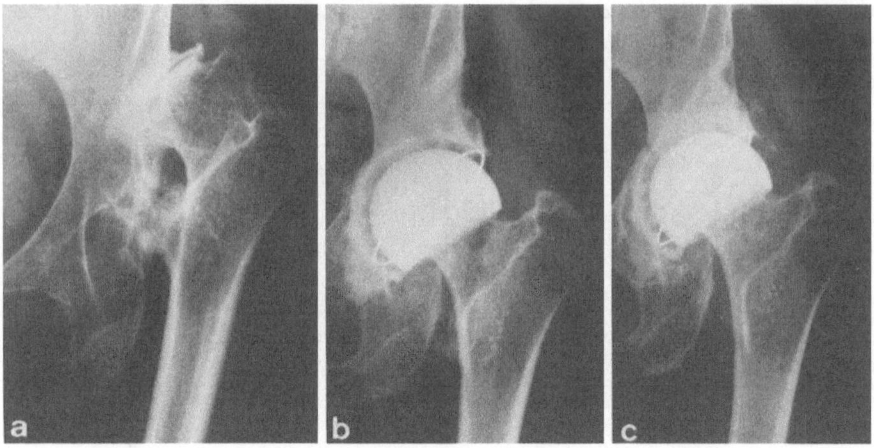

Abb. 15 a–c. Lockerungsbeispiel aus der Gruppe III (Tabelle 3). **a** Schwere Luxationsarthrose des linken Hüftgelenkes bei 47jähriger Frau. **b** Zustand 3 Monate nach Implantation einer Schalenprothese unter Reposition in die Urpfanne und Spongiosaanlagerung am Pfannendach. Aus heutiger Sicht ist der Prothesendurchmesser zu groß, was zu einer Schwächung des Isthmus ilei geführt hat, außerdem ist im kranialen Gelenksegment die Zementschicht zu dünn. **c** ⅔ Jahre nach Protheseninplantation Lockerung der Pfannenschale bei Fraktur des Knochenzementes im kranialen Gelenksegment

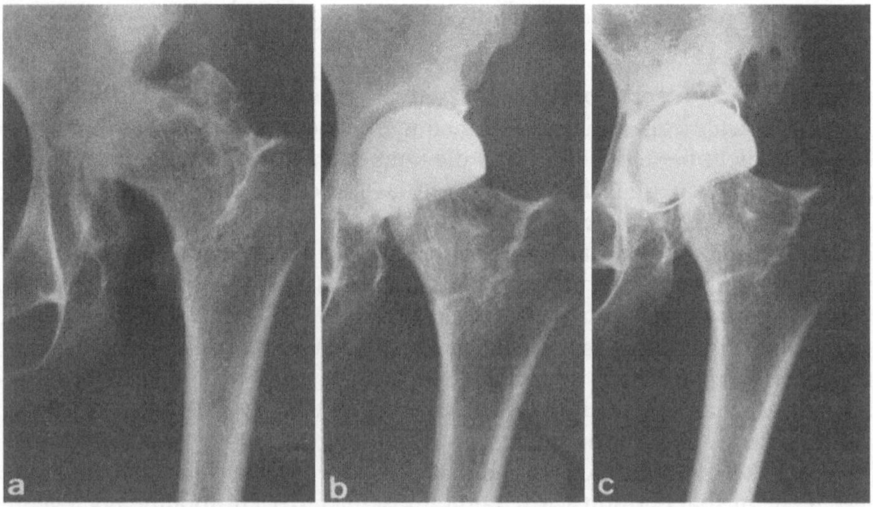

Abb. 16 a–c Lockerungsbeispiel aus der Gruppe III (Tabelle 3). **a** Schwerste Luxationsarthrose des linken Hüftgelenkes bei 38jähriger Frau. **b** Zustand 3 Monate nach Implantation einer Schalenprothese unter Reposition in die Urpfanne und Spongiosaanlagerung am Pfannendach. Aus heutiger Sicht ist die Zementschicht im kranialen Segment des Acetabulums zu dünn. **c** ¾ Jahre nach Protheseninplantation Lockerung der Pfannenschale bei Fraktur des Knochenzements im kranialen Anteil des Acetabulums

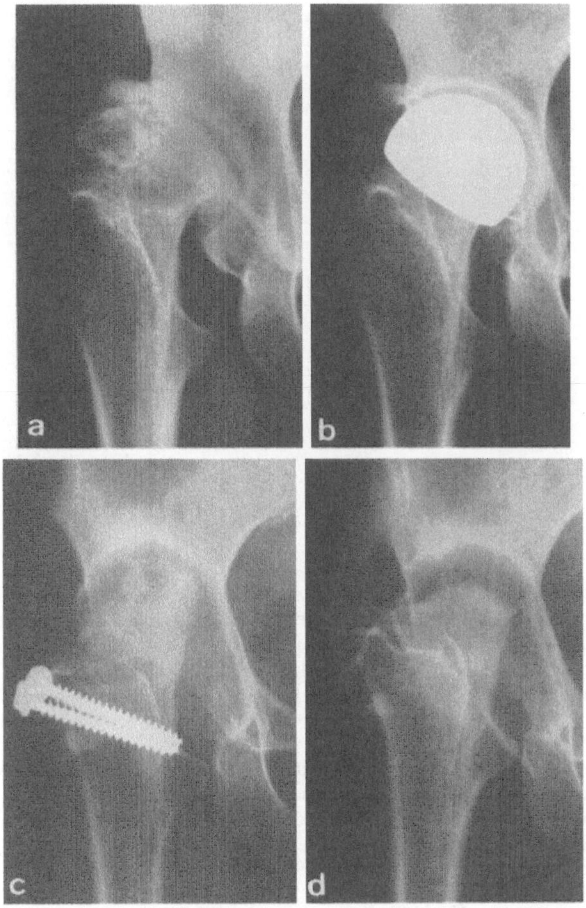

Abb. 17 a–d. Ersatzlose Implantatentfernung mit Versetzung des Trochanter major als ein Rückzugsweg nach der Schalenprothese. **a** Schwere versteifende Luxationsarthrose des rechten Hüftgelenkes bei 32jähriger Frau. **b** Zustand 3 Monate nach der Implantation einer Schalenprothese mit Metallkopfschale. **c** 5/7 Jahre nach der Prothesenversorgung ersatzlose Entfernung der Implantate wegen Lockerung, unter Erhaltung der Gelenkkapsel und Versetzung des Trockanter major. **d** 1/6 Jahre nach der Implantatentfernung hat sich unter partieller Resorption des Schenkelhalsstumpfes eine stabile Nearthrose mit breitem röntgenologischem Gelenkspalt entwickelt. Insgesamt ist eine Beinverkürzung von 2 cm eingetreten, die bei einer vorbestehenden Beinverkürzung auf der Gegenseite um den gleichen Betrag zum Beinlängenausgleich geführt hat

Schalenprothese gegen eine Totalprothese auswechseln, wenn der Patient das entsprechende Lebensalter hat. Bei jüngeren Patienten kann nach der Entfernung einer Schalenprothese eine Hüftarthrodese durchgeführt werden. Diese Indikation scheint aber sehr selten zu sein, denn sie hat sich bei uns in 8 Jahren noch in keinem Fall ergeben.

Vielmehr hat sich bei ungünstigen lokalen Verhältnissen die ersatzlose Entfernung der Schalenprothese unter Erhaltung der Gelenkkapsel und mit gleichzeitiger Verlagerung des Trochanter major als die vorteilhafteste Sanierungsmaßnahme bewährt, wenn die Voraussetzungen für die erneute Implantation einer Schalenpro-

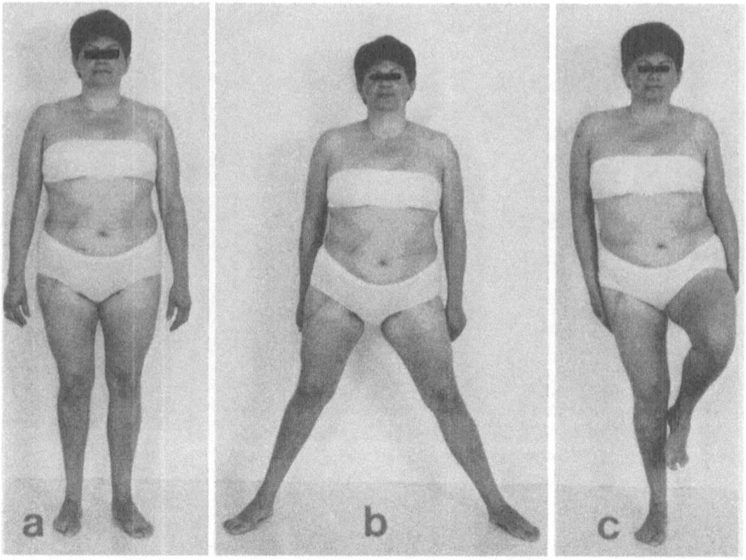

Abb. 18 a–c Ersatzlose Entfernung der Schalenprothese (der gleiche Fall wie Abb. 17). Die Beweglichkeit des rechten Hüftgelenkes ist sehr zufriedenstellend, die Patientin ist schmerzfrei und im Büro voll berufstätig. Das Trendelenburg-Phänomen ist negativ und das Gangbild auf kurzer Strecke hinkfrei. Auf langer Gehstrecke wird ein Handstock benutzt. 1½ Jahre nach der Prothesenentfernung berichtet die Patientin über eine immer noch anhaltende Besserung ihrer Leistungsfähigkeit

Tabelle 5. Durchmesser der Schalenprothesen. Mit zunehmender Erfahrung und der Erkenntnis, daß das Acetabulum die kritische Komponente darstellt, wurde weniger Knochensubstanz aus der Hüftgelenkpfanne entfernt und dementsprechend wurden kleinere Prothesendurchmesser verwendet

mm	Erste 100 Hüften	Letzte 100 Hüften
38	0	12
42	0	44
46	84	27
50	16	17

these nicht mehr bestehen. Die klinischen und auch die röntgenologischen Ergebnisse sind beeindruckend (Abb. 17 u. 18). Die Beweglichkeit der Hüftgelenke ist gut, die Beschwerden der Patienten sind gering und die Stabilität der Hüfte ist meist zufriedenstellend. Die Beinverkürzung ist selten größer als 2 cm. Voraussetzung für ein gutes funktionelles Ergebnis ist die Erhaltung der narbigen Hüftgelenkkapsel, v. a. der kaudalen Kapselanteile. Dadurch wird ein Hochtreten des Femurs verhindert, das proximale Femurende verbleibt gewissermaßen in einer „elastischen Aufhängung" und es kommt nicht zu einer direkten Berührung zwischen dem Schenkelhalsstumpf und der kranialen Fläche des Acetabulums. Durch die gleichzeitige Trochanterversetzung wird das proximale Femurende tiefer in das Acetabulum und näher an den Körperschwerpunkt gezogen, was den Gelenkdruck reduziert und die stabilisierende Spannung der pelvitrochantären Muskulatur erhöht.

Oft haben diese Patienten ein hinkfreies Gangbild auf kurzer Gehstrecke mit einem negativen Trendelenburg-Phänomen. Die Hüftgelenke sind natürlich nicht so stabil wie mit einer intakten Prothese, und die Patienten benötigen auf längeren Gehstrecken einen Handstock, um ein Hüftinsuffizienzhinken zu vermeiden. Dieser Zustand ist jedoch, wenn die Indikation für die Implantation der Schalenprothese mit der nötigen Zurückhaltung gestellt worden ist, immer wesentlich besser als vor der Prothesenversorgung, und nur sehr selten wünschen die Patienten nach mehreren Jahren zur Verbesserung dieses Zustandes einen erneuten operativen Eingriff, wie z. B. die Implantation einer Totalprothese.

Zusammenfassung

In einer mehr als 8jährigen Erfahrung mit dem alloplastischen Gelenkflächenersatz am Hüftgelenk haben sich eine Reihe von Erkenntnissen ergeben, die für die Haltbarkeit der Schalenprothese wichtig sind und bei der heutigen Technik dieses Verfahrens ihre Berücksichtigung finden.

Als die kritische Seite der Prothese hat sich, entgegen allen Erwartungen, die Pfannenschale im Acetabulum und nicht der Hüftkopf erwiesen. Seit der Einführung der Keramikkopfschale haben sich Lockerungen dieses Implantates in den ersten 6 Jahren nach der Operation nicht ergeben, längere Beobachtungen bei der Keramikschale liegen noch nicht vor.

Als wichtigste Lockerungsursache für die Pfannenschale muß die Ermüdungsfraktur des Knochenzements angesprochen werden. Dafür sind die Verwendung zu dünner Zementschichten und die Schwächung des Acetabulums durch zu starkes Auffräsen veratnwortlich zu machen. Heute wird beim Knochenzement auf die Einhaltung einer Schichtdicke von 3–4 mm großer Wert gelegt, und zusätzlich wird die Reißfestigkeit des Zements durch eine Metallarmierung erhöht. Zur Verkleinerung der Reibungsflächen werden außerdem Pfannenschalen mit einer um 40° verkleinerten Hemisphäre verwendet.

Der natürliche Durchmesser des Acetabulums wird beim Fräsen nicht mehr vergrößert, und die subchondrale Knochenschicht wird, zumindest in der kranialen Gelenkhälfte, erhalten. Daraus ergibt sich zwangsläufig die Verwendung von Prothesen mit kleineren Durchmessern. Der überschüssige Knochen wird von der ventralen und medialen Fläche des Hüftkopfes abgetragen, während der laterale Rand des Hüftkopfes und die laterale Schenkelhalsfläche unbedingt intakt bleiben müssen.

Die Indikation muß auch weiterhin, wie bisher, sehr zurückhaltend gestellt werden. Die Schalenprothese ist nur dort indiziert, wo die schmerzhaften Funktionsstörungen des Hüftgelenkes eine operative Behandlung dringend erfordern, wo jedoch gelenkerhaltende Osteotomien nicht mehr möglich sind und gegen eine Totalprothese Vorbehalte bestehen, sei es wegen eines jungen Lebensalters oder aus anderen Gründen.

Die Schalenprothese ist ein Verfahren v. a. für den jüngeren Patienten. Die Operationstechnik ist schwieriger als bei der Totalprothese und operationstechnische

Fehler führen zur frühzeitigen Lockerung. Die Rückzugsmöglichkeiten sind durch die Erhaltung von Hüftkopf und Schenkelhals besser als nach der Lockerung einer Totalprothese. Bei schweren strukturellen Veränderungen der gelenkbildenden Knochenteile gibt die ersatzlose Entfernung der Schalenprothese unter Erhaltung der Gelenkkapsel und bei gleichzeitiger Versetzung des Trochanter major durchaus zufriedenstellende Ergebnisse.

Literatur

Wagner H (1978) Surface replacement arthroplasty of the hip. Clin Orthop 134: 102–130

Wagner H (1979) Die Schalenprothese des Hüftgelenkes – Oberflächenersatz als Gelenkerhaltung. Orthopäde 8: 276–295

Teil III

Klinische Erfahrungen und Ergebnisse

Erfahrungen und Ergebnisse der Zweischalenarthroplastik des Hüftgelenkes

W. Oest, T. Siahaan und F. Durbin[1]

Seit der Wiedereinführung des alloplastischen Oberflächenersatzes in den Behandlungskatalog arthrotisch veränderter Hüftgelenke ist das Für und Wider um diese Methode nicht verstummt. Mag man auch den Kritikern recht geben, die auf den im Vergleich zur Standardprothese eingeschränkten Bewegungsumfang dieser Prothesenkonstruktion verweisen, der aber funktionellen Ansprüchen durchaus genügt, so liegen andererseits hinsichtlich der Lockerungsraten recht unterschiedliche Ergebnisse vor, die in ihrer negativen Bilanz geeignet sind, das Verfahren in Mißkredit zu bringen. Gerade jüngere Patienten mit schmerzhaften, bewegungseinschränkenden Hüfterkrankungen neigen heute viel eher zum Gelenkersatz als zur Arthrodese. So wurde denn auch im Jahre 1976 die Zweischalenplastik als alternatives Behandlungsverfahren zur Standardprothese an unserer Klinik eingeführt.

Wir sehen als wesentliche Vorteile dieses Verfahrens den weitgehenden Erhalt des physiologischen Gelenkzustandes, da nur geringe knorpelige bzw. knöcherne Anteile der Pfanne und des Kopfes in typischer Weise abgetragen werden müssen. Somit bleiben wesentliche Strukturen des Schenkelhalses als tragendes Element bewahrt, die am Knochen gesetzte Läsion ist gering, die Markhöhle braucht nicht geöffnet zu werden, das Implantatvolumen ist relativ klein und das Gelenkvolumen bleibt im wesentlichen erhalten, so daß eine Auffüllung entstehender Hohlräume mit Bindegewebe nicht erfolgt. Schließlich bietet sich im Falle einer Lockerung stets der Rückweg zur konventionellen Endoprothese an, sofern ein Wechsel der Zweischalenplastik nicht möglich ist. Zu der in der vorliegenden Literatur oft erwähnten Möglichkeit einer Arthrodese nach Entnahme der alloplastischen Gelenkflächen können wir aus eigener Erfahrung nicht Stellung nehmen.

Als Nachteil haftet dem Verfahren aus Gründen der Gelenkübersicht der anspruchsvollere, aber notwendige vordere Zugang unter Ablösung von Teilen der pelvitrochantären Muskulatur an. Dabei müssen auch teilweise kräftige, zur Muskulatur führende arterielle Gefäße unterbunden werden. Zurichtung des Hüftkopfes und Verankern der Kopfkappe müssen außerordentlich genau erfolgen, damit die geforderte Valgusposition der Kopfkappe von 145° errreicht wird, gleichzeitig aber die kraniale Kortikalis des Schenkelhalses durch den Vorgang des Kopffräsens nicht verletzt wird.

1 Dr. W. Oest, Dr. T. Siahaan und Dr. F. Durbin, Orthopädische Klinik, Klinikum der Justus-Liebig-Universität, Freiligrathstr. 2, D-6300 Giessen.

Indikation

Wir stellen die Indikation zur Zweischalenarthroplastik bei stark bewegungseinschränkenden, schmerzhaften Hüfterkrankungen, wobei uns besonders wichtig erscheint, daß

1. keine hüftnahen korrigierenden Umstellungsosteotomien mehr möglich sind, und
2. die Destruktion des Gelenkes, insbesondere des Kopfes, noch nicht zu weit fortgeschritten ist.

Es handelt sich dabei v. a. um Patienten unterhalb des 60. Lebensjahres mit sog. primären oder sekundären Koxarthrosen. Bei der Planung des Eingriffes ist auf einen genügend großen CCD-Winkel zu achten, da Winkel unter 130° in der Regel keine ausreichende Valgusposition der Kopfkappe zulassen. In diesem Sinne können vorausgehende valgisierende Osteotomien günstigere Voraussetzungen schaffen.

Material und Ergebnisse

Von 1976 bis August 1982 wurden an der Orthopädischen Univ.-Klinik Gießen insgesamt 239 Zweischalenplastiken implantiert. Als Grunderkrankung stand die idiopathische Koxarthrose mit 147 Fällen an der Spitze, gefolgt von den Hüftkopfnekrosen mit 29, Erkrankungen des rheumatischen Formenkreises mit 15, Dysplasiearthrosen mit 28 und posttraumatische Arthrosen mit 20 Fällen (Tabelle 1).

Bezogen auf das Alter ergibt sich folgende numerische Verteilung der Implantate:

Bei 20- bis 30jährigen	5
bei den bis zu 40jährigen	14
bis zu 50jährigen	57
bis zu 60jährigen	142
und bis zu 70jährigen	21

Patienten. Die Geschlechterverteilung wurde hierbei nicht berücksichtigt.

Von Oktober 1979 bis August 1982 mußten wir 21 Prothesen wegen Lockerung auswechseln, dabei wurden jeweils konventionelle Prothesen implantiert (Tabelle 2).

Tabelle 1. Indikationen zur Zweischalenarthroplastik

Koxarthrose	147
Hüftkopfnekrose	29
Rheuma u. ä.	15
Dysplasiearthrose	28
Posttraumatisch	20
Gesamt	239

Tabelle 2. Prothesenlockerung in Abhängigkeit von der Standzeit

	n	Davon gelockert
5 und mehr Jahre	27	6
Bis 4 Jahre	56	6
Bis 3 Jahre	70	3

Tabelle 3. Prothesenlockerungen in Abhängigkeit von der Krankheit

Koxarthrose	10
Hüftkopfnekrose	5
Rheuma u. ä.	1
Dysplasiearthrose	3
Posttraumatisch	2
Gesamt	21

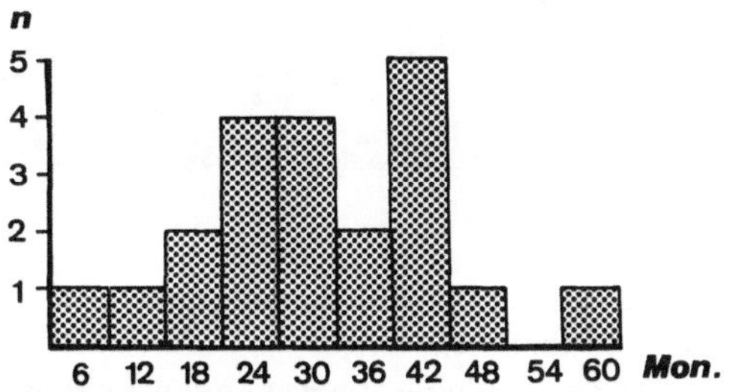

Abb. 1. Anzahl der Prothesenlockerungen (n) in Abhängigkeit von der Standzeit (Monate) 1976–1982

Bei insgesamt 27 Prothesen mit 5jähriger Standzeit traten 6 Lockerungen auf, bei 56 Prothesen mit 4jähriger Standzeit gleichfalls 6 Lockerungen und bei 70 Prothesen mit bis jetzt 3jähriger Standzeit 3 Lockerungen. Bei Erfassung aller Zweischalenprothesen im gesamten Beobachtungszeitraum ergibt sich ein Maximum der Prothesenlockerungen nach einer Standzeit zwischen 20–40 Monaten. Bezogen auf das Alter traten

2 Lockerungen in der Gruppe der 30- bis 40jährigen auf,
5 Lockerungen in der Gruppe der 40- bis 50jährigen und
14 Lockerungen in der Gruppe der 50- bis 60jährigen.

Dagegen wurden bis heute keine Lockerungen in der Gruppe der 20- bis 30jährigen und der Gruppe der 60- bis 70jährigen beobachtet. Wegen der unterschiedlichen Fallzahl der einzelnen Gruppen lassen sich hieraus aber keine Schlüsse etwa auf ein gehäuftes Auftreten von Lockerungen bei älteren Patienten ziehen (Abb. 1).

Bezogen auf die Grunderkrankung verteilen sich 10 Lockerungen auf die idopathische Koxarthrose (6,8%); 5 auf die Hüftkopfnekrose (17,2%); 1 auf Erkrankungen auf dem rheumatischen Formenkreis (6,6%); 3 Lockerungen auf Dysplasiearthrosen (10,7%) und letzthin 2 Lockerungen auf posttraumatische Koxarthrosen (10,0%) (Tabelle 3).

Damit ist in unserem Krankengut die prozentuale Lockerungsrate bei den Hüftkopfnekrosen fast 3mal so hoch wie bei den idiopathischen Koxarthrosen; wir be-

Tabelle 4. Ursachen der Prothesenlockerung am Hüftkopf

Varusposition der Kopfkappe	3
Verletzung der Schenkelhalskortikalis	6
Abscherfraktur	1
Posttraumatisch	1
Nekrosen, Zysten u. ä.	10

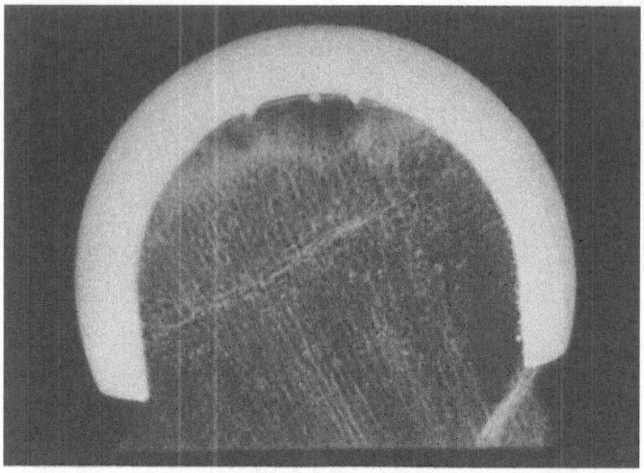

Abb. 2. Sägeschnitt eines Präparates bei beginnender Kopfkappenlockerung

trachten daher die Hüftkopfnekrosen als Kontraindikation für eine Zweischalenplastik (Tabelle 4).

Als Zeichen einer beginnenden Lockerung wird von den meisten Untersuchten eine wieder zunehmende schmerzhafte Bewegungseinschränkung des Hüftgelenks angegeben; befragt nach möglichen Ursachen, konnten 4 Patienten keinerlei Angaben machen. 16 Lockerungen erfolgten mit Sicherheit ohne vorheriges Trauma, eine Lockerung erfolgte nach Trauma im Sinne einer Schenkelhalsfraktur. Bei Zugrundelegung von 21 Lockerungen mit nachfolgendem Prothesenwechsel konnten wir in 15 Fällen eine alleinige Lockerung der Hüftkopfkappe feststellen, bei weiteren 6 Fällen war sowohl die Kappe als auch die Pfanne gelockert, eine isolierte Lösung der Hüftpfanne haben wir dagegen niemals beobachtet. Die weiteren Untersuchungen zur Ursache der Lockerungen lassen erkennen, daß 3 Kopfkappen in eindeutiger Varusstellung implantiert, weitere 6 mit einer Verletzung der Schenkelhalskortikalis eingepflanzt wurden. Damit sind bei insgesamt 21 gelockerten Wagner-Prothesen 9 auf eine nicht ganz einwandfreie Operationstechnik zurückzuführen, die bei guter Ausgangssituation sicherlich hätten vermieden werden können. Rechnet man diesem Kontingent eine traumatische Kopfkappenlösung hinzu, verbleiben von 21 Lockerungen lediglich noch 11, die alle auf fortschreitende nekrotische Prozesse am Hüftkopf zurückzuführen waren, wobei letztlich nicht zu klären war, ob es sich hierbei um iatrogene Schäden handelte oder um ein nekrotisches Geschehen sui generis (Abb. 2).

Sonstige Komplikationen, wie primäre Wundinfekte, Wundrandnekrosen, Hämatome und periartikuläre Ossifikationen, bleiben zum heutigen Zeitpunkt unberücksichtigt.

Zusammenfassend können wir feststellen, daß bei 239, in den Jahren 1976–1982 implantierten Zweischalenplastiken nach Wagner letztlich 11 offensichtlich unvermeidbare Lockerungen resultieren, das entspricht einem Prozentsatz von 4,5%.

Da die bisher vorliegenden Ergebnisse durchaus noch nicht als Langzeitergebnisse postuliert werden können, so lassen doch die jetzt vorliegenden Erfahrungen erkennen, daß sich der Oberflächengelenkersatz als alternative Behandlungsmethode zur Totalendoprothese bei jüngeren Patienten durchaus bewährt hat, v.a., wenn dabei hinsichtlich der Indikationsstellung einige wesentliche Kriterien beachtet werden. Dazu zählen v.a. ein Schenkelhalswinkel über 130°, ausreichendes vitales Knochengewebe im Bereich des Oberschenkelkopfes, Möglichkeit der Kopfkappenimplantation in einem Winkel von 145° ohne Verletzung der kranialen Kortikalis des Schenkelhalses. Wir glauben, damit gerade jüngeren Patienten in sonst ausweglosen Fällen eine gute Behandlungsmöglichkeit zukommen lassen zu können und werden aufgrund unserer Ergebnisse auch in Zukunft weiterhin davon Gebrauch machen.

Literatur

Charnley J (1961) Arthroplasty of the hip. A new operation. Lancet II: 1129–1132

Charnley J (1972) The long-term results of low-friction arthroplasty of the hip performed as a primary intervention. J Bone Joint Surg 54 B: 61–76

Smith-Peterson MN (1939) Arthroplasty of the hip. A new method. J Bone Joint Surg 21: 269

Wagner H (1975) Der alloplastische Gelenkflächenersatz am Hüftgelenk. Arch Orthop Trauma Surg 82: 101

Entwicklung und aktueller Stand der isoelastischen Hüftendoprothese

H. Jenny und E. Morscher[1]

Abriebprobleme, Materialbrüche und Lockerung der Prothesenkomponenten sind limitierende Faktoren beim dauernden Erfolg einer Hüftprothese.

Die aseptische Prothesenlockerung stellt allen voran das Hauptproblem dar und ist heute die häufigste Ursache für die immer zahlreicher werdende Austauschoperation am Hüftgelenk. In der Mehrzahl dieser Fälle ist auch heute noch der eigentliche Lockerungsmechanismus nicht in allen seinen Details restlos verstanden.

Zweifellos spielen jedoch dabei Knochenumbauvorgänge, gefolgt von Fremdkörperreaktionen, die durch Materialabrieb verursacht sind, eine ganz entscheidende Rolle. Auch durch die sicher revolutionäre Einführung des Knochenzements in die Hüftprothesenchirurgie ging der Wunsch nach einer dauerhaften und sicheren Prothesenverankerung bis heute nicht vollständig in Erfüllung.

Die optimale Fixation eines Implantates hängt zur Hauptsache von seiner Formgebung und seinem Herstellungsmaterial ab. Der Einbau einer Hüftprothese führt zu einer grundlegenden Veränderung in der biomechanischen Konstellation des Hüftgelenks. Ein durch den Einbau neu entstehender biomechanischer Gleichgewichtszustand kann um so rascher erreicht werden, je geringer die Störung der ursprünglichen Biomechanik ist und je weniger das eingebrachte Implantat selbst die Übertragung und Verteilung der Kräfte auf den Knochen stört.

Das ideale künstliche Hüftgelenk würde eine Prothesenkonstruktion bedingen, welche mit den physiologischen Streßmustern des proximalen Femurs und des Acetabulums genau übereinstimmt.

Die Idee der isoelastischen Prothese, d.h. eines Implantats, welches ähnliche physikalische, insbesondere elastische Eigenschaften aufweist wie der umliegende Knochen selbst, basiert auf der bei der Frakturosteosynthese gemachten Beobachtung, daß starre, metallene Implantate auf den Knochen eine sog. Streßprotektion bewirken, was vom Knochen bekanntlicherweise mit der Ausbildung einer Atrophie beantwortet wird. Obwohl eine mittels Osteosynthese angestrebte Frakturheilung mit der so dringend erwünschten „Protheseneinheilung in den Knochen" verglichen werden darf, müssen wir uns klar vor Augen halten, daß eine Hüftprothese – im Gegensatz zu einer Osteosyntheseplatte – die auf den Knochen einwirkenden Kräfte nicht nur voll und ganz, d.h. zu 100%, sondern im Idealfall eben auch lebenslänglich zu tragen hat. Ein Implantat kann nur dann dauerhaft im Knochen verankert bleiben, wenn sich zwischen Belastung und Knochenstruktur ein biomechanisches steady state abspielt. Die Prothesenlockerung spielt sich praktisch ausnahmslos an den Grenzflächen zwischen Implantat und lebendem Knochengewebe ab. Kräfte, die auf das in sich geschlossene System einer eingebauten Hüfttotalpro-

1 Dr. H. Jenny, Oberarzt und Prof. Dr. E. Morscher, Vorsteher Orthopädische Universitätsklinik, Kantonsspital, CH-4055 Basel.

these einwirken, können nicht wie an der gesunden Hüfte vollständig weitergeleitet werden, vielmehr treten Zonen mit Kräftekonzentrationen an der Implantat-Knochen-Grenze auf. Besonders schädlich wirken sich Wechsellasten und Scherkräfte aus. Je mehr nun die physiologische Übertragung der Kräfte gestört ist, und je ausgeprägter die Differenz zwischen mechanischem Verhaltensmuster des Implantats und des umgebenden Knochens, desto größer und lokal konzentrierter muß der unerwünschte Streß an der Implantat-Knochen-Grenze werden. Die zu einer Prothesenlockerung führenden Kräfte können auf verschiedenen Wegen reduziert oder gar ausgeschaltet werden:

1. durch das bekannte „Low-friction"-Prinzip von Charnley;
2. durch ein optimales Prothesendesign mit möglichst physiologischer Kräfteübertragung auf den Knochen;
3. durch möglichst engen und breitflächigen Implantat-Knochen-Kontakt;
4. durch optimales Angleichen der physikalischen Eigenschaften des Implantats an die umgebende Knochenstruktur.

Aufgrund der z.T. eben aufgelisteten Konstruktionsprinzipien entwickelte anfangs der 70er Jahre Mathys die isoelastische Hüftprothese. Von den diversen, zur Herstellung getesteten Materialien kam das Polyacetalharz den physikalischen Eigenschaften des menschlichen Knochens am nächsten, was besonders für den Elastizitätsmodul gilt.

Um eine möglichst optimale Kräfteübertragung dieser sog. „isoelastischen Polyacetalharzprothese" auf den Knochen zu erreichen, mußte diese selbstverständlich als zementfreies System konzipiert werden, wodurch es gleichzeitig gelang, die z.T. sicher nachteiligen Eigenschaften des PMMA zu eliminieren.

Die zementfreie Verankerungstechnik machte es notwendig, für den exakten Einbau der einzelnen Prothesenkomponenten ein Spezialinstrumentarium zu entwickeln. Hier soll ausdrücklich darauf verwiesen werden, daß das Einpassen einer isoelastischen Prothese in der Regel höhere Ansprüche an den Operateur stellt als das Einbauen einer zementierten Prothese.

Im folgenden sollen nun die Hüftpfanne und der Prothesenschaft der isoelastischen Totalprothese gesondert betrachtet werden.

1973 wurden an unserer Klinik in Basel die ersten zementlos verankerten Hüfttotalprothesen aus Polyacetalharz eingebaut. In der Folgezeit stellte sich leider heraus, daß im Gegensatz zu den In-vitro-Versuchen, sich in vivo ein untragbar hoher Abrieb am Polyacetal der Pfanne einstellte. Als Konsequenz mußte trotz guter Isoelastizität auf das Polyacetal zur Herstellung von belasteten Gleitflächen definitiv verzichtet werden.

Seit 1977 wird deshalb die zementfreie Hüftpfanne aus hochmolekularem Polyäthylen gefertigt. Aus Gründen der möglichst physiologischen Kräfteübertragung sowie einer optimalen Verminderung von Streßkonzentrationen wurde nach wie vor an einer halbsphärischen Pfannenform festgehalten.

Da eine möglichst große Kontaktfläche die Fixationsfestigkeit eines Implantats verbessert, sind an der Pfannenrückfläche zirkuläre Rillen angebracht, in welche, neben dem rein flächenmäßigen Vorteil der Oberflächenvergrößerung, auch ein Einwachsen von Knochen und Bindegewebe erfolgen kann.

Zwei Zapfen im tragenden, kranialen Anteil der Pfannenrückfläche dienen einer sicheren Verankerung in bezug auf die Rotation. Zusätzlich wird die Pfanne noch mit speziellen Metallschrauben oder mit oberflächenstrukturierten Polyacetalharznägeln durch eigens dafür im Pfannenrand angebrachte Löcher befestigt.

Der Kopf der metallenen Fixationsschrauben muß unbedingt im Polyäthylen der Pfanne versenkt sein, damit bei einer unvorhergesehenen postoperativen Luxation der Prothesenkopf nicht über den Schraubenkopf schlägt und dabei zerkratzt wird, was katastrophale Folgen in bezug auf Polyäthylenabrieb an der Pfanne haben müßte.

Speziell auch bei Pfannen mit kleinem Durchmesser, bei welchen zwischen den Schraubenköpfen und dem Prothesenkopf nur sehr wenig Polyäthylenreserve vorliegt, sollten die Schrauben zugunsten der Polyacetalnägel ausgetauscht werden, damit bei dem normalerweise über die Jahre sich einstellenden Polyäthylenabrieb der Pfanne nicht plötzlich ein Metallkontakt zwischen Prothesenkopf und Fixationsschraube zustandekommen kann.

Die zementlose Fixation der Polyäthylenhüftpfanne ist in den letzten Jahren an unserer Klinik zur Standardmethode des Pfannenersatzes geworden. Seit August 1977 und Sommer 1982 haben wir über 550 zementlose Polyäthylenhüftpfannen in Kombination mit einem zementierten Metallschaft als Ersteingriff durchgeführt.

Die ersten 250 Prothesen dieser Kombination wurden nachkontrolliert mit einer Beobachtungszeit zwischen 12 und 60 Monaten, mit einem Durchschnitt von 31 Monaten. Erfreulich ist die Tatsache, daß uns bis jetzt keine aseptische Pfannenlockerung bekannt geworden ist.

Bei der Pfannenpräparation darf von der subchondralen Knochensklerose nur das Minimum entfernt werden, da diese Schicht für die Kräfteübertragung äußerst wichtig ist. Radiologisch bildet sich bis zum 12. Monat postoperativ eine deutliche Sklerosezone zwischen knöchernem Acetabulum und der Polyäthylenpfannenrückfläche aus. Dieses radiologische Phänomen ist aber fast ausschließlich im belasteten oberen Anteil der Pfanne zu sehen. An den bis heute wegen einer „low grade infection" oder infolge Todesfall ausgebauten Pfannen konnte histologisch kein eindeutiges Einwachsen von Knochen in die Rillen der Pfannenrückseite festgestellt werden, obwohl der Knochen stellenweise sehr dicht an das Polyäthylen der Pfanne herankam. Zwischen Knochen und Polyäthylen war immer eine mehr oder minder dicke Bindegewebsmembran mit Riesenzellen und Makrophagen vorhanden. In einigen Präparaten fand sich reichlich doppelbrechendes Material, das auf Polyäthylenabrieb schließen läßt. 3 der ausgebauten Pfannen zeigten im tragenden Anteil ihrer Rückfläche deutliche Arrosionen am Polyäthylen, wie wir sie häufig im Rahmen von Austauschoperationen bei aseptisch gelockerten, zementierten Hüftpfannen sehen können, bei denen der Zementmantel gebrochen ist und nicht mehr die ganze Polyäthylenrückfläche der Pfanne deckt.

Diese Befunde könnten in Zukunft evtl. ein Beschichten der Pfannenrückfläche zum Schutze des Polyäthylens notwendig werden lassen, wobei aber sehr darauf geachtet werden müßte, daß die Elastizität der Pfanne selbst durch das aufgebrachte Beschichtungsmaterial nicht verringert würde.

Wie beim Ersteinbau hat sich unsere zementlos verankerte Pfanne auch speziell bei Austauschoperationen mit großen Knochendefekten am Acetabulum sehr bewährt. Ein näheres Eingehen auf die Technik der zementlosen Pfannenverankerung in Kombination mit autologer oder homologer Knochenunterfütterung würde den Rahmen dieser Arbeit sprengen.

Zusammenfassend darf gesagt sein, daß sich die zementlose Pfannenfixation bis heute an über 550 Ersteinbauten und nahezu 80 Austauschoperationen an unserer Klinik durchaus bewährt hat. Wir sind uns selbstverständlich darüber im klaren, daß aber erst Langzeitresultate nach 8 und mehr Jahren Laufzeit eine eventuelle Überlegenheit unseres Pfannenersatzes beweisen könnten.

Wenn wir im folgenden nun vom isoelastischen Prothesenschaft sprechen, so ist generell zu berücksichtigen, daß wir von Anfang an mit der Pfanne weit weniger Probleme hatten als mit dem Schaftteil dieser Prothese.

Das Primärziel war es, einen Prothesenschaft zu konstruieren, der mit dem proximalen Femur identisches Deformationsverhalten aufweist. Eine Polyacetalharzprothese mit dünner Metallarmierung ergab im Belastungsversuch tatsächlich eine dem knöchernen Femur weitgehend entsprechende Elastizität. Nachdem auch die Tests bezüglich Biokompatibilität und Oberflächengestaltungen günstig ausgefallen waren, wurden ab Frühjahr 1973 insgesamt 70 Schaftprothesen von diesem Modell eingebaut. Primär waren es technische Mängel, später schwere Lockerungen, die zum Prothesenwechsel in praktisch allen dieser 70 Fälle zwangen.

Die Hauptschuld für dieses Debakel lag in der eindeutig zu hohen Elastizität des proximalen Anteils dieses ersten Schaftmodells. Mechanische Ruhe im Grenzflächenbereich zwischen Implantat und Knochen stellt eine der wichtigsten Voraussetzungen für die biomechanische Integration eines Implantates dar. Im Gegensatz zur Pfanne werden bei der Schaftprothese jedenfalls proximal die Kräfte nicht ausschließlich als Druck, sondern in hohem Maße auch als Biegekräfte übertragen. Diese Tatsache kann bei einem zu elastischen Implantat weder durch breitflächige Auflage im Calcarbereich, noch durch Zuggurtungsschrauben am lateralen Schaft wirkungsvoll verhindert werden.

Die einzige Möglichkeit, bei einer intramedullär verankerten Prothese die gefürchteten Wechsellasten und damit resorptionsbedingte Knochendefekte auszuschalten, besteht in der Versteifung der Prothese im proximalen Bereich. So wurde das erste Modell entsprechend modifiziert, indem die Metallarmierung im proximalen Schaftteil verstärkt wurde und im dorsalen Schaftbereich noch gegenüber Torsionskräften wirkende Stabilisationsflügel, zusätzlich zu 2 Zuggurtungsschrauben, angebracht wurden. Wir verstehen heute unter dem Begriff eines „isoelastischen Femurprothesenschaftes", nachdem sich in der klinischen Anwendung gezeigt hat, daß eine Versteifung der Prothese im proximalen Bereich unumgänglich ist, gleiches Deformationsverhalten zwischen Knochen und Implantat, unabhängig vom ursprünglichen, natürlichen Deformationsverhalten des proximalen Femurknochens. Ferner ist eminent wichtig zu wissen, daß die Elastizität eines Implantats keineswegs nur vom E-Modul seines Herstellungsmaterials, sondern ebensosehr von seinem Design abhängt. Eine weitere, schwer zu überwindende Klippe stellt die Isotropie des Implantatwerkstoffes gegenüber der sich anisotrop verhaltenden Knochenstruktur dar. Zusätzlich wirken sich in der Praxis große individuelle Unterschiede bezüglich Elastizität des Knochenlagers und der Belastung komplizierend aus.

Allen diesen Faktoren Rechnung tragend, sind wir auch heute noch mit dem Einbau des neuen isoelastischen Schaftmodells sehr zurückhaltend geblieben. Diese Haltung spiegelt sich in der Tatsache, daß wir in den letzten 5 Jahren nur 45 derartige Schäfte als Erstoperation eingebaut haben. Hinzu kommt die Zahl von weiteren 24 Schäften im Rahmen einer Austauschoperation mit großen Knochendefekten am proximalen Femurrohr.

Speziell bei solchen Wechseloperationen stellt der isoelastische Prothesenschaft in Kombination mit autologer oder homologer Knochentransplantation, wie am Acetabulum, eine äußerst ermutigende Alternative zur konventionellen Zementtechnik dar.

Abschließend muß gesagt werden, daß wir uns, was den isoelastischen Prothesenschaft anbelangt, trotz diverser technischer Modifikationen und damit deutlich besseren Frühresultaten, verglichen mit dem Schaftmodell von 1973, immer noch in einem Stadium der Entwicklung und Erprobung befinden.

Vor einem all zu freizügigen Einbau der isoelastischen Schaftprothese muß somit heute noch gewarnt werden.

Literatur beim Verfasser

Indikationen und Operationstechnik des Hüftstützringes

10jährige Erfahrungen (1. Mitteilung)

J. Eichler[1]

Prinzip des Hüftstützringes

Zur operativen Behandlung der primären Protrusio acetabuli haben wir 1971 einen sog. Hüftstützring entwickelt. Der Konstruktion liegen folgende Überlegungen zugrunde:

1. Bei einer primären Protrusio besteht eine allmähliche Vorwölbung des Pfannenbodens in das kleine Becken mit zunehmender Atrophie des Knochens, die bis zur zentralen Perforation führen kann. Diese pathologisch-anatomische Situation ist mit Schwierigkeiten beim totalendoprothetischen Ersatz verbunden, denn eine implantierte Pfanne übt einen Druck auf den Pfannenboden aus und würde die Vorwölbung des Pfannenbodens mit Atrophie und Gefahr der zentralen Luxation nicht aufhalten können.

Bei einer primären Protrusio acetabuli besteht am Pfanneneingang eine vermehrte Sklerosierung, bedingt durch die zirkuläre Osteophytenbildung (Eichler 1973b). Die stabilste Zone eines Hüftgelenkes bei primärer Protrusio acetabuli ist somit die Umschlagkante des Pfanneneingangs. Der Flansch unseres Hüftstützringes (Abb. 1) überträgt die Belastung der Pfanne auf den stabileren Pfannenrand.

2. Die Kunststoffpfanne kann im Metallring bis etwa 30° gekippt oder geneigt werden. Der Metallring läßt sich somit individuell auf die vorliegende evtl. pathologische Pfanneneingangsebene einstellen, während der Cup mit 45° Neigung und

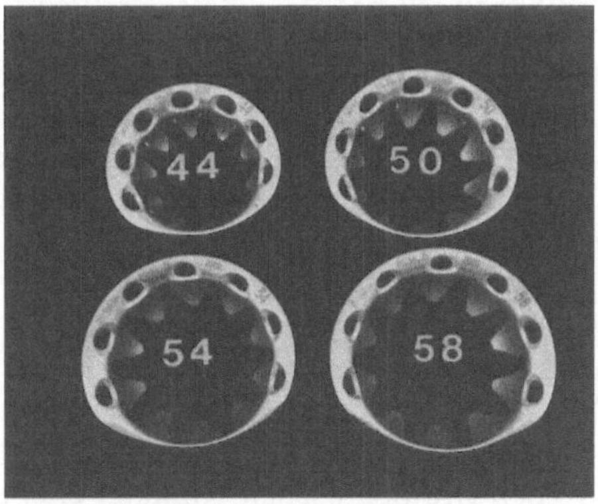

Abb. 1. Hüftstützringe (Modifikation 1983) mit einem Außendurchmesser von 44, 50, 54 und 58 mm

1 Prof. Dr. J. Eichler, Ärztlicher Direktor der Orthopädischen Klinik, Mosbacher Straße 10, D-6200 Wiesbaden.

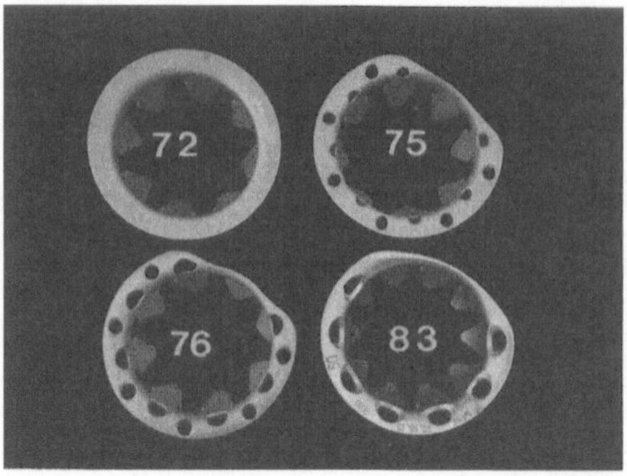

Abb. 2. Modifikation des Hüftstützringes der Jahre 1972, 1975, 1976 und 1983

15° Antetorsion ideal an die Verhältnisse der Kopfendoprothese angepaßt werden kann.

3. Bei einer Pfannenvertiefung muß eine halbkugelförmige Kunststoffpfanne ohne Flansch zwangsläufig tiefer fixiert werden. Diese Position ist jedoch außerordentlich ungünstig, da bei stärkerer Beugung, Abspreizung oder Rotation der Hals der Prothese am Pfanneneingang anschlägt und damit die Bewegung konzentrisch einschränkt. Durch den Hüftstützring wird die Pfanne in Höhe der physiologischen Pfanneneingangsebene fixiert. Damit wird eine normale Beweglichkeit der Hüftkopfendoprothese gewährleistet.

Konstruktion

Der Hüftstützring aus Protasul 10 wurde inzwischen 3mal geringfügig modifiziert (Abb. 2). 1975 haben wir am Flansch einen „Iliopsoasausschnitt" angebracht. Der Flansch wurde zusätzlich durchlöchert, damit der Ring bei Bedarf mit Kortikalisschrauben am Becken fixiert werden kann. 1976 haben wir den Flansch bogenförmig gestaltet, um eine bessere Adaptation am Pfanneneingang zu erreichen. Ende 1982 wurden die Löcher am Flansch reduziert und ihr Durchmesser gleichzeitig vergrößert, so daß jetzt auch Spongiosaschrauben Anwendung finden können. Aus produktionstechnischen Gründen muß der Ring aber jetzt aus Edelstahl gefertigt werden. Diese Legierung gleicht der metallurgischen Zusammensetzung der AO-Spongiosa- oder Kortikalisschrauben.

Indikationen

An den Orthopädischen Kliniken Gießen und Wiesbaden wurden von 1972–1982 3126 Hüfttotalendoprothesen implantiert. 275mal wurde ein Hüftstützring mitverwendet. Der Anteil des Hüftstützringes bei Endoprothesenoperationen beträgt somit 8,8%.

Sehr bald nach der Entwicklung des Hüftstützringes stellte sich heraus, daß diese Vorrichtung auch bei traumatischen zentralen Hüftluxationen, Pfannenerweiterungen infolge Lockerung künstlicher Hüftpfannen und bei allen Formen der sekundären Protrusio acetabuli Anwendung finden kann. Dies gilt besonders für die Abbauerscheinungen am Pfannenboden infolge chronischer Polyarthritis. In 6 Fällen haben wir nach Ankylose oder Arthrodese der Hüftgelenke (bei strengster Indikationsstellung und umfangreicher Aufklärung) ein künstliches Hüftgelenk eingesetzt.

Auch hier kann durch Anwendung des Hüftstützringes eine größere Auflagefläche für die Kunststoffpfanne geschaffen werden. Die entsprechenden Indikationen, die Häufigkeit ihrer Anwendung einschließlich der prozentualen Verteilung sind in Tabelle 1 zusammengestellt.

Tabelle 1. Indikationen für den Hüftstützring (n = 275)

	Fälle 1972 1982	%
Primäre Protrusio acetabuli	79	29
Sekundäre Protrusio acetabuli		
Chronische Polyarthritis	39	14
s. p. a.	4	1
Trauma	8	2,5
Ursache unbekannt	11	4
Pfannenerweiterungen		
TEP - Wechsel	120	44
Coxa magna	3	1
Instabilität		
Pfanneneingang		
TEP nach Ankylose	6	3
Tumoren	5	1,5
n	275	100

Operationstechnik

Primäre Protrusio acetabuli

Die Operation ist schwierig und sollte nur von einem auf diesem Gebiet erfahrenen Chirurgen durchgeführt werden.

Freilegung des Hüftgelenkes mit einem geraden seitlichen Schnitt. Die Darstellung des „verkürzten", tief in der Pfanne liegenden Schenkelhalses gelingt meist nur mit „Mini"-Hohmann-Hebeln. Nach Schenkelhalsosteotomie (evtl. scheibenförmig) kann der Hüftkopf meist nicht entfernt werden, da er vom Osteophytenwall am Pfanneneingang fest umschlossen wird. Der Kopf wird mit einem 2 cm breiten längeren Lexer-Meißel zerstückelt, entfernt und später für die Pfannenbodenplastik wieder verwendet.

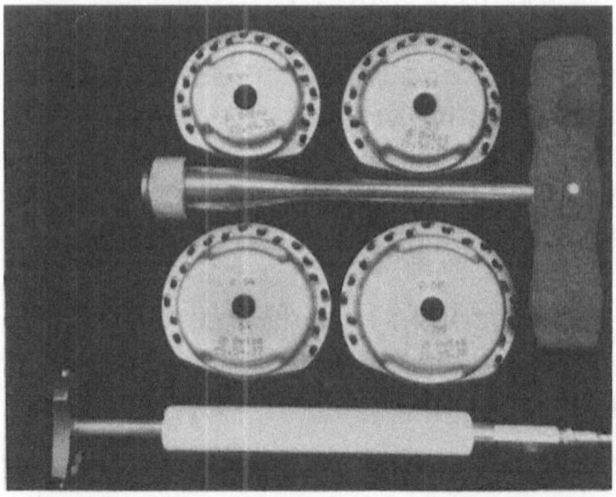

Abb. 3. Pfannenrandfräse in den Größen 44, 50, 54 und 58 mm

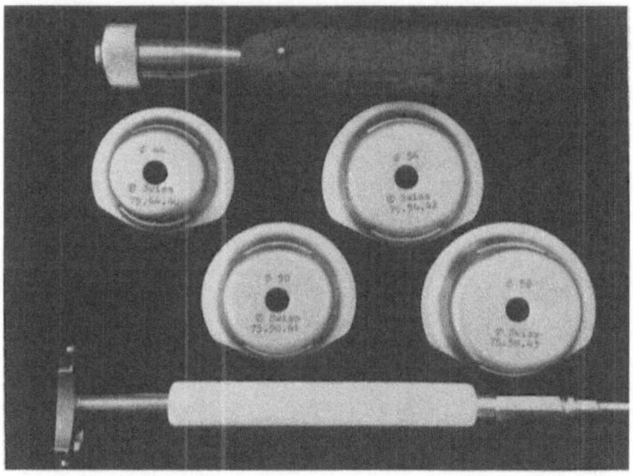

Abb. 4. Einschläger für Hüftstützring (4 Größen)

Die Freipräparation des Pfannenrandes ist besonders schwierig. Wir setzen am medialen Pfannenrand einen zusätzlichen Mini-Hohmann-Hebel ein, der vorsichtig in das Schambein eingeschlagen wird. Eventuell ist vorher eine Einkerbung oder Durchtrennung der stark angespannten Psoassehne erforderlich. Auf den Verlauf von Arteria, Vena und Nervus femoralis ist streng zu achten. Die Übersichtlichkeit verbessert eine vertikale Teileinkerbung des Tractus iliotibialis. Beim Auffräsen der Pfanne ist darauf zu achten, daß nur im lateralen Drittel gearbeitet wird. Vom Pfannenboden kann mit der Fräse ohne Druck nur das sehr oft vorliegende Synoviahäutchen abgelöst werden. Kapselreste am Pfanneneingang werden dann mit dem gekröpften Luer vom Pfannenrand entfernt. Mit der *Pfannenrandfräse* (Abb. 3) wird dann die Kante des Pfanneneinganges geglättet. Die rotierenden Bewegungen haben einen Ausschlag von maximal 2,5–3 cm, um eine Gefäß-Nerven-Verletzung zu vermeiden. Bei der Auswahl des Hüftstützringes ist zu beachten, daß auf den Ringen der Größen 44, 50, 54 und 58 mm der *innere* Durchmesser angegeben wurde. Die Größenangabe des Ringes entspricht der Pfannengröße. Die Pfanne ist also eine Nummer kleiner als der Durchmesser der zuletzt benutzten Pfannenfräse.

Das Einsetzen des Ringes erfordert Geduld und Geschicklichkeit. Durch die Muskelkontrakturen bei primärer Protrusio acetabuli muß der Ring vom Operateur häufig „blind" eingesetzt werden. Durch die Wegnahme aller Hohmann-Hebel kann man den Ring leichter einführen und zentrieren. Dabei kann das spezielle *Einschlaginstrument* (Abb. 4) von Nutzen sein. Beim Einsetzen des Ringes ist besonders darauf zu achten, daß dieser am unteren Pfannenrand nicht absteht. Durch sorgfältige Freipräparation des unteren Pfannenrandes und Abdrängung der kontrakten Muskulatur mit einem Mini-Hohmann-Hebel gelingt meist die einwandfreie Positionierung. Ausnahmsweise kann aber auch der Iliopsoasausschnitt an den unteren Pfannenrand gelegt werden, um ein Abstehen des Ringes zu vermeiden.

Verschraubung des Hüftstützringes

Die Fixation des Ringes mit Schrauben muß nicht unbedingt erfolgen, besonders wenn eine gute Verklemmung der Krallen in der Pfanne vorliegt. Nachuntersuchungen der Patienten, die von 1972–1975 ohne Verschraubung operiert wurden, haben bei der primären Protrusio keine vermehrte Lockerungsrate erkennen lassen.

Im allgemeinen genügen Kortikalissschrauben, die ohne Gewindevorschnitt nach Vorbohrung mit dem 3,2 mm-Bohrer per Hand eingedreht werden. Ein vorher im Nachbarloch eingeschlagener Kirschner-Draht verhindert ein Rutschen des Ringes während der Verschraubung. Die Schrauben sollen zur Hilgenreiner-Linie einen Winkel von mindestens 45° aufweisen. Mehr vertikal verlaufende Schrauben können noch nach Jahren brechen. Wir verwenden 2 Schrauben am oberen Pfannenrand. Zur Verstärkung der Kompression des Flansches auf den Pfannenrand drücken wir mit der Hand den AO-Nachschlagbolzen (für Hüftwinkelplatten) in ein benachbartes Loch und verhindern so ein Kippen des Ringes während der Verschraubung.

Pfannenbodenplastik

Eine Rekonstruktion des Pfannenbodens ist besonders bei der primären Protrusio acetabuli erforderlich. Wir verwenden dazu kleine Spongiosabrösel, die aus dem gesunden Anteil des Hüftkopfes gewonnen werden. Größere Spongiosascheiben aus dem Hüftkopf haben sich nicht bewährt. Nur selten ist eine zusätzliche Spongiosaentnahme vom Beckenkamm erforderlich (Abb. 5).

Der Operationstisch wird kurz vor der Spongiosatransplantation etwa auf 30° zur Gegenseite geneigt, um ein Herausfallen der Knochenteile zu vermeiden. Die Spongiosateile werden mit dem Protek-Pfanneneinschläger (75.00.39) durch Druck mit der Hand der Halbkugelform der Kunststoffpfannenoberfläche angepaßt.

Anschließend setzen wir einen *Zementrestriktor* ein, der das Eindringen von Zement in die Spongiosateile verhindert.

Zementrestriktor

Diese Vorrichtung besteht aus Metallgaze und 4 Ringen im Durchmesser von 1, 2, 3 und 4 cm. Ein solcher Ring besteht wiederum aus 2 Ringen; der untere hat ein L-förmiges Profil und weist an seinen Kanten eine feine, kaum sichtbare Riffelung

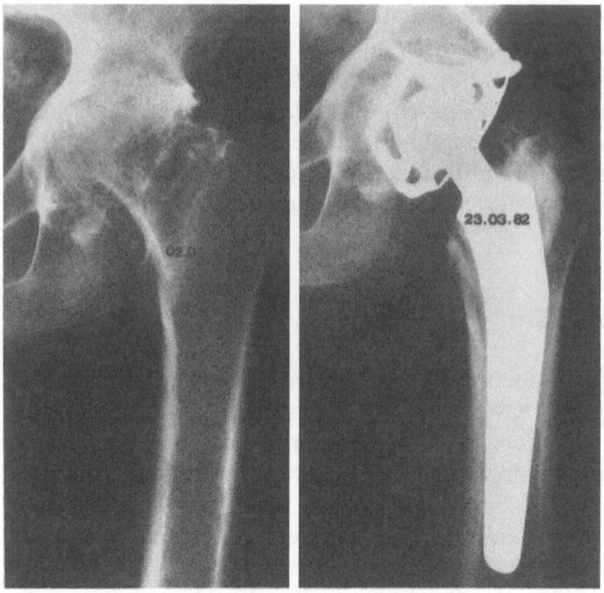

Abb. 5. Primäre Protrusio acetabuli. Operative Versorgung mit Hüftstützring, Geradschaftendoprothese, Zementrestriktor und Pfannenbodenplastik mit spongiösen Spänen

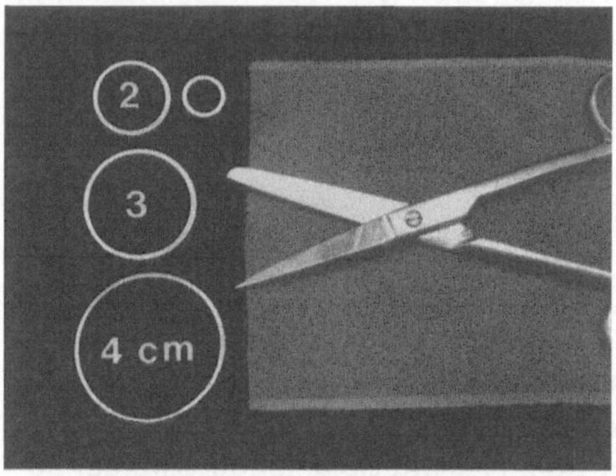

Abb. 6. Zementrestriktor in den Größen 1, 2, 3 und 4 cm

auf, die die Aufgabe hat, die Stahlgaze (Protek 95.00.55) zu halten (Abb. 6). Wir schneiden entsprechend der Größe des benötigten Ringes ein etwa 1,5 cm größeres Stück aus dem Netz und legen dies auf den Ring mit L-Profil. Der zweite Ring wird darüber gestülpt und mit einer Flachzange auf den L-Ring gedrückt. Flache Spannung oder gewölbte Anwendung des Netzes (Abb. 7) sind möglich. Der nun fertige Restriktor wird knapp hinter dem Hüftstützring eingelegt, dabei ist die Metallgaze mit einer feinen Pinzette hinter die Krallen des Ringes zu führen. Am Pfannenrand werden dann noch 2–3 Zementverankerungslöcher gesetzt, die Krallen weisen zu diesem Zweck an ihrer Basis eine halbrunde Aussparung auf. Dabei muß die Lage der Kortikalisschrauben beachtet werden!

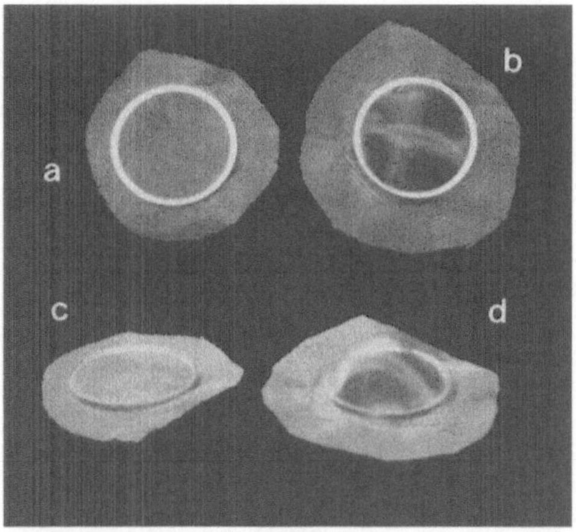

Abb. 7 a–d. Anwendung des Zementrestriktors. **a** Aufsicht, flache Spannung, **b** Aufsicht, gewölbte Einlage des Metallnetzes; **c** Seitansicht, flache Spannung; **d** Seitansicht des vom Ring erfaßten gewölbten Netzes

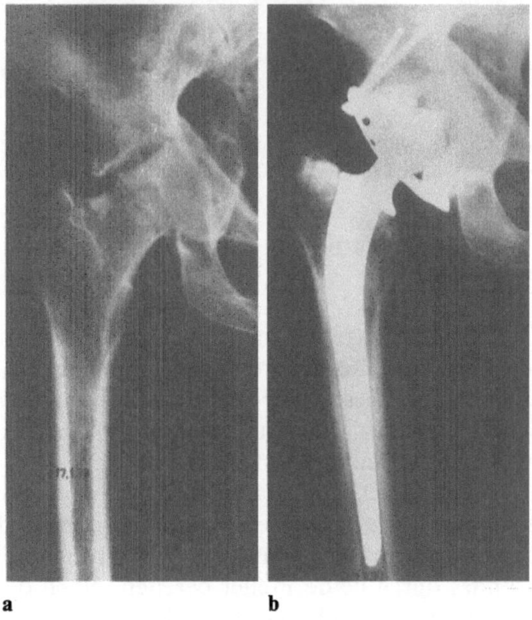

Abb. 8. a Veraltete traumatische zentrale Hüftluxation; **b** Versorgung mit Langstielendoprothese, Hüftstützring. Die Pfannenbodenplastik wurde hier noch mit einem Teil des Hüftkopfes durchgeführt

Einzementieren des Ringes

Eine Packung Zement genügt infolge der Pfannenbodenplastik. Die Schraubenköpfe können das Einsetzen der Kunststoffpfanne gering stören. An entsprechender Stelle des Randes der Polyäthylenpfanne wird deshalb mit einem kleinen Luer eine feine Kerbe ohne Beschädigung des Markierungsdrahtes gesetzt. Die Pfanne kann in ihrer Position zur Eingangsebene des Ringes um etwa 20° in Neigung und Antetorsion abweichen. Die Stellung 45°-Neigung und 15°-Antetorsion kann für den Cup somit immer erreicht werden.

Die Implantation des Prothesenschaftes geschieht nach der üblichen Technik.

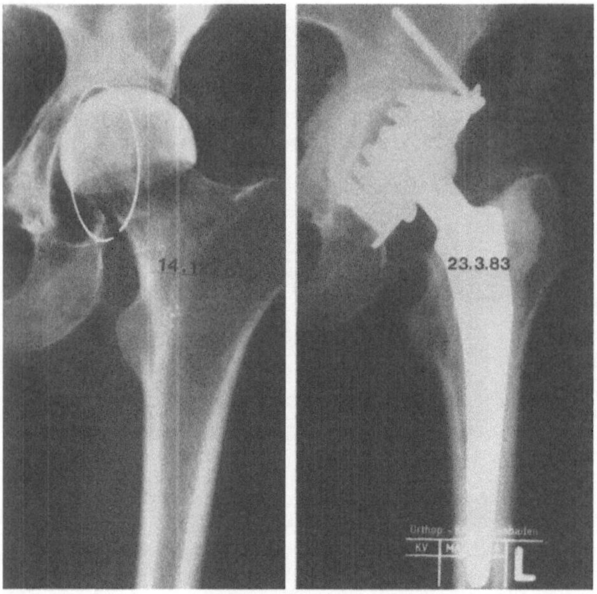

a b

Abb. 9a, b. 69jährige Patientin: **a** Pfannenlockerung 2 Jahre nach Wagner-Cup-Implantation; **b** Versorgung mit Gradschaft-TEP-Hüftstützring. Pfannenbodenplastik, Zementrestriktor

Operationstechnik bei sekundärer Protrusio acetabuli

Die Pfannenprotrusionen infolge entzündlich-rheumatischer Veränderungen bereiten meist keine besonderen Schwierigkeiten, da der Osteophytenwall am Pfanneneingang nicht besteht. Der Ring läßt sich wesentlich leichter einsetzen. Eine Verschraubung des Hüftstützringes ist bei den sekundären Formen der Pfannenvorwölbung unbedingt zu empfehlen.

Veraltete zentrale Pfannenbrüche (Abb. 8) bereiten operationstechnisch meist ebenfalls keine besonderen Schwierigkeiten. Probleme können Pseudarthrosen nach dorsalem oder ventralem Pfeilerbruch oder einer Querfraktur des Pfannengrundes durch beide Pfeiler bereiten. Nach der Stabilisierung ist eine Entlastung der Hüfte von mindestens 6 Wochen erforderlich.

Operationstechnik bei „Pfannenerweiterung"

Abnorm große Pfannen beobachten wir meist nach Lockerung von Kunststoffpfannen, besonders dann, wenn die Patienten noch längere Zeit mit der defekten Endoprothese gelaufen sind. Meist werden zur Stabilisierung der Pfanne Hüftstützringe der Größen 54 oder 58 benötigt. Hier ist in den meisten Fällen eine Pfannenbodenplastik mit kortikospongiösen Spänen aus dem Beckenkamm erforderlich (Abb. 9).

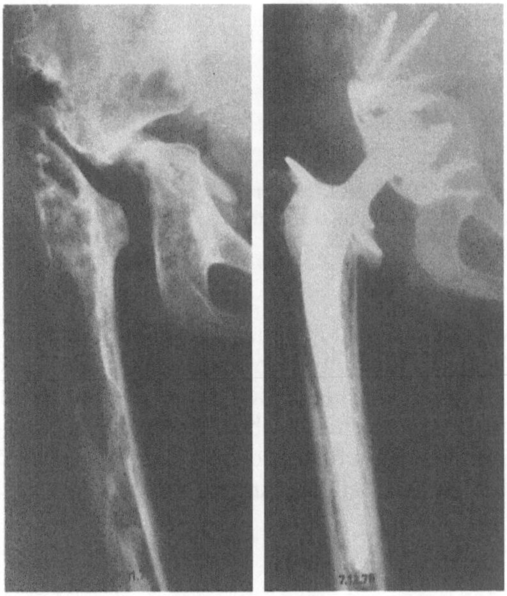

a b

Abb. 10 a, b. 55jährige adipöse Alkoholikerin: **a** Girdlestone-Hüfte. Provokationstest negativ; **b** Versorgung mit Langschaft-TEP und Hüftstützring. Wegen des Pfannenquerbruches zusätzlich 2 Schrauben im kaudalen Abschnitt des Hüftstützringes

Je weniger Zement für die Pfannenimplantation verwendet wird, um so besser ist das spätere Nachuntersuchungsergebnis. Auch nach septischen Prothesenlockerungen haben wir den Stützring eingesetzt, allerdings erst etwa 6 Monate nach der Prothesenentfernung (Abb. 10) und vollständiger Rückbildung der entzündlichen Veränderungen.

Dysplastische Pfannen werden wie üblich mit einer Pfannendachplastik versorgt. Der Ring wird über die „Plastik" gelegt. Durch die Rekonstruktion des Pfannenerkers ändert sich die Pfanneneingangsebene, die ein kaudales Abstehen des Ringes befürchten läßt. Wir stellen in diesen Fällen deshalb den Psoasausschnitt des Flansches am unteren Pfannenrand ein. Da meist in diesen Fällen keine Psoaskontraktur vorliegt, kann der Ring in dieser Position leicht eingesetzt werden und trägt mit zur Stabilisierung der Pfannendachplastik bei.

Komplikationen

Unsere Nachuntersuchungen sind noch nicht vollständig abgeschlossen. Schon jetzt läßt sich aus den durchgearbeiteten Krankengeschichten und Röntgenaufnahmen erkennen, daß die Komplikationsrate beim Einsetzen eines Hüftstützringes nicht wesentlich größer ist als bei normalem Ersatz der Hüftendoprothesen. Man erkennt jedoch eine deutlich niedrigere Komplikationsrate bei den Fällen, die durch erfahrene Operateure versorgt wurden.

Tabelle 2 läßt erkennen, daß die schwerwiegenden Komplikationen hauptsächlich nach TEP-Wechsel aufgetreten sind. Weiter ist eine Verletzung der A. femoralis

Tabelle 2. Hüftstützring, Komplikationen (275 Operationen, 16 Komplikationen = 5,8%)

Verletzung der A. femoralis	1mal primäre Protrusio
Frühinfektion	2mal nach TEP – Wechsel
Spätinfektion	3mal nach TEP – Wechsel
Frühluxation	2mal nach TEP – Wechsel
Spätluxation	1mal nach TEP – Wechsel
Intraoperative Femurfraktur	1mal nach TEP – Wechsel
Fehlerhafte Stellung des Ringes	4mal primäre Protrusio
Spätlockerung	2mal nach TEP – Wechsel

aufgetreten. Sie entstand in dem Moment, in dem ein Mini-Hohmann-Hebel, am oberen Pfannenrand an richtiger Stelle eingesetzt, abgehoben wurde. Es handelte sich dabei um eine hochgradig arteriosklerotisch veränderte Femoralarterie, die durch den Zug des Hebels einen Einriß erlitt. Die Patientin lehnte aus religiösen Gründen Bluttransfusionen ab und verstarb leider trotz sofortiger Behandlung durch einen Gefäßchirurgen.

Nachbehandlung

Die postoperative Behandlung nach Einsetzen eines Hüftstützringes erfordert keine besonderen Vorschriften. Patienten mit einer zusätzlichen Pfannenboden- oder Pfannendachplastik sollten die operierte Hüfte erst nach 6 Wochen allmählich belasten. Die krankengymnastischen Übungsbehandlungen sollten während der stationären Behandlungszeit mit Zurückhaltung ausgeführt werden. Wir haben wahrscheinlich aufgrund der vorsichtig dosierten Übungsbehandlungen keine wesentlichen paraartikulären Verkalkungen im Gebiet der operierten Hüfte beobachtet.

Die klinischen und röntgenologischen Nachuntersuchungsergebnisse werden in einer zweiten Mitteilung veröffentlicht.

Literatur

Eichler J (1973a) Ein Vorschlag zur operativen Behandlung der Protrusio acetabuli. Arch Orthop Trauma Surg 75: 76–80

Eichler J (1973b) Hüftstützring zur Behandlung der Protrusio acetabuli. Med Orthop Techn 93: 28–31

Schneider R (1982) Die Totalprothese der Hüfte. Aktuelle Probleme in Chirurgie und Orthopädie, Bd 24. Huber, Bern Stuttgart Wien

Erfahrungen mit der Verkeilung von Endoprothesenschäften durch Osteosyntheseplatten

J. Dreyer und H. J. Späh[1]

Die bekannte Problematik, Endoprothesenschäfte langzeitig zu verankern, hat in der Hüftendoprothetik u. a. zur Entwicklung der Müller-Geradschaftprothesen geführt. Ihr biomechanisches Konzept ist die Selbstverklemmung des konischen Schaftes im elastischen Markraumrohr [2, 3].

So sicher sich dieses Prinzip – mit einiger Übung – bei Erstoperationen realisieren läßt, so schwierig wird seine Verwirklichung beim Prothesenwechsel. Im Inneren des Femurrohres bestehen dann fast immer gröbere Defekte, verursacht teils durch ausgedehnte Osteolysen und Bindegewebsmembranen als Folgen der Prothesenlockerung, teils aber auch durch die– grundsätzlich unerläßliche – Ausräumung des gesamten vormals eingebrachten Zementes.

Nach neueren Erkenntnissen nicht nur gefährlich, sondern geradezu falsch wäre es nun, derartige Substanzdefekte ausschließlich mit Acrylatzement aufzufüllen; denn naturgemäß potenzieren überdimensionierte Zementkonglomerate die bekannten Risiken und Nachteile jeglicher Zementverwendung, hauptsächlich also Hitzeschäden, Monomerfreisetzung, Polymerisationsschwindung und Zementzerrüttung [4].

Eine formschlüssige Ausfüllung dieser Knochenhöhlen ausschließlich mit dem Prothesenschaft gelingt eigentlich niemals – und schon gar nicht, wenn gleichzeitig das Konzept der Schaftverkeilung verwirklicht werden soll. Hierfür sind die Läsionen viel zu polymorph; auch die Geradschaftprothese erweist sich dann als insuffizient, weil sie in der Sagittalebene relativ schmal ist.

Es ist das Verdienst von Schneider, im Jahre 1978 einen theoretisch und praktisch überzeugenden Weg zur Lösung dieses Teilproblems angegeben zu haben [5]: Durch eine zusätzliche Implantation von Osteosyntheseplatten neben den Prothesenschaft können vorrangig sowohl die anstrebenswerte Verkeilung als auch eine willkommene Verminderung der Zementmenge erreicht werden.

Die klinikeigenen Erfahrungen mit dieser Methode erstrecken sich insgesamt auf bisher 2 Austauschoperationen am Kniegelenk und 26 gleiche Eingriffe am Hüftgelenk.

Im Kniebereich, wo aseptisch gelockerte GSB-Prothesen [1] auszuwechseln waren, implantierten wir jeweils 2 Platten in Femur und Tibia als verkeilend wirkende Verbundmaterialien.

Bei den Hüftoperationen gelangten 14mal je 1 Platte, 10mal je 2 Platten und 2mal sogar je 3 Platten zur Anwendung, und zwar exakt entsprechend den präzisen Angaben von Schneider [6].

1 Prof. Dr. J. Dreyer, Chefarzt, und OA Dr. H. J. Späh, Orthopädische Klinik, Rotdornallee 64, D-2820 Bremen-Lesum

Kombiniert wurden die „Verkeilungsplatten“ in unserem Krankengut mit 9 überlangen, 12 langen und 5 Geradschäften, jeweils aus dem System nach M. E. Müller. Nebenbei bemerkt, erschien uns die Verwendung von Langschaftprothesen immer dann indiziert, wenn bei einem Wechsel eine ventralseitige Trepanation des Femurs und damit die Überbrückung einer derartigen Schwachstelle durch einen intramedullären Kraftträger erforderlich geworden war [6].

Nun wird sich bekanntlich jede Operationsmethode nur dann durchsetzen, wenn mit ihr nicht nur der Inaugurator, sondern auch die Epigonen überzeugende Ergebnisse erzielen. Zu erörtern sind daher unsere Komplikationen und Resultate:

Operationstechnische Fehlschläge blieben uns erspart – insbesondere also auch die denkbare Berstung eines Kortikalisrohres.

Hinsichtlich der Ergebnisse, für die 25 der insgesamt 28 Patienten nachuntersucht werden konnten, war bisher nur ein einziger Fehlschlag festzustellen. Bei einem Patienten mit einer chronischen Nephropathie erfolgte binnen 2 Jahren eine schmerzhafte En-bloc-Auslockerung. Der gesamte Verbund aus Zement, Platten und Schaft dislozierte im Femur um knapp 1 cm nach distal.

Die restlichen 24 Patienten waren klinisch und röntgenologisch ohne jegliche Lockerungszeichen – und dementsprechend zufrieden.

Zusammenfassend entscheiden nach einhelliger Auffassung in der Endoprothetik mittlerweile nur noch Langzeitergebnisse über Wert und Unwert einer Methode. Demzufolge muß gegenwärtig auch noch offen bleiben, ob nicht beispielsweise bei einer späteren Zementzerrüttung der dann möglicherweise eintretende Metall-Metall-Kontakt verhängnisvolle Reaktionen auslöst (Buchhorn, persönliche Mitteilung).

Vorerst jedoch scheint die zusätzliche Implantation verkeilter Osteosyntheseplatten v. a. bei Austauschoperationen über Ausschaltung des sog. Nulldurchganges [5] die vergleichsweise sicherste Primär- und Sekundärstabilität zu gewährleisten. Denn zusammengefaßt bietet diese Technik folgende Vorteile:
- Realisierung des „Verkeilungs“konzeptes,
- Versteifung der prothesentragenden Knochenregion,
- Verminderung der Zementmenge, sowie ggf.
- Verstärkung des insuffizienten Kortikalisrohres,
- Überbrückung kleinerer Kortikalisdefekte und
- Korrektur der Schaftpositionierung.

Literatur

1. Gschwend N (1975) Die GSB-Kniearthroplastik. Z Orthop 113: 537
2. Müller ME, Elmiger B (1979) 10-Jahres-Ergebnisse der sog. Setzholz-Totalprothese. Orthopäde 8: 73
3. Niederer PG, Chiquet C, Eulenberger J (1978) Zur Biomechanik der Hüfttotalprothese mit selbstklemmenden Verankerungsschäften. 9. Kurs für Hüftchirurgie, Bern
4. Oest O, Müller K, Hupfauer W (1975) Die Knochenzemente. Enke, Stuttgart
5. Schneider R (1978) Totalprothese der Hüfte: Die Verkeilung der Schaftprothese als Prinzip. Unfallheilkd 81: 255
6. Schneider R (1982) Die Totalprothese der Hüfte. Aktuelle Probleme in Chirurgie und Orthopädie, Bd 24. Huber, Bern Stuttgart Wien

Die Verwendung von autologem Knochenmaterial zur besseren Verankerung der Hüftprothese, primär und bei Revisionen

R. K. Marti und P. P. Besselaar[2]

Einleitung

Die einzementierte Totalprothese vom Typ Charnley-Müller-Weber hat sich im Verlauf von mehr als 20 Jahren als gutes Konzept erwiesen. Die Technik der Implantation von Gelenkprothesen wurde durch den Gebrauch des Knochenzementes vereinfacht, standardisiert und ist dadurch Allgemeingut geworden. Das Problem der aseptischen Lockerung bleibt jedoch bestehen, auch wenn wir heute damit rechnen können, daß 90% der implantierten Hüften nach 10 Jahren noch immer gut funktionieren und dies ohne grundlegende Veränderung der Prothesenmodelle, aber deutlicher Verbesserung der Zementiertechnik. Daß es das erklärte Ziel sein muß, auch diese 10% Lockerungsrate zu verkleinern, ist deutlich. Dieses Problem wird z. Z. von zwei total verschiedenen Seiten angegangen.

Die *eine Gruppe* sucht die Ursache der Fehlschläge im Zement als Substanz und strebt damit die Lösung in neuen Modellen und Materialien an, die eine zementfreie Verankerung ermöglichen. Die *andere Gruppe* bleibt auf dem angestammten Weg und konzentriert sich darauf, die Zementiertechnik weiter zu verbessern. Wir selber gehören zur zweiten Gruppe und haben in den letzten 10 Jahren das Prothesenmodell nicht gewechselt, wir verwenden noch stets die Rotationshüftendoprothese nach dem Baukastenprinzip von Weber (Abb. 1). Am Schaft haben wir die Kompressionstechnik unter Gebrauch des Zementstoppers übernommen, bei der Verankerung der Pfanne sind wir seit 1978 andere Wege gegangen. Die lückenlose Dokumentation und regelmäßige Nachkontrolle unserer Fälle erlaubt uns gewisse Rückschlüsse zu ziehen, auch wenn heute zur statistischen Auswertung eine Zehnjahreskontrolle gefordert werden muß. Eine exakte Beschreibung der Zementiertechnik und evtl. Zwischenfälle im Operationsbericht, und die Beurteilung der postoperativen Röntgenaufnahme gestattet es uns, mit recht hoher Sicherheit die Prognose für den weiteren Verlauf zu stellen.

Mißerfolge sind damit nach unseren Erfahrungen weitgehend voraussehbar und entsprechen operationstechnischen Fehlern. Dies gilt v. a. für die primäre Totalprothese bei der „normalen" Koxarthrose. Die in Intervallen von 1–2 Jahren durchgeführten Kontrollen des gesamten Patientenkollektivs bestätigen diese Annahme.

Andere Ursachen für Lockerungen sind ungenügende Verankerungsmöglichkeiten bei Hüftluxationen, Acetabulumdysplasien und Protrusionen. In diesen Fällen gebrauchen wir seit 1974 autologe Späne aus Hüftkopf, Crista und Trochanter

1 Prof. Dr. R. K. Marti, Orthopedie Universitätsklinik, Maibergdreef 9, NL-1105 AZ Amsterdam
2 Dr. P. P. Besselaar, Orthopedie, Academisch Ziekenhuis, Grimburgwall 10, NL-1012 Amsterdam

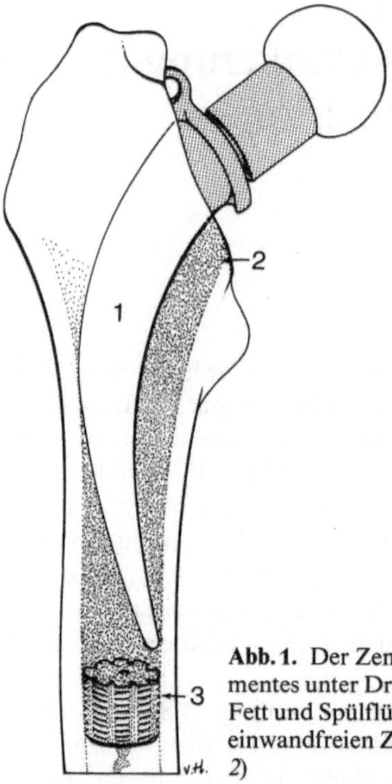

Abb. 1. Der Zementstopper *(3)* gestattet ein homogenes Einbringen des Zementes unter Druck. Die zentrale Öffnung erlaubt das Durchtreten von Blut, Fett und Spülflüssigkeit. Wichtig ist sicher das korrekte Einbringen mit einer einwandfreien Zementlage medial (Valgisation der Prothese vom Typ Weber, *2*)

zur Verankerung (Abb. 2). Die Erfahrungen haben gezeigt, daß diese Späne mühelos einheilen und vermutlich sogar zur primären Abstützung beitragen. Beim Totalprothesenwechsel sind Spanplastiken noch viel wichtiger. Die gelockerte Pfanne führt zur Knochenresorption, wodurch eine erneute solide Verankerung erschwert wird. Armierung und Zementaufbau verbessern die Verankerung nicht bleibend, wogegen durch Spanplastiken eine biomechanisch wesentlich bessere Verankerung erreicht werden kann. Das Risiko einer erneuten Lockerung vermindert sich, die Chance, bei einem erneuten Wechsel noch Knochenmaterial vorzufinden, vergrößert sich. Die Spanplastiken sind also Eingriffe für die Zukunft. Nur in Ausnahmefällen gebrauchen wir Abstützschalen, wie sie in allen Variationen angeboten werden. Alle Implantate führen zusammen mit dem Zement bei der Lockerung zur Knochenresorption und machen einen späteren Wechsel technisch schwierig und biomechanisch ungünstiger. Sind Pfannendachschalen unerläßlich, dann stützen wir diese Ringe mit Knochenspänen ab, unter minimalem Gebrauch von Fremdmaterial, wie Schrauben und Zement.

Zusammenfassend haben unsere bisherigen Erfahrungen gezeigt, daß die Knochenspäne sicher einwachsen, vermutlich zur primären Abstützung beitragen und bestimmt eine gute Investition bei einem späteren Wechsel bedeuten.

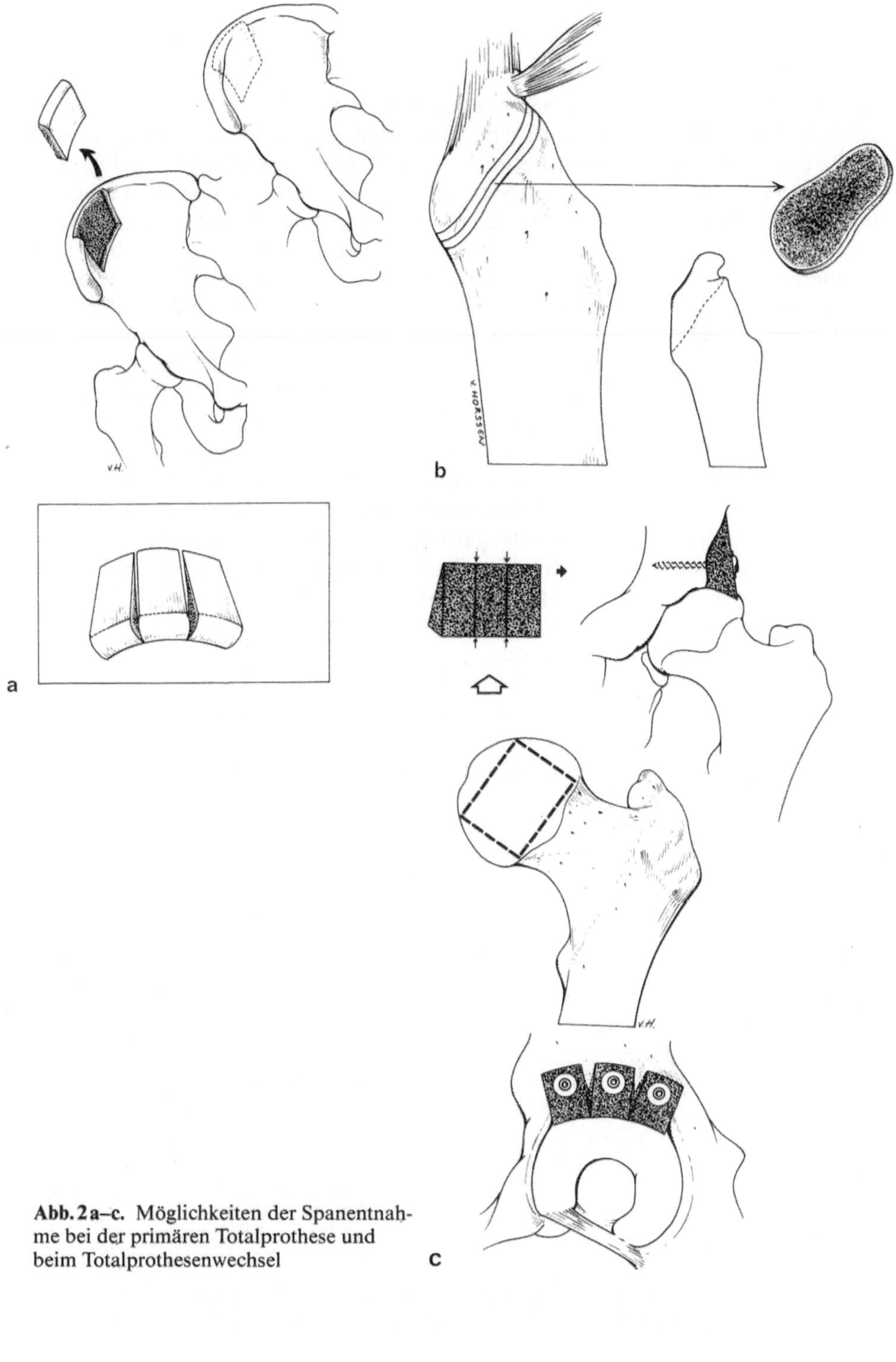

Abb. 2a–c. Möglichkeiten der Spanentnahme bei der primären Totalprothese und beim Totalprothesenwechsel

Technik der Primären Implantation

Pfanne

Bei der Pfannenverankerung haben wir seit dem 28. 2. 1978 einen eigenen Weg beschritten. Der Knorpel wird bis zur subchondralen Schicht ausgefräst und je nach Größe der Pfanne 6–8 Verankerungslöcher angebracht. Diese Löcher sind konisch und haben einen Durchmesser von 8 bzw. 6 mm. Scharfe Kanten können auch mit dem kleinen Hohlmeißel etwas abgeflacht werden, um den Bruch der Zementzapfen zu vermeiden. Die größeren Löcher werden kranial angebracht in Richtung der resultierenden Druckkraft R, die kleineren Löcher v. a. zentral (Abb. 3). Sie tragen zur Verankerung bei, der kleinere Durchmesser verhindert jedoch ein Eindringen des Zements ins Becken. Aufgebohrt wird nur die Kortikalis. Die darunterliegende Spongiosa wird nicht ausgelöffelt, sondern eingestanzt. Je nach Osteoporose entstehen Löcher bis zu 1–3 cm Tiefe. Ist die Spongiosa von schlechter Qualität oder finden sich Zysten, dann wird zusätzlich Trochanterspongiosa eingefüllt und ebenfalls komprimiert. Die Verankerungslöcher werden nun mit Gaze tamponiert und dann in einem Arbeitsgang einzeln mit dem bereits leicht plastischen Sulfixzement gefüllt. Die Polyathylenpfanne wird zuerst in Richtung der kranialen Verankerungslöcher eingedrückt und erst dann in die gewünschte Anteversion und Inklination gebracht. Damit entsteht zusätzlich hoher Zementdruck in den Verankerungslöchern, und ein Ausweichen des Zements nach medial wird verhindert. Mit speziellen Instrumenten wird dafür gesorgt, daß der Zement am Pfannenrand nicht ausweichen kann bzw. unter Kompression bleibt.

Diese Technik hat folgende, z. T. hypothetische Vorteile:

1. Die Verankerungslöcher sind durch eine homogene Spongiosaschicht ausgekleidet, es verbleiben keine Hohlräume.
2. Die Blutung aus den Verankerungslöchern ist gering, die Knochen-Zement-Grenze verläuft dadurch homogen (Abb. 3).

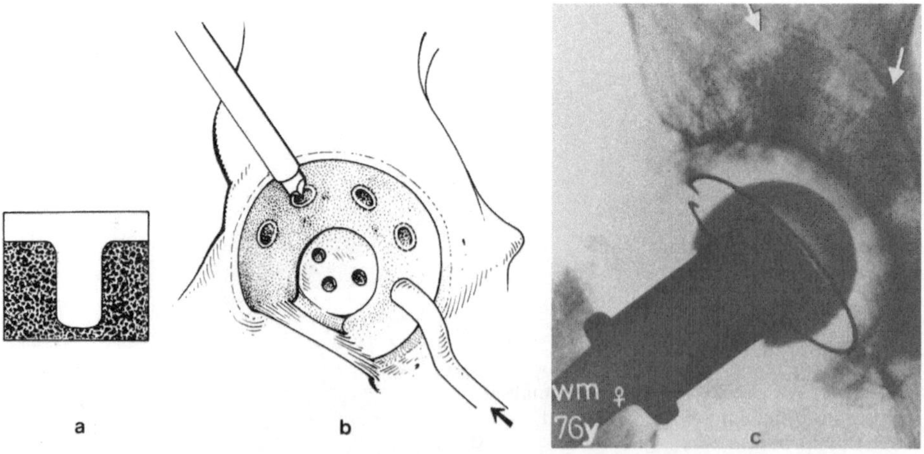

Abb. 3a–c. Mit der Technik der komprimierten Spongiosa ist die Knochen-Zement-Grenze auch nach Jahren homogen, eine fibröse Schicht röntgenologisch nicht nachweisbar

3. Der Zementverbrauch reduziert sich auf ⅓ einer normalen Portion.
4. Die komprimierte Spongiosa kann sich sekundär ausdehnen und kompensiert den Schrumpfungsprozeß der Polimerisation des Zementes.
5. Die osteogene Potenz der komprimierten Spongiosa dürfte sich für den Einbau der Prothese positiv auswirken.
6. Die peroperativ abgekühlte, komprimierte Spongiosa verringert den Hitzeschaden des Zements.
7. Trotz Ausübung von hohem Druck auf den Zement bleibt dieser abgegrenzt und dringt nicht diffus in die Spongiosastruktur. Eine Entfernung des Zements bei Infekt dürfte dadurch erleichtert werden.

Zusammenfassend wird bei dieser Technik alles biologische Material verwendet, ohne dabei den Zeitaufwand für den Eingriff zu vergrößern. Was wir früher entfernt und z.T. für homologe Spongiosaplastiken anderer Patienten gebraucht haben, gebrauchen wir heute zur Verstärkung der Verankerungslöcher. Dies geschieht nach dem Motto: Verschwende kein biologisches Material!

Schaftverankerung

Bei der Einzementierung des Schaftes folgen wir den Richtlinien von Weber u. Stühmer [5]. Wir bevorzugen den Polyäthylenstopper, weil er technisch einfacher und damit standardisiert eingebracht werden kann. Durch das Einlegen eines Drains auf Höhe des Zementstoppers kann der Zement mühelos angesogen werden, die Markhöhle füllt sich homogen. Durch das Einbringen der Schaftprothese in der letzten Phase der Polimerisation entsteht ein hydraulisches System. Blut und kühlende Spülflüssigkeitsreste können jedoch durch das zentrale Loch im Stopper noch immer entweichen (Abb. 1).

Indikation und Technik der Spanplastiken bei primären Hüftprothesen

Die Indikation stellt sich überall da, wo die Standardpolyäthylenpfanne unvollständig knöchern überdacht wird (Abb. 4). Die häufigsten Indikationen sind in Tabelle 1 erwähnt. Andere Indikationen werden peroperativ gestellt. So kann die Qualität von Osteophyten präoperativ oft nur mangelhaft beurteilt werden. Sie können abgebrochen oder zu schwach entwickelt sein. Pfannendachnekrosen sind ebenfalls nicht so selten. Bedenkt man, daß die mangelnde Pfannenabstützung die Hauptursache für spätere Lockerungen ist, dann ergibt sich die Indikation zur Spanplastik von selbst. Die Operationszeit verlängert sich um 10–20 min und darf niemals die Indikation beeinflussen.

Die Technik erfordert keinen speziellen Zugang, die Trochanterosteotomie ist selten notwendig. Der Pfannenrand kann mühelos mit Hohmann-Haken exponiert und weit nach oben eingesehen werden. Eventuelle Osteophyten werden belassen, die Kortikalis des Beckens minimal dekortiziert, ohne sie zu schwächen (Abb. 5). Bei extremer Sklerose empfiehlt sich das Anbohren mit dem 2 mm-Bohrer. Die Spä-

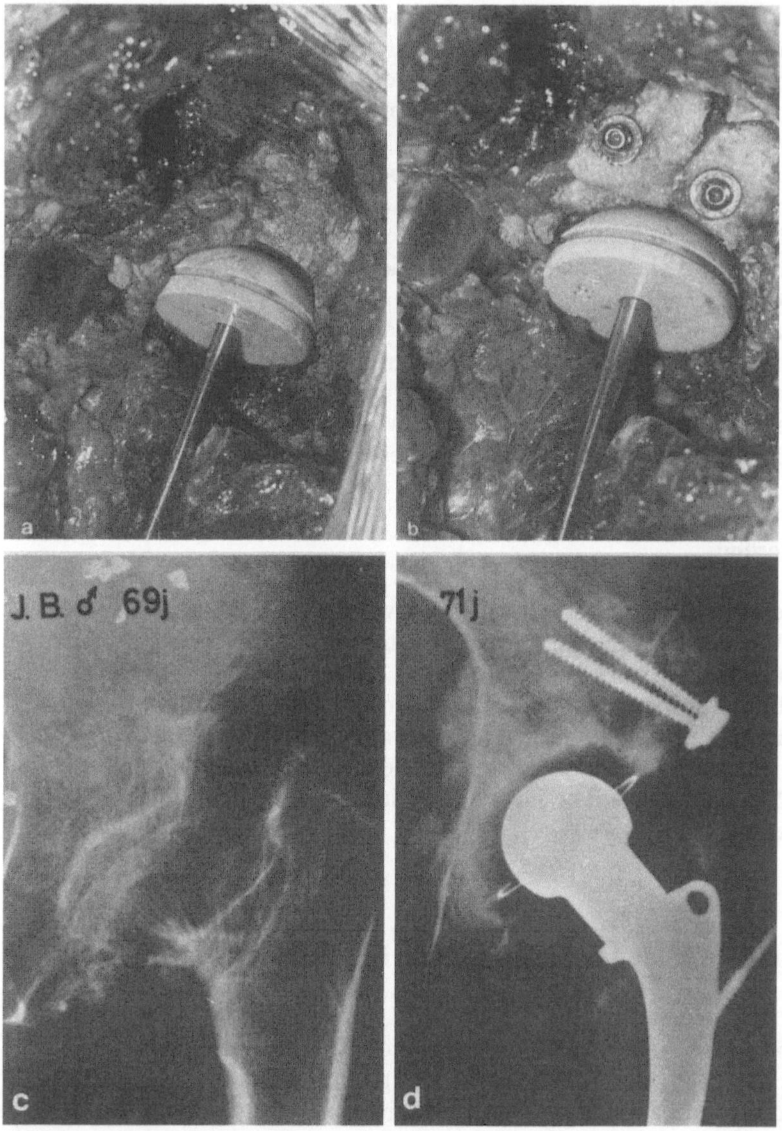

Abb. 4. a, b Beim Ausmessen der Pfanne wird deutlich, daß die Überdachung schlecht ist. Die Späne aus dem Femurkopf werden angeschraubt. **c** Der entsprechende Fall präoperativ und **d** 2 Jahre später

Tabelle 1. Indikation zur Pfannendachplastik bei der primären Hüftprothese

1. Hüftdysplasie
2. Perthes
3. Hüftkopfacetabulumnekrose
4. Posttraumatisch
5. Status nach Infekt

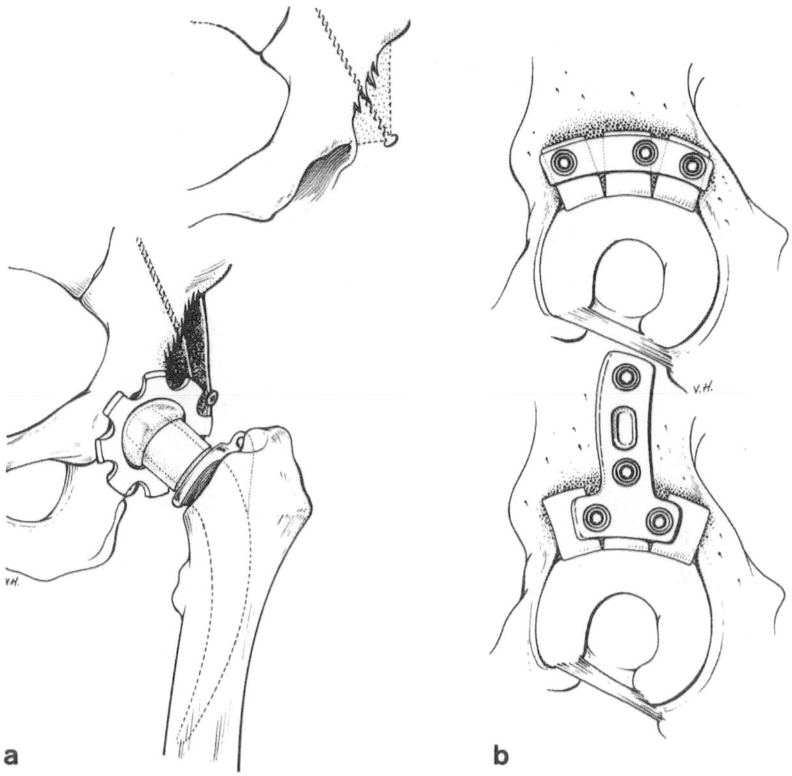

Abb. 5. **a** Solange die Pfanne zu ⅔ im Becken verankert werden kann, genügt das Festschrauben der Späne. **b** Bei ungenügender Überdachung empfiehlt sich die Abstützplatte

ne aus dem entfernten Hüftkopf werden so zurechtgeschnitten, daß sie die Osteophyten überlappen, eine Anmodellierung kann später wiederum mit der Fräse erfolgen. Die Kopfspäne werden auf ihre Qualität geprüft, zu sehr degenerierte Anteile werden nicht verwendet. Zusätzlich wird zwischen der dekortizierten Beckenkortikalis und dem Span freie Spongiosa aus dem Trochanter angelagert und ebenso zwischen die 2–3 festgeschraubten Späne eingepreßt. Zur Verschraubung der Späne verwenden wir 4,5-mm-Kortikaliszugschrauben mit Unterlegscheibe, bei guter Knochenqualität evtl. Malleolarschrauben. Die Richtung der Schrauben entspricht einem Kompromiß. Einerseits sollen die Späne unter Kompression gebracht, andererseits die Schrauben auf Druck beansprucht werden. Die Richtung der Schrauben nähert sich vergleichbar mit den Verankerungslöchern der resultierenden Druckkraft R. Damit vermeiden wir ein Kreuzen der Schrauben mit den Verankerungslöchern. Die erwähnte Technik findet ihre Anwendung überall da, wo primär die Überdachung des Hüftkopfes fehlte, bzw. sekundär ein Knochenverlust aufgetreten ist. Bei schweren Dysplasien können die Zugschrauben durch eine Abstützplatte eingebracht werden (Abb. 5). Dieses Vorgehen empfiehlt sich, wenn die Späne mehr als ⅓ der Pfanne überdachen müssen.

Die Spanplastiken bei schweren Dysplasien, Subluxationen, Luxationen, Protrusionen und Totalprothesenwechseln werden im folgenden besprochen.

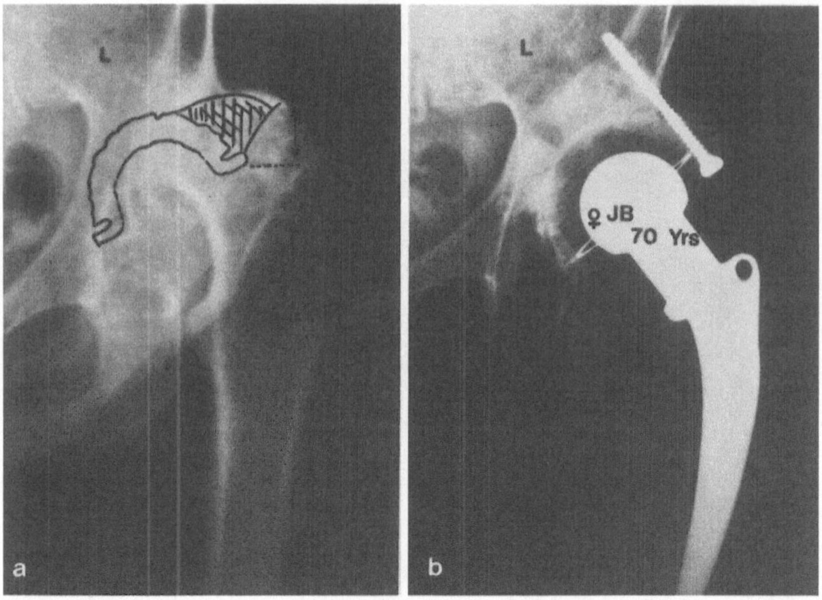

Abb. 6 a, b. Subluxationskoxarthrose. Einbringen der Pfanne ins ursprüngliche Acetabulum. Einschrauben eines Spanes unter den anwesenden Osteophyten. Damit Beinlängenausgleich

Subluxationskoxarthrose

Im Prinzip implantieren wir den Polyäthylencup in die ursprüngliche Pfanne und verwenden außer Schrauben keine anderen Implantate. Die Pfanne wird mit der Fräse nach zentral etwas vertieft. Die anwesenden Osteophyten werden belassen und von der Pfanne her etwas angefrischt. Die wie „Mandarinenschnitze" präparierten Späne werden zwischen Osteophyten und ausgefräster Pfanne interponiert und festgeschraubt. Die so aufgebaute Pfanne wird erneut angefräst. Die eingestanzten Verankerungslöcher verlaufen durch die Späne in die komprimierte Beckenspongiosa. Die ganze Trochanterspongiosa wird verwendet (Abb. 6).

Luxationshüfte mit Sekundärpfanne

Je nach Tiefe der Primärpfanne kann die Überdachung auf dieselbe Weise erfolgen wie bei der Dysplasie. In jedem Fall brauchen wir jedoch mehrere Späne und niemals den gesamten Hüftkopf als Überdachung. Wir nehmen an, daß die Vaskularisation schneller und sicherer erfolgt.

Bei untief angelegter Primärpfanne kann es sinnvoll sein, einen einfachen Stützring nach Eichler zu verwenden und je nach Eigenstabilität festzuschrauben. Die Abstützung dieses Ringes erfolgt jedoch wiederum durch Knochenspäne (Abb. 7). Das schrittweise Einzementieren hat sich bewährt. Zuerst wird ein kleiner Anteil der ersten Zementportion verwendet, um den Abstützring distal gegen das Beckeninnere zu fixieren. Dann werden die klassischen eingestanzten Verankerungslöcher durch die Späne in den tragenden Beckenanteil angelegt. Die erste Portion Zement

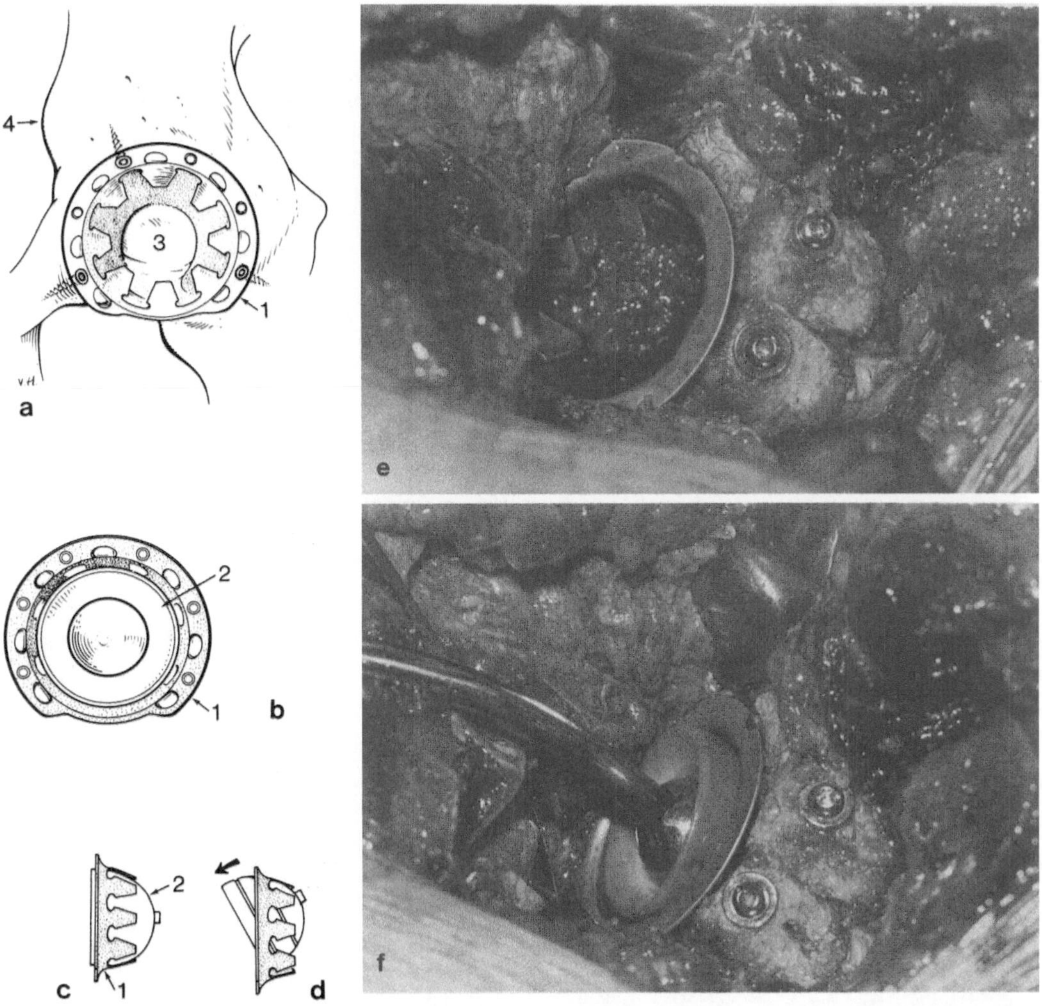

Abb. 7. a–d Der Eichler-Ring läßt sich mit oder ohne Schrauben solid verankern. Das Einzementieren der Polyäthylenpfanne erfolgt unabhängig von der Position des Eichler-Rings. **e, f** Es empfiehlt sich, den Eichler-Ring nicht nur mit Zement, sondern auch mit autologen Knochenspänen abzustützen

wird etwas angefrischt und mit der zweiten Portion die Pfanne im vom Eichler-Ring unabhängigen Stand einzementiert (Abb. 7).

Für diese Eingriffe ist die Trochanterosteotomie unumgänglich. Die Hüftabduktoren werden mobilisiert, damit kann der Beinlängenunterschied weitgehend kompensiert werden. Die Refixation des Trochanters erfolgt mit Zugschrauben durch den Zement oder aber mit dem Zuggurtungsdraht. Die Technik der Trochanterosteotomie haben wir von Weber u. Stühmer [5] übernommen. Bei Status nach früher durchgeführten Eingriffen wie Angulationsosteotomien kann es notwendig werden, den Schaft mit dem Marknagelinstrumentarium aufzubohren und spezielle Prothesenformen vom Müller-Typ zu verwenden.

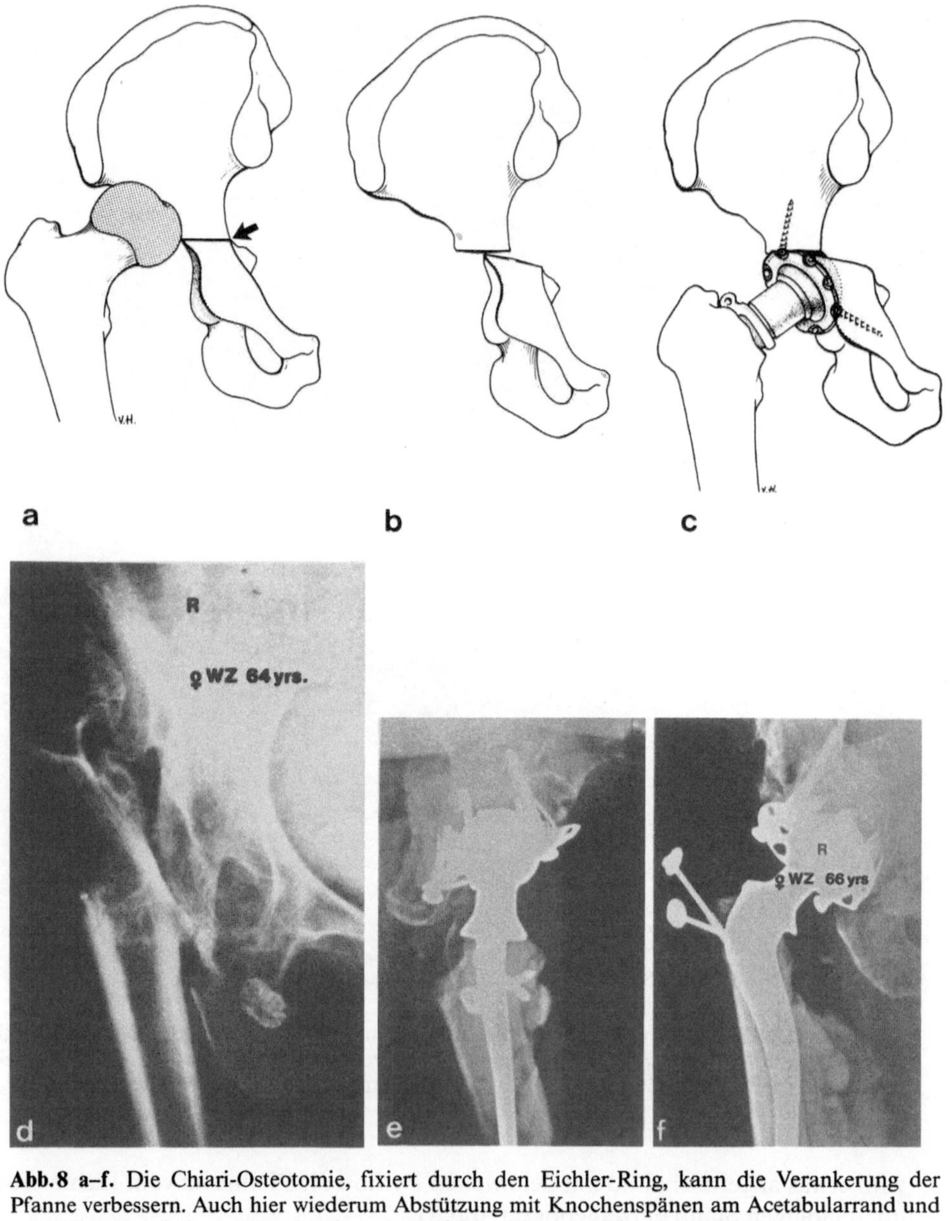

Abb. 8 a–f. Die Chiari-Osteotomie, fixiert durch den Eichler-Ring, kann die Verankerung der Pfanne verbessern. Auch hier wiederum Abstützung mit Knochenspänen am Acetabularrand und zentral im Acetabulum. Einzementieren von Eichler-Ring und Pfanne in 2 Etappen

Zur Vergrößerung der Abstützfläche bei Luxationen kann die „Chiari"-Osteotomie nützlich sein (Abb. 8). Die Osteotomie wird durch den festgeschraubten Eichler-Ring stabilisiert, Ring und Pfanne in 2 Etappen einzementiert. Spätresultate dieser Technik fehlen uns noch.

Protrusionskoxarthrose

In der Protrusion wird bis zur subchondralen Schicht ausgefräst. Zentral kann nun die Kortikalis sehr dünn sein und einbrechen. Dann empfiehlt es sich, mit Spongiosa und Trochanterspänen den Defekt bzw. die schwache Stelle zentral „wasserdicht“ abzudichten. Gelingt dies nicht mit Knochenmaterial allein, dann empfiehlt es sich, eine separate Portion Zement zur Dichtung zu verwenden (s. Totalprothesenwechsel). Das Einzementieren der Pfanne erfolgt dann auf die übliche Weise.

Bei stark entwickelter zentraler Kortikalis werden abgerundete „mandarinenschnitzförmige“ Späne eingeschraubt, um damit die Polyäthylenpfanne zu lateralisieren.

Totalprothesenwechsel

Die lockere Pfanne führt zur Knochenresorption. Polyäthylenpfanne und Zement formen eine Einheit. Durch die Bewegungen kommt es zur mechanischen Knochendestruktion, eine Fremdkörperreaktion auf Zementteile beschleunigt den Vor-

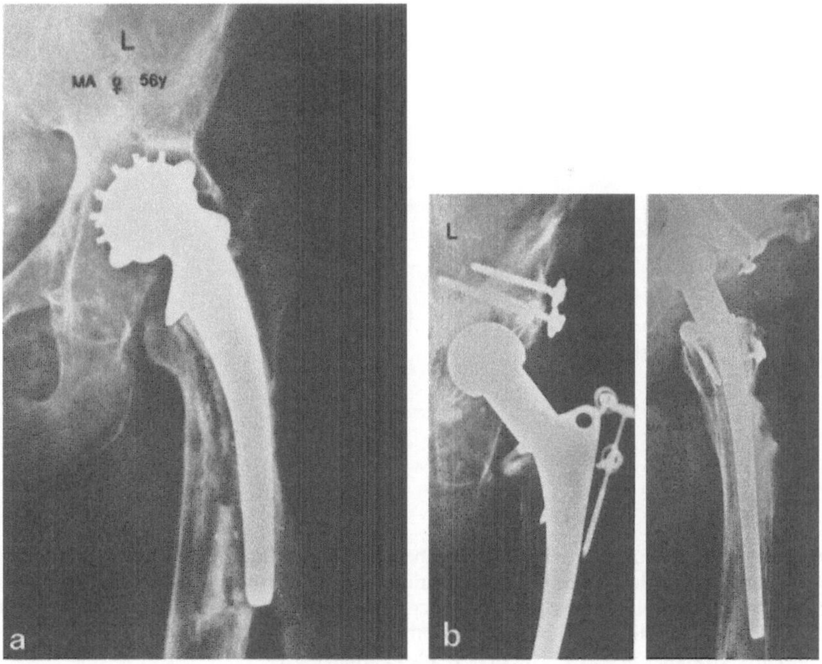

Abb. 9. a, b. Lockerung beider Prothesenanteile mit ausgedehnter Knochenresorption, nicht sichtbar am Acetabulum, da kontrastfreier Zement gebraucht wurde. Ausgedehnte Spanplastik am Acetabulum, Lateralisation der Pfanne. Spanplastiken auch am Femur. Perfektes Resultat am Acetabulum nach 4 Jahren. Klinisch einwandfrei am Schaft, röntgenologisch diskutabel. Nach 6 Jahren postoperativ immer noch einwandfrei funktionierende Hüfte

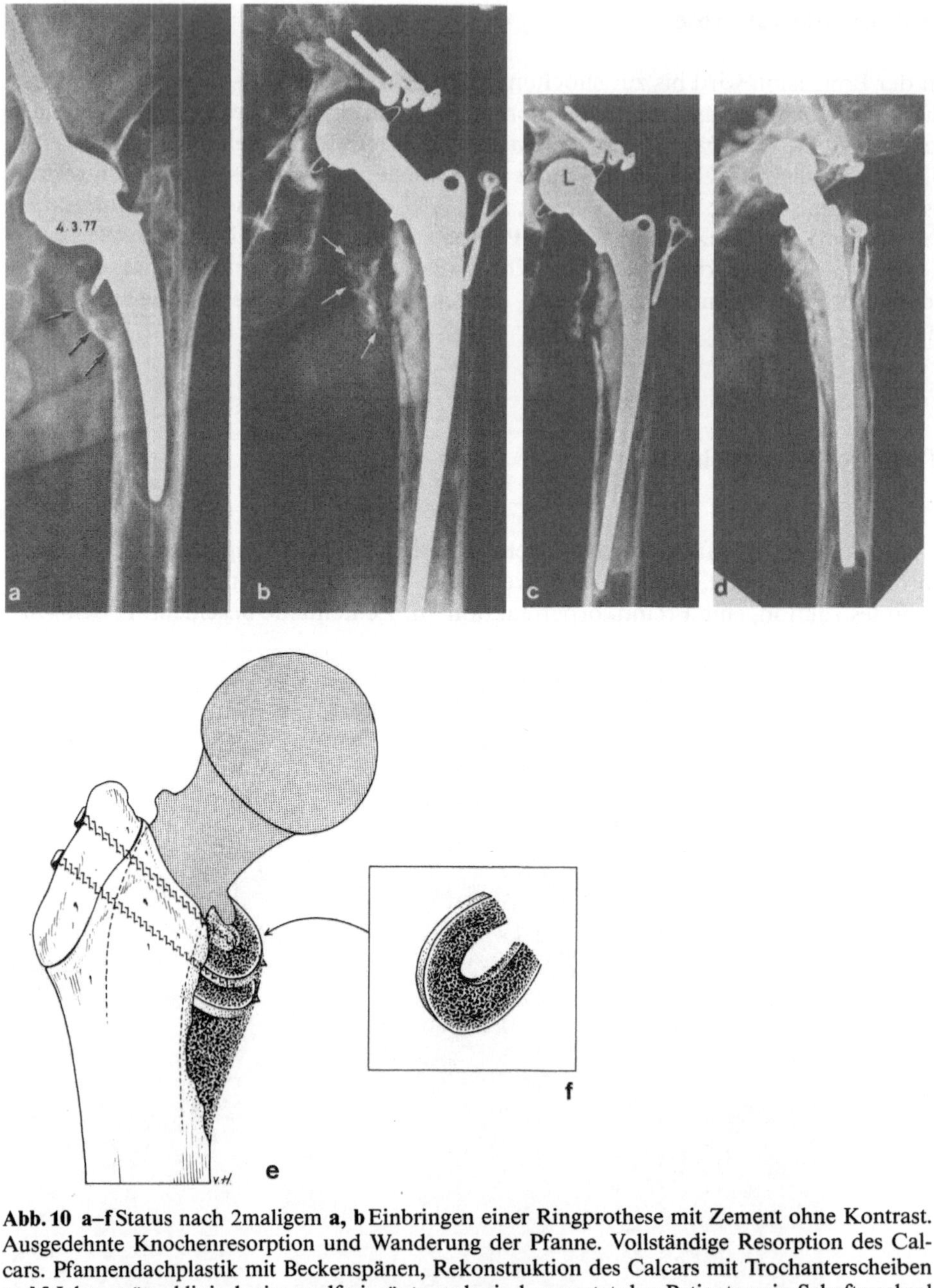

Abb. 10 a–f Status nach 2maligem **a, b** Einbringen einer Ringprothese mit Zement ohne Kontrast. Ausgedehnte Knochenresorption und Wanderung der Pfanne. Vollständige Resorption des Calcars. Pfannendachplastik mit Beckenspänen, Rekonstruktion des Calcars mit Trochanterscheiben **c, d** 5 Jahre später klinisch einwandfrei, röntgenologisch erwartet den Patienten ein Schaftwechsel **e, f.** Die Calcarspanplastik dürfte den Wechsel erleichtern gang. In der Regel finden wir diesen Knochenverlust im gesamten Acetabulum, reine Protrusionen sind jedoch möglich. Grundsätzlich unterscheidet sich die knöcherne Rekonstruktion des Acetabulums beim Totalprothesenwechsel nicht vom bereits Gesagten. Cristaspäne von der gesunden Seite sind das ideale Spanmaterial, homologe Späne sind eine andere Möglichkeit. Im Prinzip geht es darum, den kraniolateralen Pfannenanteil wiederaufzubauen und damit die Polyäthylenpfanne abzustützen. Der Lateralisation der Pfanne messen wir eine große Bedeutung zu, die Resultate haben uns in dieser Hinsicht recht gegeben.

Bei extremen Protrusionen empfiehlt es sich, den zentralen Defekt schichtweise aufzubauen. Das Ziel ist eine Abdichtung gegen das Beckeninnere, möglichst mit biologischem Material, das den Einbau gewährleistet und einen weiteren Wechsel möglich macht. Für die erste Lage verwenden wir die Lamina interna des Cristaspanes, dann eine Lage Spongiosa und, je nach Tiefe der Protrusion, noch kortikospongiöse Späne. Das dünnmaschige Metallnetz gehört ebenfalls zu den Möglichkeiten. Damit kann die Pfanne lateralisiert und, wenn nötig, noch durch Späne am Pfannenrand abgestützt werden (Abb. 9 u. 10).

Zusammenfassend können bei Revisionen an der Pfanne keine allgemein gültigen Richtlinien gegeben werden. Das Vorgehen ist individuell. Die beschriebenen Spanplastiken sind anwendbar und gestatten uns in fast allen Fällen eine solide biologische Verankerung der Pfanne. Der Gebrauch von zusätzlichen pfannenverstärkenden Implantaten reduziert sich auf ein Minimum, auch sie sollten mittels Knochenspänen abgestützt werden.

Wesentlich problematischer sind Spanplastiken am Schaft. Auch hier führt die Lockerung auf dieselbe Weise zur Knochenresorption, die sehr ausgedehnt sein kann und selbst zu Perforationen führt (Abb. 9). Längere und dickere Schaftmodelle gestatten eine primär gute Verankerung, deren Prognose allerdings ungewiß ist. Wir werden auch hier Defekte, v. a. medial, mit Spanplastiken auffüllen, wohl wissend, daß diesen keine primäre mechanische Funktion zukommt. Sie können jedoch ihre Aufgabe bei einem erneuten Wechsel erfüllen.

Nachbehandlung

Sowohl bei primären Spanplastiken wie bei ausgedehnten Rekonstruktionen bei Totalprothesenwechsel erlauben wir die Frühmobilisation des Patienten. Die operierte Extremität wird dabei nur minimal teilbelastet und dies je nach Verankerung für 2–4 Monate. Solange die einzementierte Pfanne zu 50% im soliden Anteil des Beckens verankert ist, haben wir bei der Frühmobilisation keine Nachteile gesehen. In allen anderen Fällen ist die individuelle Anpassung der Nachbehandlung empfehlenswert. Eine Schwebeextension von 6–8 Wochen kann bei ausgedehnten Revisionen sinnvoll sein.

Resultate

Anläßlich des Jahreskongresses der DGOT haben wir 1980 über Technik und Resultate berichtet [3]. Seit dem 28.2. 1978 verwenden wir unsere eigene Zementiertechnik für die Polyäthylenpfanne. Diese Patientengruppe wird in Intervallen von 2 Jahren kontrolliert. Bis heute mußten wir in dieser Gruppe keinen Pfannenwechsel vornehmen. Dasselbe gilt für die Pfannendachplastiken bei der primären Totalprothese. In einigen Fällen mußte der Schaft ausgewechselt werden, die Pfanne blieb in diesen Fällen solide verankert, Pfannendachplastiken waren eingeheilt.

Interessanterweise mußten wir auch bei den ausgedehnten Spanplastiken bei Prothesenwechsel in keinem Fall die Pfanne erneut auswechseln, im Gegensatz zum Schaft, bei dem 1mal ein Wechsel durchgeführt wurde. Auch bei der röntgenologischen Beurteilung finden wir in der Gruppe der Totalprothesenwechsel keine Pfannenlockerung, hingegen einige dubiöse Verankerungen des Schaftes. Unser Material (Periode 1974–1982) umfaßt über 100 Pfannendachplastiken bei primären Totalprothesen und 50 bei Totalprothesenwechseln.

Es handelt sich hier um vorläufige Mitteilungen, für eine statistische Auswertung ist die Nachkontrollperiode zu kurz. Die ausgewerteten Ergebnisse beschränken sich auf die Fälle der Autoren. Im gesamten Material unserer Ausbildungsklinik beeinflussen zu viele technische Fehler die Resultate.

Zusammenfassung

Das Einzementieren der Hüftpfanne mit Kompression der Spongiosa in den Verankerungslöchern haben wir seit 1978 angewandt. Auch nach Jahren ist keine röntgenologisch sichtbare Knochen-Zement-Grenze nachweisbar. Bis dahin mußte auch keine Pfanne ausgewechselt werden.

Bei schlechter Überdachung der Pfanne verwenden wir Späne aus dem entfernten Hüftkopf, gleiches Vorgehen bei der primären Protrusio. Das Einwachsen dieser Späne erfolgt problemlos, auch hier haben wir seit 1974 keine Pfanne auswechseln müssen.

Die Technik der Spongiosakompression und der Spanplastiken bei der primären Totalprothese verbessert die biologische Verankerung und ist eine aktive Verteidigung gegen Lockerungen und eine gute Investierung für die Zukunft der zementierten Totalprothese. Ein späterer Prothesenwechsel dürfte technisch wesentlich einfacher sein. Unser Material wird laufend dokumentiert, mit Tierexperimenten versuchen wir, die Theorien zu beweisen.

Dieselben Spanplastiken eignen sich auch beim Totalprothesenwechsel zur Verankerung der Pfanne, zur Vermeidung einer erneuten Protrusion und zur Rekonstruktion von Defekten am proximalen Femurende. Auch hier mußten an der Pfanne keine erneuten Wechsel durchgeführt werden, wogegen das Problem der Schaftlockerung in unserer Serie nicht gelöst ist. Eine deutliche Verbesserung brachte der seit 1979 gebrauchte Zementstopper nach Weber u. Stühmer. Am Schaft sind Spanplastiken beim Prothesenwechsel in erster Linie ein Eingriff für die Zukunft, die primäre Verankerung des Schaftes ist die Frage der Zementiertechnik und des Modelles.

In der Literatur ([1] Salvati, persönliche Mitteilung) kommt es in 60% nach Auswechslung einer lockeren Totalprothese innerhalb von 5 Jahren wiederum zur Lockerung. Unsere Resultate mit der erwähnten Technik scheinen die Prognose zu verbessern, auf jeden Fall aber die Voraussetzungen für einen eventuellen Wechsel zu erleichtern.

Literatur

1. Amstütz HC (1983) Results of revision arthroplasty of the hip. In: Progress in cemented total hip surgery and revision. Excerpta Medica, Amsterdam
2. Indong OH, Carlson CE, Tomford WW, Harris WH (1978) Improved fixation of the femoral component after total hip replacement using a methacrylate intramedullary plug. J Bone Joint Surg 60-A: 608–613
3. Marti R, Besselaar PP (1981) Spanplastiken bei primärer Totalprothese und Totalprothesenwechsel. Z Orthop 119: 711–714
4. Stühmer G, Weber BG (1978) Die neue Rotationshüftendoprothese nach dem Baukastenprinzip. System Weber. Z Orthop 116: 285–293
5. Weber BG, Stühmer G (1979) Improvements in total hip prosthesis implantation technique. Arch Orthop Trauma Surg 93: 185–189

Weitere Literatur beim Verfasser

Polyarthritisch bedingte Veränderungen des Hüftgelenks und ihre Behandlung durch prothetischen Gelenkersatz

D. Wessinghage[1]

Im Verlauf einer chronischen Polyarthritis ist eine konservativ funktionelle Behandlung in Verbindung mit einer antiphlogistischen bzw. basistherapeutischen medikamentösen Therapie oft nicht ausreichend. Operative Eingriffe unterschiedlicher Art und Lokalisation sind in frühen wie auch in späten Entwicklungsstadien häufiger indiziert. So kann auch im Verlauf einer rheumatischen Koxitis eine operative Behandlung diskutiert werden. Diese ist v. a. abhängig vom Alter des Patienten und dem Ausmaß der Veränderungen des Hüftgelenks, aber auch seiner Umgebung, u. a. der Muskulatur, der Nachbargelenke, der kontralateralen Extremität und hier besonders auch ihres Hüftgelenks.

Die Erkennung einer frühen Synovitis mit Ergußbildung im Bereich des Hüftgelenks ist im Gegensatz zu anderen Gelenken infolge des hier bestehenden ausgeprägten Weichteilmantels oft schwierig. Nicht nur deswegen fällt der Entschluß zu einer Hüftgelenksynovektomie nicht leicht, zumal auch zu ihrer vollständigen Durchführung eine Luxation nötig sein soll. Postoperativ ist eine Mangeldurchblutung des Hüftkopfes nicht immer auszuschließen. Falls aber das Röntgenbild bei ständiger Überwachung des Patienten den Verdacht auf zunehmende entzündliche Veränderungen aufkommen läßt, kann die Synovektomie – v. a. bei jüngeren Patienten – diskutiert werden. Die Synovektomie der ventralen Gelenkanteile und bei Maximalbewegungen auch der Umgebung führt dazu, die lokale Progression der Entzündung aufzuhalten und weitergehende operative Maßnahmen, u. a. auch den endoprothetischen Hüftgelenkersatz, hinauszuzögern (Abb. 1). Erfahrungsgemäß wird aufgrund der geschilderten Problematik die Synovektomie jedoch häufig zu spät vorgenommen. Im Anschluß an die Synovitis des Hüftgelenks kommt es zu destruktiven, später auch zu degenerativen Veränderungen, die schließlich eine Einsteifung bzw. eine Kontraktur, auch in Verbindung mit unterschiedlichen Fehlstellungen, bewirken. Diese können neben der Spätsynovektomie auch eine Arthrolyse des Gelenks mit Aufhebung der Kontraktur erfordern. Hierbei werden intraoperativ kontrakte Muskelgruppen durch passive Mobilisation gelockert, in Einzelfällen Sehnen bzw. Muskeln abgelöst bzw. durchtrennt. Nach Möglichkeit soll anschließend eine spannungsfreie Refixation der Muskulatur erfolgen. Die ausgeprägten Veränderungen und Funktionsstörungen, die am Ende der Entwicklung einer Koxitis bei der adulten und juvenilen chronischen Arthritis, der Psoriasis-Arthritis und der ankylosierenden Spondylitis stehen, lassen uns dringend die Forderung nach einer relativ frühzeitigen operativen Behandlung stellen, obwohl die Ergebnisse im Anschluß daran nicht immer einen solch guten Effekt erwarten lassen, wie an einem der Diagnostik und damit der Frühoperation besser zugänglichen Gelenk.

1 Prof. Dr. D. Wessinghage, Chefarzt, Orthopädische Klinik des BRK-Rheumazentrums D-8403 Bad Abbach

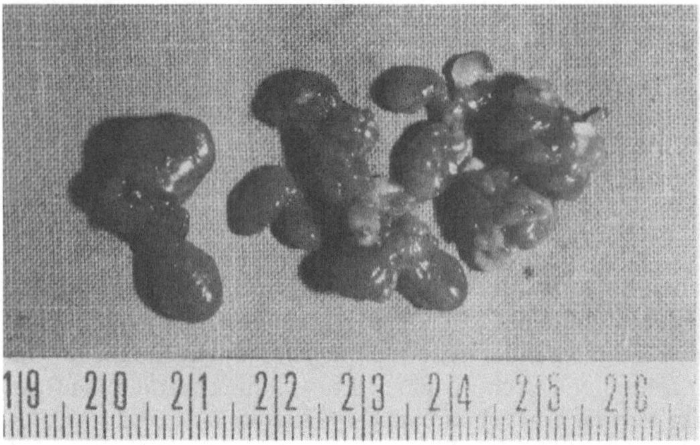

Abb. 1. Synovitische Zotten, gewonnen durch Synovektomie des Hüftgelenks

Osteotomien werden bei entzündlich-rheumatischen Gelenkerkrankungen selten durchgeführt. Nicht etwa mechanische Probleme, sondern der aktiv-destruktive Entzündungsprozeß steht hier im Vordergrund. Ihn gilt es, günstig zu beeinflussen. Allerdings kann es bei gleichzeitigem Auftreten einer postarthritischen Sekundärarthrose mit einer krankheits-, immobilisierungs- und steroidbedingten Osteoporose auch zu Deformierungen von Gelenkanteilen mit anschließender Gelenkinkongruenz kommen. Bei jüngeren Patienten läßt sich dann in Ausnahmefällen die Kombination einer Synovektomie bzw. Arthrolyse mit einer Umlagerungsosteotomie diskutieren. Auch kann sich als Folge einer Koxitis im Rahmen einer juvenilen chronischen Arthritis aufgrund der Beeinflussung des Wachstumsprozesses eine Luxationshüfte entwickeln. In diesen Einzelfällen haben wir durch eine Beckenosteotomie nach *Chiari* eine Besserung der Kongruenz korrespondierender Gelenkflächen und damit eine günstige Beeinflussung des weiteren Wachstums erzielen können.

Wegen des oft bestehenden gleichzeitigen Befalls der Nachbargelenke, bzw. der Gelenke der kontralateralen Extremität wie auch der Wirbelsäule, bietet die Arthrodese des Hüftgelenks beim Polyarthritiker nur selten eine Möglichkeit zur Verbesserung des Zustandes. Eher kommen mobilisierende Eingriffe im Bereich des Hüftgelenks zur Anwendung. So sind neben der Synovektomie und Arthrolyse gelegentlich die Hüftkopfresektion – v. a. bei dem Verdacht auf Vorliegen einer Infektion – oder die arthroplastische Umformung und schließlich v. a. der Gelenkersatz anzuwenden (Abb. 2). Seit über 20 Jahren ist der künstliche Hüftgelenkersatz einer der effektivsten Eingriffe im Bereich des Bewegungsapparats. Die Haltbarkeit eines Großteils der implantierten Endoprothesen ist nicht etwa auf den bisherigen Erfahrungszeitraum beschränkt: Materialprüfungen zeigten eine weit darüber hinausgehende Belastungsmöglichkeit und Haltbarkeit. Diese sind jedoch abhängig von einer optimalen Implantation unter optimalen Bedingungen, so daß Komplikationen, wie z. B. aseptische Lockerungen, Materialbrüche, v. a. aber auch Infektionen, auf ein Mindestmaß begrenzt bleiben. Durch die Folgen einer polyarthritisbedingten Koxitis, wie ausgeprägte Fehlstellungen, destruktive und degenerative Veränderungen sämtlicher Gelenkanteile, Hüftkopfnekrose, ausgedehnte Protrusio aceta-

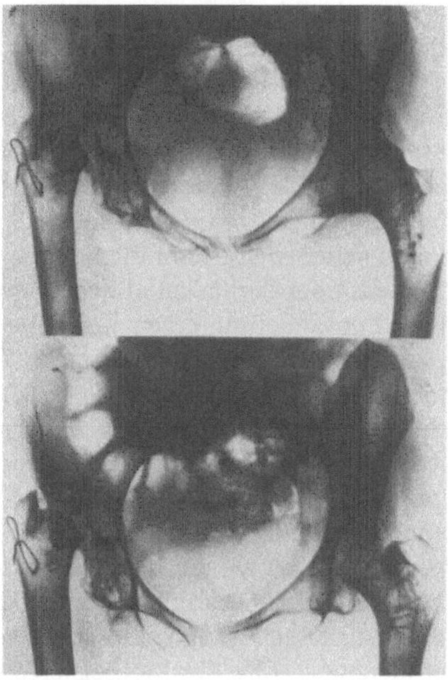

Abb. 2. Hüftkopfresektion beidseits wegen knöcherner Ankylosierung

buli, eine über einen langen Zeitraum bestehende fibröse oder knöcherne Ankylosierung oder den Zustand nach operativer Versteifung, schließlich auch durch eine Mutilation mit Wegschmelzen sämtlicher Gelenkanteile, kann sich die Implantation der Endoprothese zwar schwierig gestalten, meist wird sie jedoch hierdurch nicht verhindert. Trotz aller positiven Ergebnisse, die nach zahlreichen Gelenkersatzoperationen im Laufe der Zeit erzielt wurden, darf nicht darüber hinweggetäuscht werden, daß dieser Eingriff lediglich eine nicht immer risikolose Ersatzoperation ist: Eigenes Gewebe wird durch Fremdmaterialien ersetzt. Drohende Risiken und Komplikationen fordern Zurückhaltung in der Indikationsstellung v. a. vor dem 50.–60. Lebensjahr.

Im Gegensatz zu vereinzelten Gelenkveränderungen wird der Operateur gezwungen, beim Polyarthritiker die Indikation zum Hüftgelenkersatz jedoch bewußt zu erweitern. Häufig liegen bereits schwerste multiartikuläre Veränderungen bei jüngeren Patienten vor, so daß diese an Bett und Rollstuhl gefesselt sind. Der Befall der unteren Extremitäten beeinträchtigt Stehen und Gehen; die Beteiligung der oberen Extremitäten verhindert das Abstützen auf Gehhilfen. Hier kann oft nur der endoprothetische Gelenkersatz, v. a. auch der Hüftgelenke – allerdings in jungen Jahren als Ausnahmeindikation –, die Remobilisation des Patienten ermöglichen. Eine Aufklärung über Früh- und Spätkomplikationen wie über die Risiken eines derartigen Eingriffs ist insbesondere beim jüngeren Patienten unbedingt erforderlich. Die Hüftgelenksveränderungen bei chronischen Polyarthritiden zwingen nicht selten zur Improvisation. Nach bereits erfolgter Behandlung von Extremveränderungen und bei der Progression der pathologischen Veränderungen auch an anderen Gelenken können technische Schwierigkeiten zu Komplikationen führen. Diese sind individuell, d. h. unter Berücksichtigung des Einzelfalles, zu behandeln.

Eine der häufigsten Komplikationen der Koxitis bei chronischen Polyarthritiden ist die Protrusio acetabuli. Sie kann sich im Verlauf mehrerer Jahre, aber auch schon innerhalb einiger Wochen entwickeln. Das Vorwandern des Hüftkopfes in Richtung auf das kleine Becken führt bei zunehmender Fixierung des proximalen Femurendes im und am Becken zu einer erheblichen Bewegungsbeeinträchtigung des Hüftgelenks, aber auch zu einer Einschränkung der gesamten Mobilisation des Patienten. Gleichzeitig verkürzt sich die betroffene Extremität. In den gar nicht einmal so seltenen Extremfällen kommt es zu einer Spontanfraktur des knöchernen Pfannenbodens und schließlich zu einer fast vollständigen Auflösung des Acetabulums. Zur Erzielung einer ausreichenden Stabilität erfolgte früher die Auffüllung des Protrusionsdefekts mit Zement. In der Folgezeit kam es zur Lockerung des Zementpfannenkonglomerats, so daß man zur zusätzlichen Abstützung Metallnetze und -ringe (Eichler-Ring) bzw. Hüftgelenkspfannen mit Rand verwandte. Größerer technischer, zeitlicher und finanzieller Aufwand garantieren beim Polyarthritiker jedoch auch hierdurch keine ausreichende Stabilisierung, zumal bei ihm meist eine generalisierte Osteoporose vorliegt. Seit Anfang 1977 versuchen wir hingegen durch Verwendung autologen Knochenmaterials eine – wie wir es nennen – „aktive Pfannenbodenstabilisierung" zu erreichen. Das autologe Knochenmaterial wird aus dem resezierten Hüftkopf sowie aus dem proximalen Anteil des Femurschaftes gewonnen. Mit Hilfe des Meißels erfolgt die Aufarbeitung des noch vital erscheinenden Knochens zu kortikospongiösen Chips. Je nach Ausprägung der Protrusio acetabuli werden darüberhinaus mehr oder weniger große kortikospongiöse Späne gewonnen, die jenseits und kranial des Acetabulums in das kleine Becken eingelagert werden. Eine gegenseitige Verkeilung des vorhandenen Materials erhöht die Stabilität. Anschließend erfolgt das Einlagern des zerkleinerten kortikospongiösen Materials in die Tiefe der Protrusionspfanne, die durch Rillen und Löcher aufgearbeitet wurde. Mit Hilfe der Probierpfanne auf dem Stößel wird durch Hammerschläge ein der Implantationspfanne kongruentes Lager vorgeformt. Anschließend erfolgt mit einer relativ geringen Schicht von Pallacos das Einzementieren der Pfanne unter Druck. Die Erfahrungen zeigen, daß eine zusätzliche Stabilisierung mit irgendwelchen Hilfsmitteln nicht erforderlich ist (Abb. 3 u. 4).

Bis zum April 1982 wurden an der Orthopädischen Klinik des Rheumazentrums Bad Abbach/Regensburg bei Polyarthritikern insgesamt 127 Hüftgelenke als Primäreingriff endoprothetisch ersetzt. Unter diesen Rheumatikern war eine relativ große Anzahl junger Patienten. So mußten über 60% der Implantationen bereits vor dem 60. Lebensjahr durchgeführt werden. Bei 38 Polyarthritikern wurde an 47 Hüftgelenken (9mal doppelseitig) zusätzlich zum endoprothetischen Gelenkersatz eine aktive Pfannenbodenstabilisierung durchgeführt (Tabelle 1).

Röntgenologische Nachuntersuchungen einschließlich Schichtaufnahmen zeigen, daß sich bereits bis zu 3 Monaten nach dem Eingriff ein spangenartiger Neuaufbau im Bereich des Pfannenbodens einstellt. Dieser ist offensichtlich so stabil, daß eine ausreichende Belastung, die allerdings beim Polyarthritiker insgesamt reduziert ist, erfolgen kann. Parallel laufende klinische Untersuchungen zeigen, daß postoperativ Beweglichkeit, Steh- und Gehfähigkeit wie auch die allgemeine Mobilisation bei diesen Patienten in auffälligem Maße zunehmen. In einem Zeitraum bis zu 60 Monaten und mehr postoperativ wurden bisher negative Ergebnisse nicht beobachtet. Eine intensive Mobilisation im Bett erfolgt bereits ab dem ersten post-

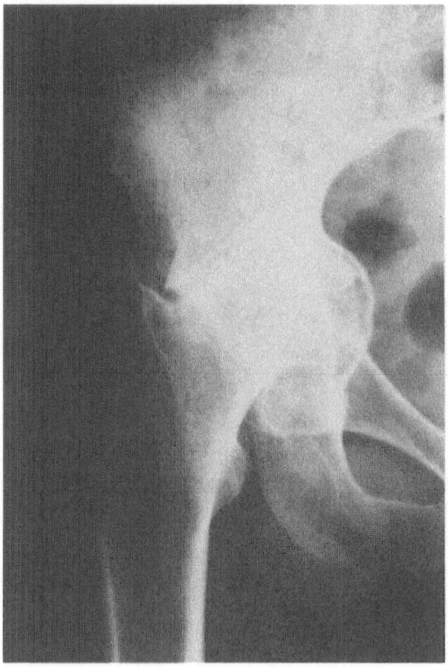

Abb. 3

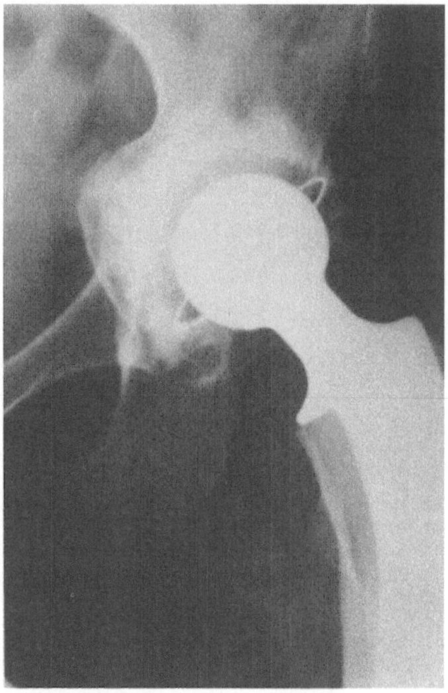

Abb. 4

Abb. 3. Protrusio acetabuli mit beginnender Perforation des Hüftkopfes in das kleine Becken

Abb. 4. Aktive Pfannenbodenstabilisierung durch autologe Knochenimplantation nach Aufarbeitung des Hüftkopfes

Tabelle 1. TEP-Hüftgelenke ohne/mit aktiver Pfannenbodenstabilisierung bei Polyarthritikern vom 1. 1. 1977 bis 8. 4. 1982. Durchschnittsalter 54,2 Jahre (21–78 Jahre) (Orthop. Klinik Bad Abbach)

Diagnose	Patienten		TEP		TEP mit akt. PF. B. St.		Gesamteingriffe
	Männlich	Weiblich	Männlich	Weiblich	Männlich	Weiblich	
c. P.	16	81	16	57	3	42	118
j. c. P.	1	2	1	2	1	1	5
Ps. A.	–	1	–	2	–	–	2
Sp. A.	1	–	2	–	–	–	2
Gesamt	18	84	19	61	4	43	
	102		80		47		127

TEP = Totalendoprothese, *c. P.* = Chronische Polyarthritis, *j. c. P.* = Juvenile chronische Polyarthritis, *Ps. A.* = Psoriasis-Arthritis, *Sp. a.* = Spondylitis ankylosans

operativen Tag. 4–6 Wochen postoperativ erlauben wir den Patienten in der Regel mit 2 Gehstützen oder Arthritikerstützen im Vierpunktgang zu gehen. Zunehmend verwenden wir ebenfalls homologes Knochenmaterial, wenn beispielsweise bei Prothesenwechsel eigenes Material in ausreichender Menge nicht zur Verfügung steht. Nach der Entfernung von Pfanne mit Zement wird der entstehende Defekt

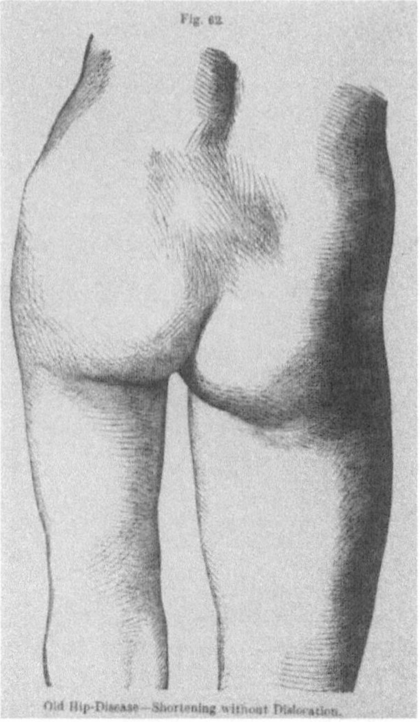

Abb. 5

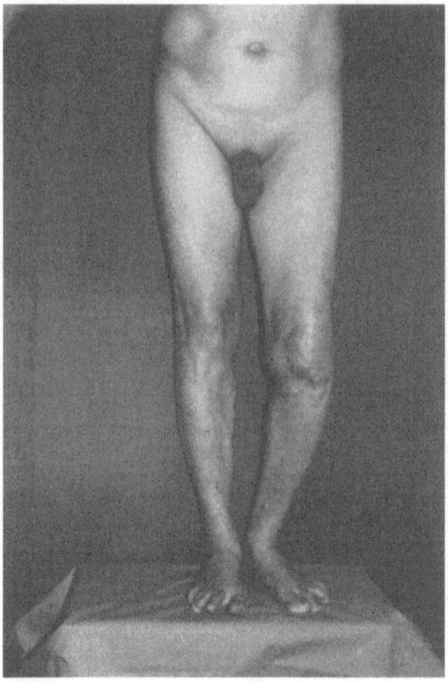

Abb. 6

Abb. 5. Folgen der Adduktionskontraktion nach Richard Barwell

Abb. 6. Adduktionskontraktur rechtes Hüftgelenk, Beugekontraktur und Valgusfehlstellung linkes Kniegelenk, von vorne

durch kortikospongiöse Späne zur zusätzlichen Sicherung der neu zu implantierenden Pfanne aufgefüllt. Je nach Situation verwenden wir bei zerstörtem Pfannenrand ähnlich wie bei zu flacher Pfanne vorwiegend autologes Material, um die künstliche Pfanne nach kranial ausreichend abzustützen. Bei dieser Pfannendachplastik wird das Implantat durch Schrauben, gelegentlich durch Platten fixiert. Den Rest der noch vorhandenen Späne lagern wir darüberhinaus seit Jahren v. a. wegen der bestehenden Osteoporose zur zusätzlichen Stabilisierung in den Femurschaft ein. Dies verhindert als Stopfen, daß der Knochenzement nicht zu weit nach distal vordringt und die Gefährdung des Übergangbereichs zwischen Zement und Markraum bzw. Kortikalis verringert wird.

Ein besonderes Problem ist ferner die zunehmende Bewegungseinschränkung mit Ausbildung von Kontrakturen als Folge einer rheumatischen Koxitis. So können intra- und periartikuläre Veränderungen zu einer Adduktions-, seltener auch zu einer Abduktionskontraktur führen. Aus diesen Fehlstellungen resultiert ein Beckenschiefstand, der eine relative Verlängerung oder Verkürzung des kontralateralen Beines verursacht. Als Folge der relativen Beinverlängerung bei der häufigeren Adduktionskontraktur kann sich am gegenseitigen Kniegelenk eine Beugekontraktur oder aber eine Valgus-, seltener eine Varusfehlstellung entwickeln. Hierdurch wird der vorgetäuschte Beinlängenunterschied weitgehend ausgeglichen (Abb. 5. Aus der 1881 erschienenen Publikation von Richard Barwell: A Treatise on Diseases of the Joints.)

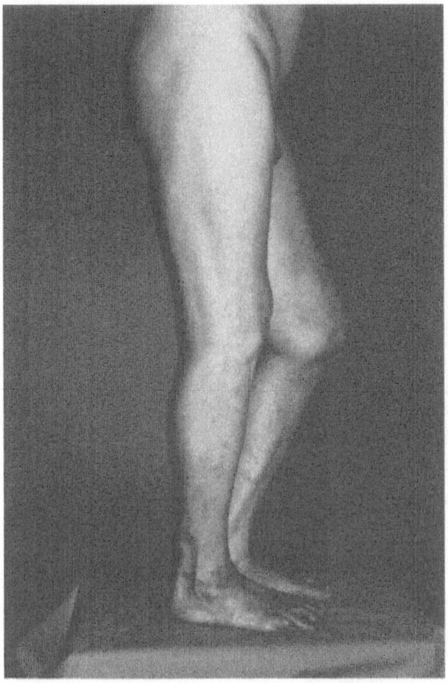

Abb. 7. Adduktionskontraktur, von der Seite

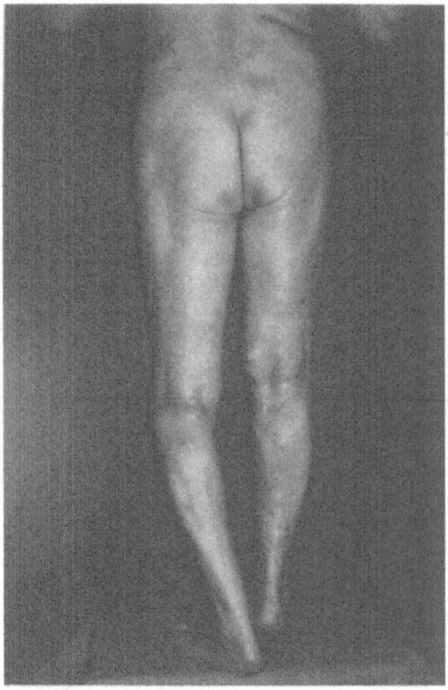

Abb. 8. Adduktionskontraktur, von hinten

Kommt es über eine Einsteifung zu einem Stillstand der Veränderungen und damit zum Schmerzrückgang im Hüftgelenk, so wird der Patient doch erheblich durch die Veränderungen am kontralateralen Kniegelenk beeinträchtigt. Beschwerden bei Bewegungen und Belastung mit Verstärkung der Fehlstellung sind die Folge. Das Kniegelenk zeigt eine um so stärkere Schmerzhaftigkeit und Fehlstellung, je intensiver es an dem rheumatischen Prozeß beteiligt ist. Trotzdem wird primär am Kniegelenk keine operative Behandlung erfolgen. Zunächst muß ein Ausgleich des relativen Beinlängenunterschiedes und damit der Ursache der Kniegelenksveränderungen vorgenommen werden. Dies ist nur durch eine erhebliche Mobilisation des Hüftgelenks und – wo nötig – durch den endoprothetischen Gelenkersatz möglich. Erst nach Aufhebung der Kontraktur und Erzielung einer besseren Beweglichkeit läßt sich feststellen, ob eine operative Behandlung des kontralateralen Kniegelenks überhaupt noch erforderlich ist. Gelegentlich kann eine Kniegelenksynovektomie in Verbindung mit einem Débridement oder einer Arthrolyse ausreichend sein. Je nach Zustand und Alter ist nach weiterer Beobachtung und Überwachung des Patienten auch eine Umstellungsosteotomie mit anschließender Osteosynthese, ein Gelenkflächenersatz durch eine Schlittenprothese oder ein totaler Kniegelenkersatz später zu diskutieren. Unsere Erfahrung bei einer Reihe von Patienten hat gezeigt, daß eine primäre Behandlung des in Fehlstellung stehenden Hüftgelenks im Vordergrund steht, auch wenn dieses keine Schmerzen mehr bereitet. Erst anschließend kann die Indikation zu einem Eingriff im Bereich des kontralateralen Kniegelenks gestellt werden (Abb. 6–13).

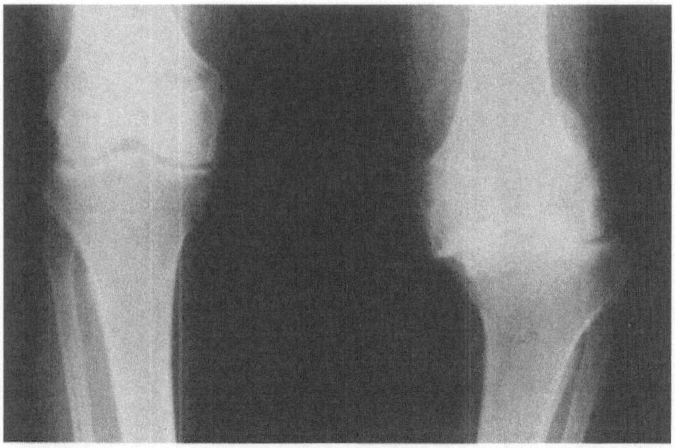

Abb. 9. Röntgenaufnahme beider Kniegelenke unter Belastung: Verkürzung rechtes Bein, Varusfehlstellung mit polyarthritisch bedingten Veränderungen des linken Kniegelenks

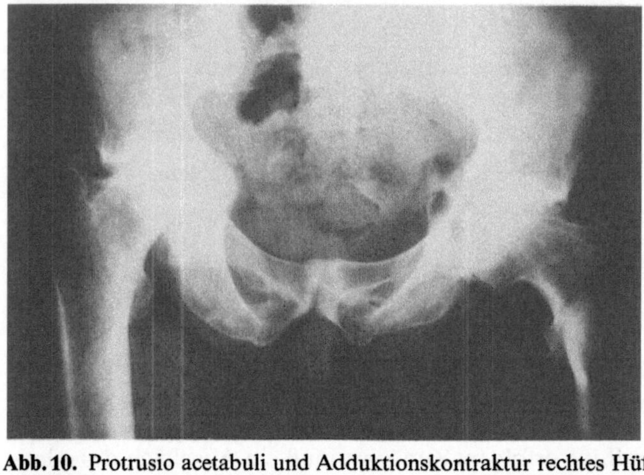

Abb. 10. Protrusio acetabuli und Adduktionskontraktur rechtes Hüftgelenk mit Beckenhochstand und relativer Verkürzung des rechten Beines

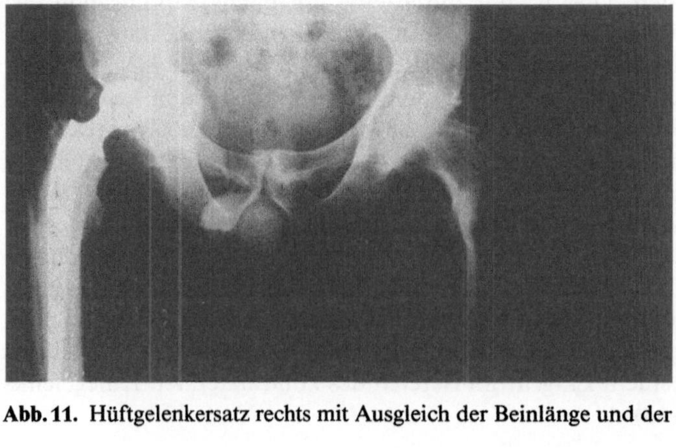

Abb. 11. Hüftgelenkersatz rechts mit Ausgleich der Beinlänge und der Adduktionskontraktur

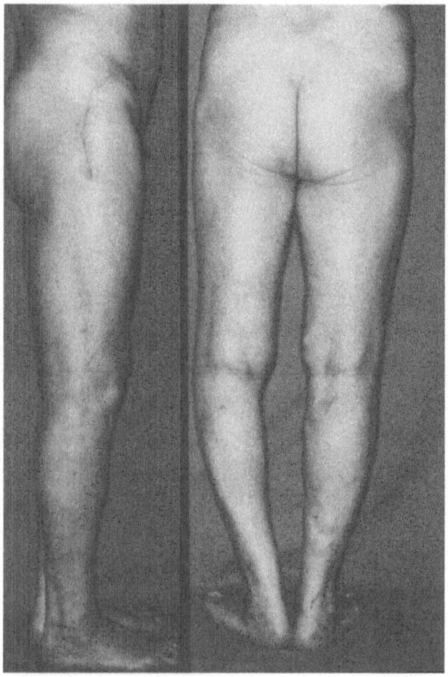

Abb. 12

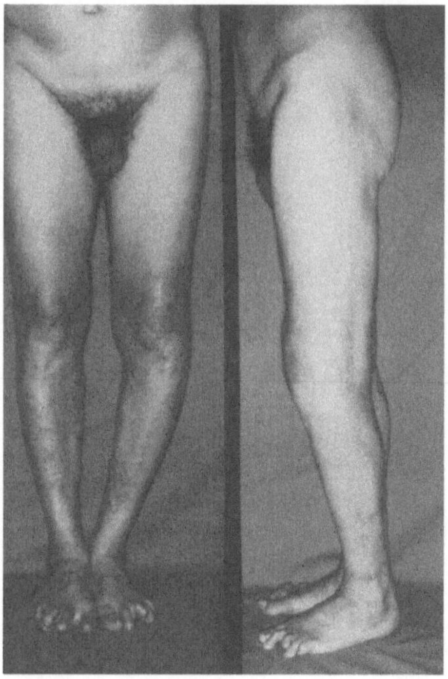

Abb. 13

Abb. 12. Klinisches Bild nach Aufhebung der Kontraktur sowie operativer Behandlung des linken Kniegelenks

Abb. 13. Klinisches Bild nach Aufhebung der Kontraktur sowie operativer Behandlung des linken Kniegelenks

Ein besonderes Problem beim Rheumatiker ist der multiartikuläre Befall. Sind mehrere operative Behandlungen indiziert, so ist zu prüfen, ob der Patient zunächst an oberen oder aber an unteren Extremitäten einer operativen Behandlung bedarf. Aufgrund unserer Erhebungen bei zahlreichen Polyarthritikern verlangt der Patient zunächst nach Operationen im Bereich der unteren Extremitäten. Er stellt damit die Mobilisationsfähigkeit in den Vordergrund. Zu berücksichtigen ist jedoch für den Operateur, ob der Patient nach Eingriffen an den unteren Extremitäten sich mit Hilfe der Arme noch auf Gehhilfen abstützen muß. Hierzu können vorgezogene oder parallel erfolgende Operationen an oberen Extremitäten erforderlich sein. Individuell muß die Strategie des Vorgehens bestimmt werden. Der multiartikuläre Befall mit zahlreichen, auch fortgeschrittenen Veränderungen zwingt zur Überlegung, wie viele Operationen insgesamt nötig sind, um den Zustand und die Mobilisationsfähigkeit des Patienten grundlegend zu bessern. Je nach Zahl und Lokalisation der befallenen Gelenke ist zu diskutieren, ob und welche Eingriffe in einer Sitzung gleichzeitig vorgenommen werden sollen und können. Hierbei kann auch mit zwei Operationsteams gleichzeitig vorgegangen werden.

Der totalendoprothetische Hüftgelenkersatz ist auch bei extrem behinderten Polyarthritikern ein Eingriff, der in der Hand des erfahrenen Operateurs eine wesentliche Veränderung zu bewirken vermag.

Implantationstechnische Grundsätze für den alloplastischen Hüftgelenkersatz bei chronischer Polyarthritis

H. J. Refior und R. Hoos[1]

Es steht außer Zweifel, daß der alloplastische Hüftgelenkersatz bei chronischer Polyarthritis eine besondere Problematik aufweist, die durch die Grunderkrankung geprägt wird.

So wird z. B. – im Gegensatz zur Koxarthrose – die Indikation zum Hüftgelenkersatz bei chronischer Polyarthritis auch bei jüngeren Patienten großzügig gestellt, wenn durch den Befall mehrerer großer Gelenke der unteren Extremitäten eine erhebliche Funktionseinbuße resultiert, oder wenn speziell am Hüftgelenk andere operative Maßnahmen eine funktionelle Verbesserung nicht erwarten lassen.

Die eigentliche Problematik des Gelenkersatzes basiert auf den besonderen biologischen Gegebenheiten. Gschwend (1977) und Hohmann (1973) weisen in diesem Zusammenhang darauf hin, daß der alloplastische Hüftgelenkersatz bei chronischer Polyarthritis zusätzliche technische Schwierigkeiten bereiten kann.

Mit derartigen Schwierigkeiten ist z. B. bei einer ausgeprägten Osteoporose zu rechnen, die sowohl entzündungsbedingt, als auch kortisoninduziert sein kann.

Darüber hinaus können entzündungsbedingte Destruktionen des Pfannenerkers sowie eine ausgeprägte Protrusio acetabuli operationstechnische Modifikationen notwendig machen (Abb. 1). Nicht zuletzt stellt der Status nach juveniler chronischer Polyarthritis u. a. wegen eines zu engen Markraumes des koxalen Femurendes eine Besonderheit dar, die zu operationstechnischen Schwierigkeiten führen kann, wenn speziell diese Gegebenheit in der Operationsstrategie nicht berücksichtigt wurde.

Die genannten pathologischen Voraussetzungen bei chronischer Polyarthritis erfordern somit für den alloplastischen Hüftgelenkersatz die Berücksichtigung von allgemeinen und speziellen implantationstechnischen Grundsätzen.

Zu den allgemeinen operationstechnischen Grundsätzen zählt, daß bei tief in der Pfanne stehenden Hüftköpfen, wie z. B. bei der Protrusio acetabuli, auf die bei der Koxarthrose üblichen Luxationsmanöver verzichtet wird.

Aufgrund der osteoporosebedingten Frakturierungsgefahr sollte eine retrograde Kopf-Hals-Resektion und -Luxation, z. B. mit dem Korkenzieherinstrument, vorgenommen werden.

Abhängig von der Entzündungsaktivität ist nach Freilegung der Pfanne eine Synovektomie sowie die Entfernung des in der Pfanne befindlichen Pannus vorzunehmen.

Bei dem Bestreben, einen paßrechten Sitz der Kunstpfanne zu erzielen, sollte, unter weitgehender Belassung der subchondralen Kortikalis, das Acetabulum nur sparsam ausgefräst werden. Haftlöcher sollten bevorzugt im Pfannendach angelegt werden, wobei eine Perforation der Gegenkortikalis vermieden werden muß.

1 Prof. Dr. H. J. Refior und Dr. R. Hoos, Orthopädische Klinik der Med. Hochschule, im Annastift, Heimchenstraße 1–7, D-3000 Hannover 61.

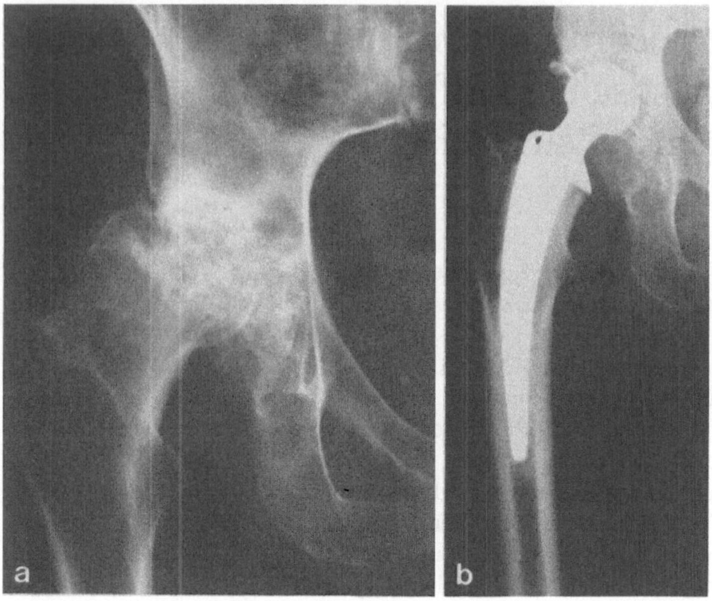

Abb. 1a, b. M. G., 63 Jahre: Chronische Polyarthritis, entzündungsbedingte Destruktion des Hüftgelenkes, totalendoprothetischer Ersatz

Zusätzlich kann ein isoliertes Haftloch im Corpus ossis pubis, bzw. im Corpus ossis ischii, angebracht werden.

Kunstpfannen mit einem kranzförmigen Rand, die eine Abstützung am knöchernen Acetabulum ermöglichen, sollten bevorzugt Verwendung finden.

Nicht zuletzt sollte bei der Einzementierung der Schaftprothese darauf geachtet werden, daß nach Spongiosaplombierung des Markraums Zementfüllungsdefekte vermieden werden.

Während bei Berücksichtigung dieser Grundsätze, die mit einer ausgeprägten Osteoporose verbundenen Probleme des alloplastischen Hüftgelenkersatzes bei chronischer Polyarthritis lösbar sind, verlangt der Status nach juveniler chronischer Polyarthritis, aufgrund der besonderen anatomischen Verhältnisse, in der Regel die Verwendung von spezialgefertigten Endoprothesen.

Für die chronische Polyarthritis finden ansonsten die herkömmlichen Endoprothesenmodelle Verwendung, wobei neben dem totalendoprothetischen Hüftgelenkersatz auch der Gelenkflächenersatz indiziert sein kann. Obwohl von Wagner (1978) die chronische Polyarthritis nur als relative Indikation betrachtet und die allgemeinen Ergebnisse des Gelenkflächenersatzes gerade durch Komplikationen im Rahmen der chronischen Polyarthritis belastet wurden, ist die Indikation auch für dieses Krankheitsbild gerechtfertigt.

Die erst kürzlich von Mogensen et al. (1978) vorgestellten guten Ergebnisse des Gelenkflächenersatzes am Hüftgelenk bei juveniler chronischer Polyarthritis können auch für die Polyarthritis des Erwachsenen bestätigt werden.

Ein gutes Ergebnis des Gelenkflächenersatzes bei chronischer Polyarthritis kann allerdings nur für solche Fälle erwartet werden, bei denen eine abgeklungene

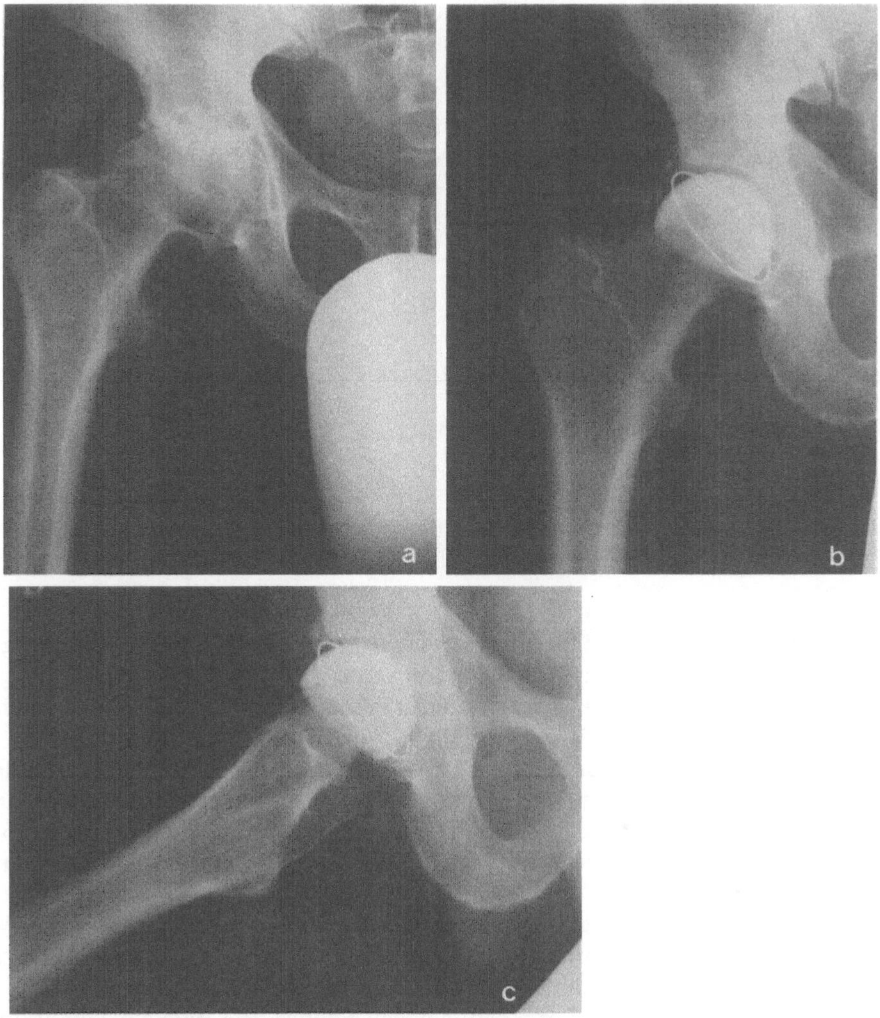

Abb. 2a–c. N. E., männlich, 49 Jahre: Chronische Polyarthritis, Gelenkflächenersatz mit der Schalenprothese nach Wagner (Keramik-Kopf-Schale)

Entzündungsaktivität am Hüftgelenk zu einer sekundären Koxarthrose mit konsekutiver Sklerosierung im Femurkopf- und Pfannendach geführt hat.

In solchen Fällen besteht ein ausreichend stabiles knöchernes Lager und eine gute Verankerungsmöglichkeit der beiden Komponenten. Unter Berücksichtigung der von Freeman (1978) und Wagner (1978) sowie von Goldie et al. (1979) gegebenen Empfehlung, die Femurkomponente in Valgusposition entsprechend der mechanischen Lastachse zu plazieren, haben wir in Kenntnis der idealen Gleitpartnerkombination neben der Polyäthylenpfanne eine Keramikfemurkomponente in den eigenen Fällen gewählt (Abb. 2). Bei der beschriebenen strengen Indikationsstellung sind wir mit Mogensen et al. (1981) der Auffassung, daß der Gelenkflächenersatz bei jungen Patienten mit chronischer Polyarthritis in jedem Fall als überbrük-

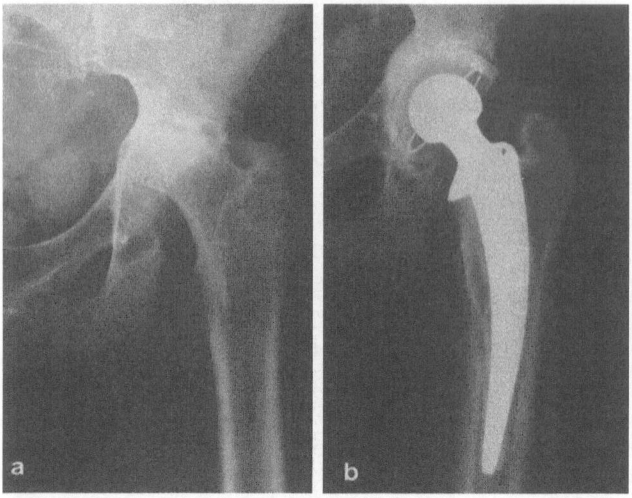

Abb. 3 a, b. S. E., weiblich, 61 Jahre: Chronische Polyarthritis, Protrusio acetabuli – Totalendoprothese **(a)** mit Spongiosaunterfütterung des Pfannenbodens

kende Maßnahme, die darüberhinaus noch zu einer erheblichen Verbesserung der Lebensqualität beiträgt, empfohlen werden kann.

Wegen der Problematik der Grunderkrankung wird der Gelenkflächenersatz allerdings nicht als Dauerlösung betrachtet.

Eine spezielle operationstechnische Modifikation im Rahmen des alloplastischen Hüftgelenkersatzes ist bei chronischer Polyarthritis darüberhinaus dort angezeigt, wo durch den destruierenden Krankheitsprozeß der Pfannenerker zerstört und eine ausreichende Überdachung des künstlichen Acetabulums nicht gewährleistet ist.

In solchen Fällen erfolgt nach retrograder Resektion des Schenkel-Hals-Kopf-Stumpfes und nach sparsamer Ausfräsung des Pfannenbettes der Aufbau des destruierten Pfannenerkers unter Verwendung eines halbkreisförmigen, aus dem Schenkelhals stammenden kortikospongiösen Spanes. Bei intakten Femurköpfen empfiehlt Gschwend (1977) die Verwendung eines eigens zugeschnittenen Kopffragmentes aus dem resezierten Femurkopf, das zur Herstellung eines überdachenden Pfannenerkers mit 2 Zugschrauben an der Beckenschaufel fixiert wird.

Nach Implantation der Kunstpfanne sollten noch vorhandene Spalträume mit der aus dem Schenkelhals gewonnenen Spongiosa aufgefüllt werden.

Entscheidende Bedeutung kommt der Spongiosa auch im Rahmen eines notwendigen Prothesenwechsels zu. Das meist erheblich vorgeschädigte knöcherne Prothesenlager erweist sich insbesondere im Bereich der Pfanne als stabilisierungsbedürftig. Neben der noch darzustellenden Unterfütterung des Pfannenbodens können, wenn eine große Zementplombe bei der Einzementierung der Pfanne vermieden werden soll, Defektauffüllungen durch kortikospongiöse Spananlagerungen notwendig werden.

Bei der Auswechselung der Stielprothese wird unter dem Gesichtspunkt einer besseren Stabilisierung auf das nächst längere Modell ausgewichen, eine Technik, die – unabhängig von der chronischen Polyarthritis – auch bei anderen Auswechselungsoperationen Anwendung findet.

Die Protrusio acetabuli bei chronischer Polyarthritis stellt für den alloplastischen Hüftgelenkersatz ein besonderes Problem dar. Bereiter u. Morscher (1982) weisen darauf hin, daß neben dem sehr dünnen und nicht tragfähigen Pfannenboden ungünstige biomechanische Verhältnisse bestehen, da die zentrale Lage des Hüftkopfes die nach medial wirkenden Kräfte verstärkt.

Bei der Implantation eines künstlichen Acetabulums muß daher darauf geachtet werden, daß einmal ein tragfähiger Pfannenboden und zum anderen eine Positionierung der Kunstpfanne mit Abstützung am knöchernen Acetabulum erzielt wird.

Nach Sotelo u. Charnley (1978) ist ein guter Zementsockel ausreichend. Das trifft aber offenbar nur für solche Fälle zu, bei denen eine Protrusion unter 15 mm besteht (Bereiter u. Morscher 1982). Die Verstärkung und Auffüllung des Pfannenbodens durch metallische Netzimplantate oder durch die Verwendung von Pfannenstützschalen hat sich aber für den alloplastischen Hüftgelenkersatz bei chronischer Polyarthritis bisher nicht überzeugend durchsetzen können.

Es erscheint daher verständlich, daß nach einer biologischen Lösungsmöglichkeit gesucht wurde. Hier bot sich die aus dem Schenkel-Hals-Kopf-Präparat gewonnene Spongiosa zur Verstärkung des Pfannenbodens und zur Defektauffüllung an (Abb. 3).

Ähnlich wie von Heywood (1980) propagiert, verwenden wir eine breitflächige Spongiosascheibe, die zur Abdeckelung des Pfannenbodens benutzt wird.

Randständige Defektauffüllungen werden mit Spongiosachips durchgeführt. Eine unnötige Medialisierung der Kunstpfanne wird durch eine entsprechende Stärke der Spongiosaschicht über dem Pfannenboden vermieden. Die in dieser Technik bisher behandelten 12 Protrusionshüften bei chronischer Polyarthritis zeigen, bei Verwendung der herkömmlichen Röntgentechnik, einen zunehmenden Einbau der Spongiosa. Diese Beobachtung deckt sich auch mit den Nachuntersuchungsergebnissen von Heywood (1980) sowie von Ranawat et al. (1980). Ebenso wird von Bereiter u. Morscher (1982) über den röntgenologischen Einheilungsnachweis der so verwendeten Spongiosa in allen Fällen berichtet.

Zusammenfassend kann danach festgestellt werden, daß im Rahmen des alloplastischen Hüftgelenkersatzes bei chronischer Polyarthritis allgemeine wie auch spezielle operationstechnische Grundsätze von Bedeutung sind.

Von besonderer Wichtigkeit hat sich dabei die gezielte Verwendung von autologer Spongiosa in der Rekonstruktion und Stabilisierung, insbesondere des Acetabulums, erwiesen, wobei gerade hier für später möglicherweise notwendig werdende Revisionseingriffe stabile knöcherne Verhältnisse eine besonders wichtige Voraussetzung darstellen.

Literatur

Bereiter H, Morscher E (1982) Spongiosaplastik des Pfannenbodens beim totalendoprothetischen Ersatz der Protrusionshüfte. Beitr Orthop Traumatol 29: 408

Freeman MAR (1978) Some anatomical and mechanical considerations relevant to the surface replacement of femoral head. Clin Orthop 134: 19

Gschwend N (1977) Die operative Behandlung der chronischen Polyarthritis. Thieme, Stuttgart

Goldie JF, Bunketorp O. Grunterberg B, Hansson T, Myrhage R (1979) Resurfing arthroplasty of the hip. Biomechanical, morphological and clinical aspects based on the results of a preliminary study. Arch Orthop Trauma Surg 95: 149

Heywood AWB (1980) Arthroplasty with a solid bone graft for protrusio acetabuli. J Bone Joint Surg Br 62: 332

Hohmann D (1973) Allgemeine und besondere Indikationen der Totalarthroplastik des Hüftgelenkes. In: Cotta H, Schulitz K-P (Hrsg) Der totale Hüftgelenksersatz. Thieme, Stuttgart, S 53–62

Mogensen B, Svanteson H, Lindgren L (1981) Surface replacement of the hip in juvenile chronic arthritis. Scand J Rheumatol 10: 269

Ranawat CS, Dorr LD, Inglis AE (1980) Total hip arthroplasty in protrusio acetabuli of rheumatoid arthritis. J Bone Joint Surg Am 62: 1059

Sotelo Garza A, Charnley J (1978) The results of Charnley arthroplasty of the hip performed for protrusio acetabuli. Clin Or Orthop 132: 12

Wagner H (1978) Surface replacement arthroplasty of the hip. Clin Orthop 134: 102

Operationstechnische Probleme beim Prothesenwechsel

S. Weller[1]

Die Alloarthroplastik, besonders am Hüftgelenk, ist eines der herausragenden Operationsverfahren dieses Jahrhunderts. Sie gehört neben dem Herzschrittmacher und den anderen operativen Möglichkeiten am Herzen und den Gefäßen zu den großen Errungenschaften der Medizin unserer Zeit.

Jährlich werden derzeit in der BRD ca. 30000 Endoprothesen des Hüftgelenks implantiert. Weltweit wird von 1500–2000 Hüftendoprothesen am Tag gesprochen.

Die Erfahrungen mit der Alloarthroplastik des Hüftgelenkes in den vergangenen 20 Jahren haben allerdings dazu geführt, daß die Implantationseuphorie der frühen 70er Jahre einer mehr kritischen, in speziellen Fällen zurückhaltenden Indikationsstellung gewichen ist. Dies ist v.a. in den Zentren der Fall, die sich um eine objektive Nachkontrolle der Spätergebnisse bemühen.

Hinter der zweideutig humorvollen Bemerkung, Hüftchirurgen befänden sich derzeit in den „Wechseljahren“, verbirgt sich eine mitunter recht ernste, für den Patienten prognostisch bedeutsame und für den Chirurgen nicht selten problemreiche, operationstechnisch anspruchsvolle Behandlung, nämlich der Wechsel einer ausgelockerten oder gebrochenen Endoprothese.

Unter dem Eindruck dieser gelegentlich recht schwierigen und unbefriedigenden Situation wird heute v.a. bei jüngeren Patienten im Hinblick auf den künstlichen Gelenkersatz eine mehr abwägende und zurückhaltende Indikation eingenommen. Der alloplastische Ersatz eines Gelenkes kann und sollte nicht die erste und einzige Maßnahme zur Behandlung schmerzhafter Gelenkerkrankungen und Gelenkverletzungen darstellen und kritiklos von „wem und wo auch immer“ angewandt und durchgeführt werden. Entsprechende werbetechnisch gezielte und tendenziös ausgestaltete Publikationen in mehr oder weniger ernsthaften Medien sind sehr ungeeignet und wenig hilfreich, die kritische Indikationsstellung zum künstlichen Gelenkersatz zu unterstützen. Das künstliche Gelenk ist – und das müssen wir uns auch weiterhin kritisch vor Augen halten – selbst bei biomechanisch-exakter Implantation und bestem tribologischem Verhalten des Prothesenmaterials im Vergleich zum lebenden Knochengewebe ein toter Körper, der auf unterschiedliche, d.h. Wechselbeanspruchungen und Grenzflächenreaktionen des Gewebes im Laufe der Zeit mit einer Knochenresorption und schließlich Auslockerung des Implantates reagiert. Inwieweit der zur Verankerung der sog. konventionellen Prothese verwendete Knochenzement als chemisches Polimerisat in bezug auf seine Struktur einer Alterung unterliegt und auch auf diesem Wege im Laufe der Jahre eine Implantatlockerung induziert, ist Gegenstand eingehender Forschungsbemühungen, muß aber aufgrund klinischer Beobachtung eher als wahrscheinlich betrachtet werden.

1 Prof. Dr. S. Weller, Ärztlicher Direktor, Berufsgenossenschaftliche Unfallklinik, Rosenauer Weg 95, D-74 Tübingen.

Tabelle 1. Statistik über Endoprothesen am Hüftgelenk (1970–1982)

Einbau	3924
Wechsel	
aseptisch	286
septisch	32
Ausbau (ohne Ersatz)	62

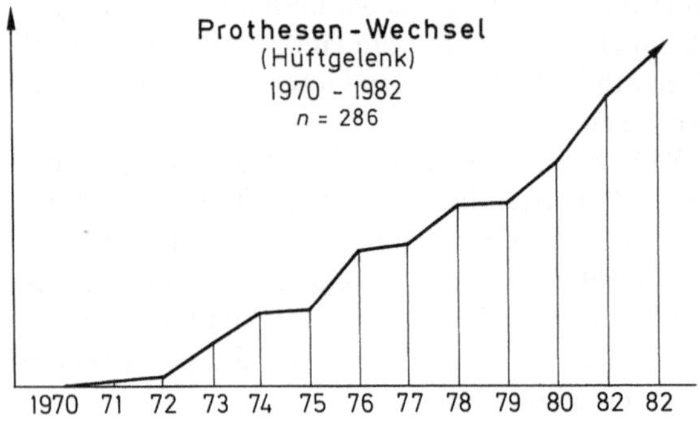

Abb. 1. Statistische Angaben über Endoprothesenoperationen am Hüftgelenk (1970–1982), Wechseloperationen

Diese wenigen Gedanken unterstreichen die Bedeutung dieses wichtigen Schwerpunktes unserer heutigen chirurgischen Tätigkeit im Rahmen der Hüftgelenkendoprothetik.

Wir haben an unserer Klinik in den vergangenen 12 Jahren 3924 Hüftendoprothesen implantiert (Tabelle 1, Abb. 1). In steigender Zahl mußten in den letzten Jahren Endoprothesen wegen Auslockerung (einschließlich Prothesenbrüchen von Schaft und Pfanne) gewechselt werden.

Leider stellen sich dabei in zahlreichen Fällen mitunter recht prekäre örtliche Befundsituationen, die im Hinblick auf das operativ technische Vorgehen und die neuerliche biomechanisch gute und zuverlässige Verankerung der Endoprothese Probleme bereiten. Es wäre überheblich zu behaupten, der Endoprothesenwechsel am Hüftgelenk sei eine einfache Operation. Dennoch muß man ehrlicher- und korrekterweise auch für diesen Bereich der Chirurgie – heute vielleicht mehr denn je – die Forderung erheben und wiederholen, daß ein Operateur eben nur dann befugt ist, einen Eingriff durchzuführen, wenn er auch in der Lage ist, die mit dieser Maßnahme verbundenen und auch später noch auftretenden Komplikationen sicher zu beherrschen.

Gerade das Beispiel des Prothesenwechsels am Hüftgelenk unterstreicht und beweist sehr eindrucksvoll und leider oft folgenschwer, wie wichtig die operationstechnische Erfahrung mit schnellen und überraschenden Entscheidungen bei unerwarteten intraoperativen Situationen ist. Die vielen intraoperativen Zwischenfälle, gerade bei einem Prothesenwechsel, die je nach Umständen und Erfahrung mehr oder weniger elegant und erfolgreich bewältigt und gelöst werden, sprechen dafür. Daß bei dieser Operation eine Standardisierung der Operationstechnik nur ganz begrenzt möglich ist, wird jeder Erfahrene bestätigen. Je mehr speziellen Situationen man im Rahmen von Prothesenwechseloperationen ausgesetzt war, desto bes-

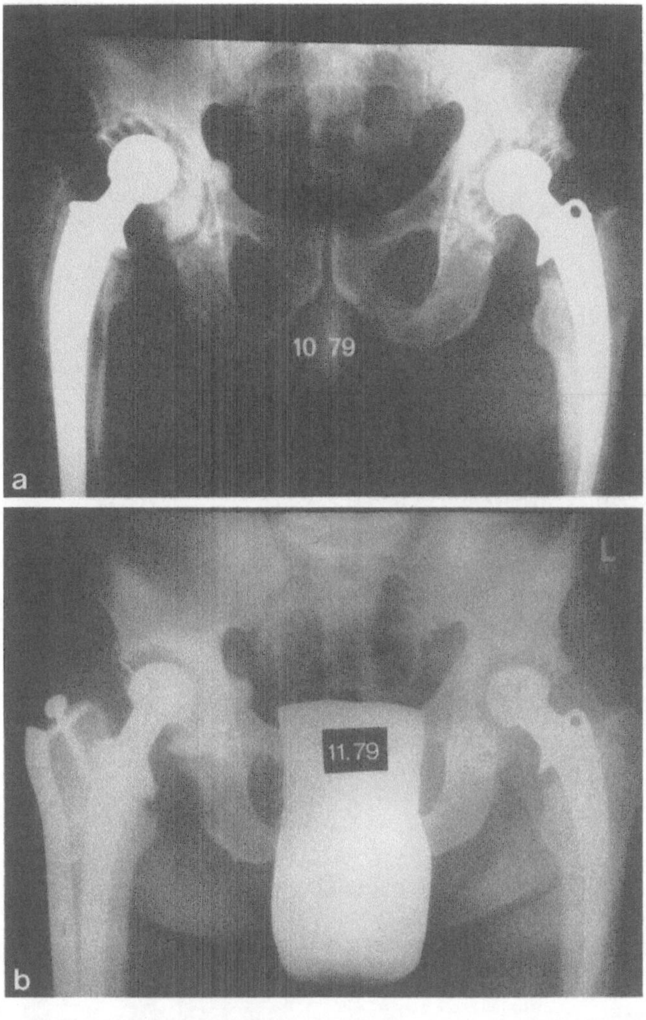

Abb. 2 a, b. Prothesenwechsel wegen gelockerter Endoprothesen mit präliminärer Plattenstabilisierung des stark geschwächten proximalen Femurabschnittes

ser und sicherer wird man in der Lage sein, auch immer wieder neue Besonderheiten zu beherrschen – dies versteht man letzten Endes unter „Erfahrung"!

Aber auch Beobachtungen und Mitteilungen über das technische Vorgehen anderer und die Lösung besonderer intraoperativer Befunde setzen den interessierten Operateur in die Lage, da und dort einen günstigen Trick oder operationstechnischen Tip oder eine neu kreierte instrumentelle Hilfe kennen zu lernen und zu übernehmen.

Aus der Fülle verschiedenster operationstechnischer Besonderheiten beim Prothesenwechsel möchte ich 3 Punkte betonen (Abb. 2 u. 3).

Dies sind:

1. Preliminäre Plattenstabilisierung des proximalen Femurs vor Ausbau der Prothese.

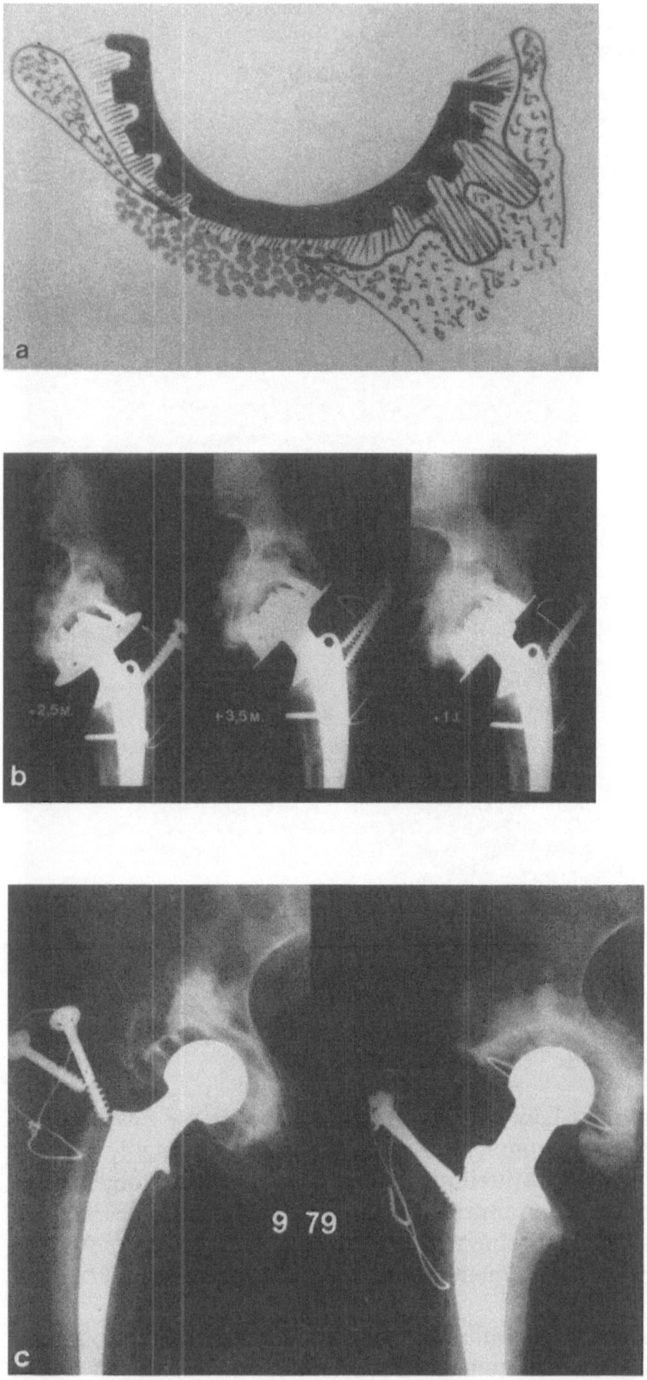

Abb. 3a–d. Plastischer Aufbau des Pfannengrundes mit autologer und homologer Spongiosaplastik. Dadurch Wiedererreichen einer soliden Pfannenverankerung mit und ohne zusätzlichen Abstützring

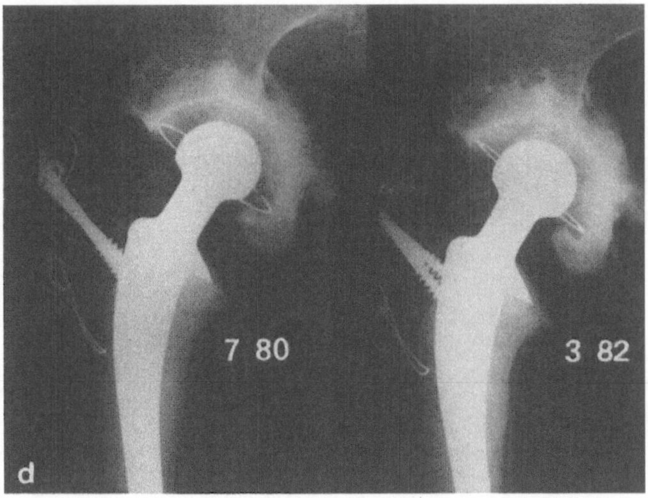

Abb. 3d

2. Stabile Refixation des großen Trochanters mit Hilfe dieser Plattenosteosynthese.
3. Pfannenaufbauplastik mit großer Knochenunterfütterung und evtl. Verwendung eines Pfannenkorbes oder eines Pfannenringes.

Zusammenfassung

Die Therapie der Prothesenlockerung besteht in Abhängigkeit vom Alter und vom Allgemeinzustand des Patienten in einer Prothesenwechseloperation. Besonders zu berücksichtigen ist dabei das röntgenologisch und intraoperativ erkennbare Ausmaß der Knochenzerstörung, d.h. des Knochenaufbrauchs. Der Prothesenwechsel setzt besondere Erfahrungen voraus, da immer wieder neue operationstechnisch besondere Probleme und Situationen zu beherrschen und zu lösen sind. Die ständig steigende Zahl solcher Eingriffe hat zwangsläufig auch hier zu einer Verbesserung der Operationstechnik und der resultierenden Behandlungsergebnisse geführt. Besonders wichtig erscheint die frühzeitige Erkennung einer Prothesenlockerung und v.a. bei jüngeren Patienten die alsbaldige Reoperation. Längeres Zuwarten bei der gelockerten Endoprothese ist mit Nachteilen verbunden, d.h. durch den zunehmenden Verlust an Knochensubstanz und entsprechender Trag- und Widerstandsfähigkeit des Knochens sind die intraoperativen Komplikationen wie Sekundärbrüche u.a. erhöht und die Chancen einer belastungsstabilen neuerlichen Verankerung der Prothesenteile vermindert.

Traumatologische Indikationen zum Hüftgelenkersatz

K. P. Schmit-Neuerburg und G. Roggenland[1]

Angesichts der Tatsache, daß nach offiziellen Schätzungen allein in der BRD jährlich ca. 30000 Hüftgelenkstotalprothesen implantiert werden, die intraoperativ mit 10% Komplikationen und in den folgenden Jahren postoperativ mit einer Komplikationsrate von ca. 17% belastet sind [2, 4, 5], muß die Indikation trotz mancherlei Fortschritte in der Prothesen- und Operationstechnik besonders sorgfältig gestellt und in der Unfallchirurgie auf jene Fälle beschränkt werden, in denen andere operative Verfahren bei frischen Verletzungen und Verletzungsfolgen keine Aussicht auf Erfolg bieten oder in einem vergleichbaren Zeitraum eine deutlich höhere Komplikationsrate erwarten lassen. Bei frischen Verletzungen sind außerdem biologisches Alter, Allgemeinzustand, vorbestehende Systemerkrankungen und Gelenkschäden angemessen zu berücksichtigen. Bei posttraumatischen Zuständen und scheinbar irreparablen Situationen muß die Indikation zur Totalendoprothese gestellt werden, wenn begründete Aussicht besteht, daß dadurch dauernde Invalidität oder sogar der Verlust der Extremität vermieden werden kann.

Primärer Gelenkersatz bei frischen Verletzungen (Tabelle 1)

Die wichtigste Indikation zum primären Gelenkersatz sind die frischen subkapitalen Schenkelhalsfrakturen vom Typ Garden III–IV – Adduktionsfrakturen mit deutlicher Fragmentdislokation oder totalem Kontaktverlust zwischen Kopf und Hals –, bei denen durch typische Zerreißung des Kapsel-Band-Apparates die Gefäßversorgung des Hüftkopfes unterbrochen und deren Stabilität durch den häufigen Ausbruch intermediärer Fragmente, v.a. an der hinteren Halskortikalis, auch bei exakter Reposition und sachgerechter Osteosynthese gefährdet ist (Abb. 1). Im Gegensatz zur gebräuchlichen Einteilung der Schenkelhalsfraktur nach Pauwels berücksichtigt die Klassifikation nach Garden [3] eine prognostische Aussage über

Tabelle 1. Primärer Gelenkersatz bei frischen Verletzungen (0–24 h)

SH Fraktur Garden III–IV ab 65 Jahren
SH Fraktur bei schwerer Koxarthrose und Ankylose
SH Fraktur bei Systemerkrankung
Abrißfraktur: Absturztrauma
Instabile pertrochantäre Fraktur im hohen Alter

1 Prof. Dr. K. P. Schmit-Neuerburg, Direktor, und Dr. G. Roggenland, Abteilung für Unfallchirurgie, Universitätsklinikum Essen – GHS, Hufelandstraße 55, D-4300 Essen 1

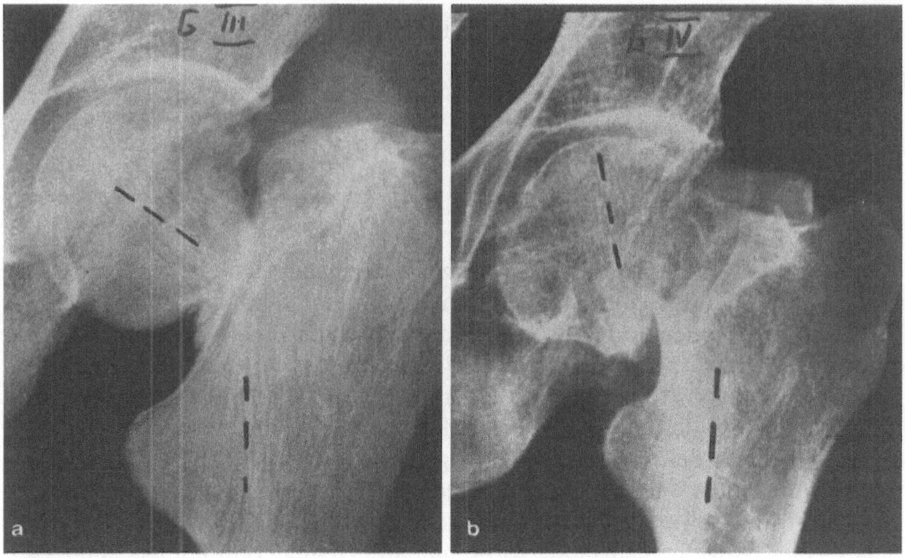

Abb. 1a, b. Subkapitale Schenkelhalsfraktur mit fortschreitender bzw. totaler Dislokation (Garden III und IV)

die Wahrscheinlichkeit einer Kopfnekrose durch Zerreißung oder Thrombose der für die Kopfernährung wichtigen Kapselgefäße, die bei zunehmender Dislokation zwangsläufig eintritt, so daß beim Typ Garden III und IV schon nach 3 Jahren mit 50% Kopfnekrose [5] zu rechnen ist und beim alten Menschen mit geringerer Chance der Revaskularisation und fehlender Möglichkeit zur Entlastung in ¾ der Fälle nach 3–4 Jahren eine 2. Operation erforderlich macht. Wir stellen daher die Indikation zum primären Gelenkersatz bei den Schenkelhalsfrakturen vom Typ Garden III–IV bei Patienten ab 65 Jahren, deren Lebenserwartung weniger als 15 Jahre beträgt [1] (Abb. 2). Weitere Indikationen sind Schenkelhalsfrakturen mit kombinierter schwerer Koxarthrose, Ankylose oder begleitender Systemerkrankung, auch in jüngerem Lebensalter, wenn dadurch das Ziel der raschen Mobilisierung und Wiederherstellung schmerzfreier Gehfähigkeit und persönlicher Unabhängigkeit am sichersten erreicht werden kann.

Eine seltene Indikation zur Totalendoprothese sind die typischen Abrißfrakturen am medialen oder lateralen Schenkelhals nach Absturztraumen, bei denen durch Abscherung und starke Dislokation des Femurschaftes nach kranial der gesamte Kapsel-Band-Apparat abgerissen und das Lig. capitis zusätzlich torquiert oder ebenfalls zerrissen wird. In diesem Falle ist die Erhaltung des vollständig devitalisierten Kopffragmentes nicht indiziert. Allerdings muß das große Hämatom, das dabei regelmäßig entsteht, frühzeitig ausgeräumt und die durch Hämatomdruck und Zerreißung geschädigte Hüftmuskulatur durch sorgfältige Blutstillung und Abtragung nekrotischer Muskelanteile wiederhergestellt werden, damit keine sekundäre Einsteifung des Hüftgelenkes durch ausgeprägte Verkalkungen im Weichteilmantel eintritt.

Eine weitere Indikation zur Primärversorgung durch eine Totalprothese sind ferner die instabilen pertrochantären Frakturen mit Verlust der medialen Abstüt-

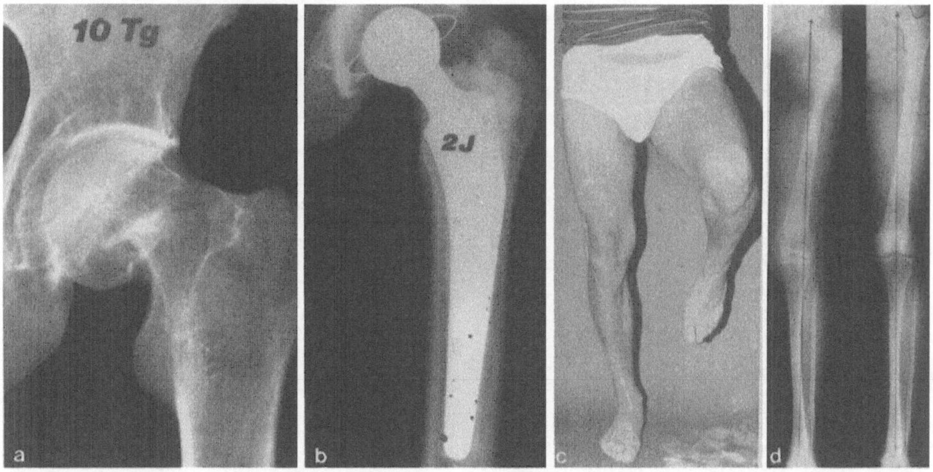

Abb. 2 a–d. 74jährige Patientin: Hüftgelenksersatz 10 Tage nach Schenkelhalsfraktur Garden III unter Verwendung einer Geradschaftprothese. 2 Jahre später vollständig schmerzfrei, unbegrenzt gehfähig ohne Stock oder Bewegungseinschränkung

zung und dorsomedialer Trümmerzone, die bei jüngeren Patienten mit guter Knochenstruktur durch Resektion, Valgisation und Medialisierung des Femurschaftes erfolgreich stabilisiert werden können. Bei hoch betagten Patienten mit Osteoporose sind Sekundärkomplikationen durch Instabilität und Redislokation jedoch häufig. Wir bevorzugen daher die primäre Resektion in Höhe des Trochanter minor, der zur Verbesserung der medialen Abstützung durch Cerclage oder Verschraubung fixiert werden kann. Der Gelenkersatz erfolgt durch die kurze Krückstockprothese, die im Gegensatz zu den schwierigen Osteosynthesen in kürzerer Zeit implantiert ist, allerdings ohne Antetorsion, zur Vermeidung einer postoperativen Luxation. Die meist erhaltene Trochanterschale mit den Muskelansätzen wird angeschraubt und erlaubt postoperativ die rasche Wiederherstellung der Stand- und Gehfähigkeit (Abb. 3).

Operationszeitpunkt, -technik und Nachbehandlung

Sofern keine akuten Kontraindikationen, wie dekompensierter Diabetes mellitus oder Herzinsuffizienz, vorliegen, wird der primäre Gelenkersatz bei den frischen Verletzungen unmittelbar nach Aufnahme, jedoch innerhalb der ersten 24 h vorgenommen. Die Standardoperation wird meist in Spinalanästhesie mit dorsolateralem Zugang, Abtrennung des M. glutaeus minimus, Einkerbung des M. glutaeus medius und vorwiegend ventraler Kapselexzision durchgeführt. Die Pfannenpräparation muß schonend erfolgen, wobei nur der Gelenkknorpel entfernt wird, während die Kortikalis erhalten bleibt, um das Einsinken oder eine sekundäre Lockerung der Pfanne in der weichen Beckenspongiosa des alten Menschen zu verhindern. Die Hüftpfanne muß aber dennoch sorgfältig mit 40° Inklination und 10° Antetorsion im Knochen fest verankert werden. Bei günstigen Voraussetzungen – normales Körpergewicht, gute Knochenstruktur und normale Pfannentiefe – sind

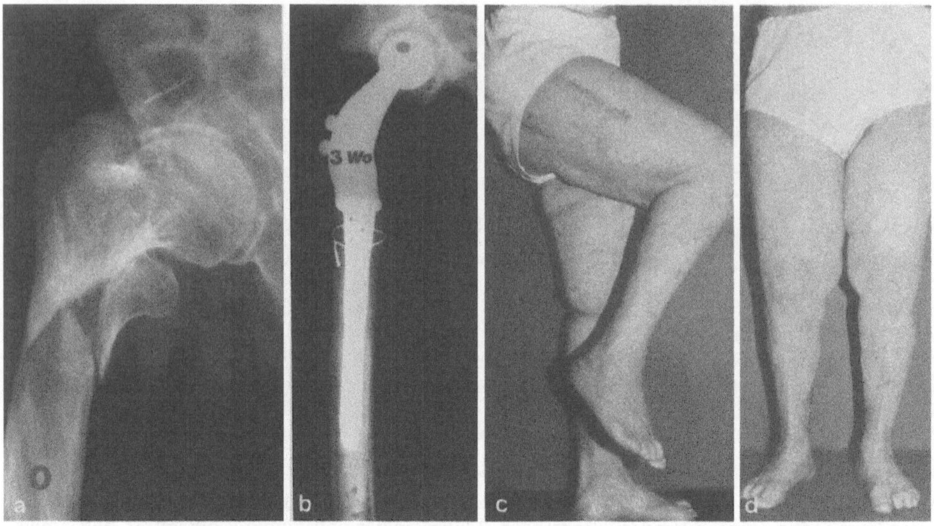

Abb. 3a–d. 81jährige Patientin: Instabile pertrochantäre Fraktur bei Koxarthrose und Osteoporose. Primärer Hüftgelenkersatz durch kurze Tumorprothese, Reinsertion der Trochanterschale. Op in Spinalanästhesie 70 min. Geringer Blutverlust, glatter postoperativer Verlauf und Entlassung 3 Wochen p. o. **(b)**. Bei der Nachuntersuchung 1 Jahr später schmerzfreier Gang ohne Hinken mit einem Handstock. Legt täglich Gehstrecken bis zu 5 km zurück.

wir seit 1 Jahr auch dazu übergegangen, auf die Pfannenverankerung mit Knochenzement zu verzichten und auch bei alten Menschen die zementfreie isoelastische Pfanne mit Schraubenverankerung einzusetzen. Bei zu flacher, dysplastischer Hüftpfanne wird anstelle der gefährlichen Pfannenvertiefung der dorsokraniale Pfannenrand mit einer Pfannendachschale verstärkt (Abb. 4). Bei ausreichender Pfannentiefe und Osteoporose werden anstelle der Pfannendachschale 3 Pfahlschrauben eingesetzt (Abb. 6). Als Schaftprothesen verwenden wir seit 3 Jahren bevorzugt Geradschaftprothesen, die ohne Muskelirritation in maximaler Stärke eingesetzt werden und durch variables Vortreiben in den Femurschaft einen exakten Längenausgleich mit optimaler Muskelspannung und idealer Verankerung gewährleisten. Eine postoperative Luxation ist bei diesen Prothesen dadurch bislang niemals aufgetreten. Bei exakter Technik kann der Eingriff blutsparend und schonend innerhalb 1 h beendet werden. Perioperative Antibiotikaprophylaxe vom Op-Beginn bis zum 3. postoperativen Tag, Thromboseprophylaxe mit Heparin-DHE 5000 E präoperativ und 12stündlich postoperativ bis zur Entlassung aus stationärer Behandlung, postoperative Flachlagerung der Extremität mit festem Hüftverband in einer Schaumstoffschiene und isometrisches Muskeltraining mit anschließenden Bewegungsübungen und Aufstehen ab 5. postoperativen Tag sind feste Behandlungsprinzipien, die sich bei uns sehr bewährt haben.

In der Nachbehandlung werden Bewegungsübungen nur als aktive Beugung und Streckung im Hüft- und Kniegelenk durchgeführt, während Abduktions- und Rotationsübungen sowie die Hüftbeugung durch Abheben des Beines mit gestrecktem Kniegelenk streng vermieden werden, weil die dabei auftretenden Hebelkräfte vorzeitig zu Pfannenlockerung und schmerzhafter Muskelirritation führen können. Nach dem Aufstehen beschränkt sich die krankengymnastische Tätigkeit auf Geh-

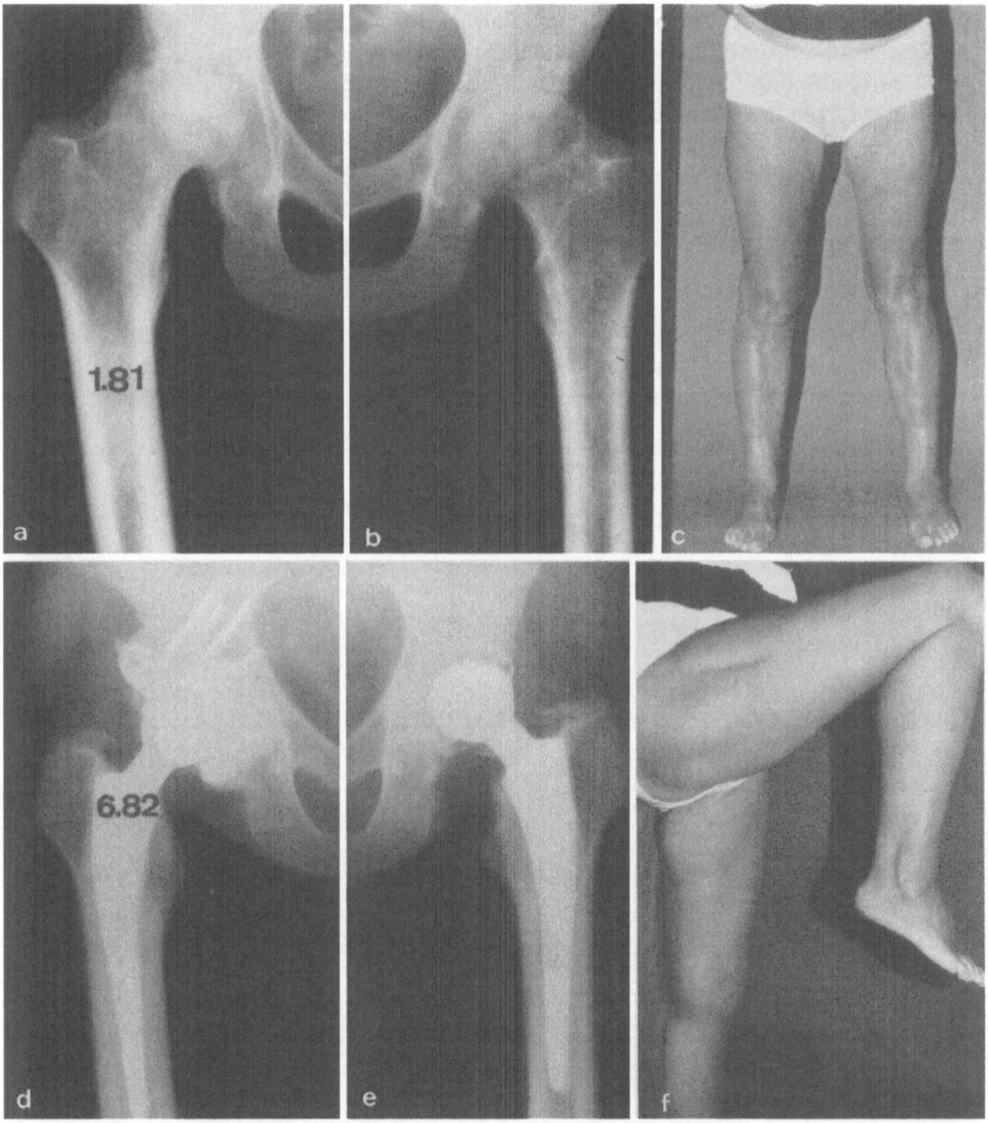

Abb. 4 a–f. Beidseitige Hüftkopfnekrose bei MS und Kortisontherapie. Zunächst wird das rechte Hüftgelenk durch eine Geradschaftprothese ersetzt und die dysplastische Hüftpfanne mit einer Pfannendachschale verstärkt. 6 Monate später TEP links ohne Pfannendachschale. Bei Nachuntersuchung 1 Jahr später schmerzfrei unbehindert gehfähig, keine Komplikationen

übungen bis zum sicheren Gang mit 2 Unterarmstockstützen und Treppensteigen mit einem Stock. Dieses Ziel wird durchschnittlich nach 2 Wochen erreicht, so daß die Patienten in häusliche Betreuung entlassen werden können. Sonstige Rehabilitationsmaßnahmen, die oft unsachgemäß und mit falschem Ehrgeiz betrieben werden, haben sich bei unseren Patienten als schädlich und schmerzauslösend erwiesen, während alle Patienten, die nach dem jetzt gültigen Nachbehandlungsschema behandelt wurden, bei der Nachuntersuchung schmerzfrei gehfähig waren und keine Bewegungseinschränkung oder Muskelverkalkungen aufwiesen [2].

Wenn immer möglich, sollen jüngere Patienten die operierte Hüfte mit 2 Unterarmstockstützen für 3 Monate entlasten.

Sekundärer Hüftgelenkersatz bei Verletzungsfolgen (Tabelle 2)

Typische Indikationen für den sekundären Hüftgelenkersatz sind posttraumatische Hüftkopfnekrosen, Pseudarthrosen, mißlungene Osteosynthesen am proximalen Femurende, hüftgelenknahe Pseudarthrosen bei Ankylose des Hüftgelenkes und

Tabelle 2. Sekundärer Hüftersatz

Kopfnekrose, Pseudarthrose
Mißlungene Osteosynthese
Pseudarthrose und Ankylose
Arthrose nach Pfannenfraktur

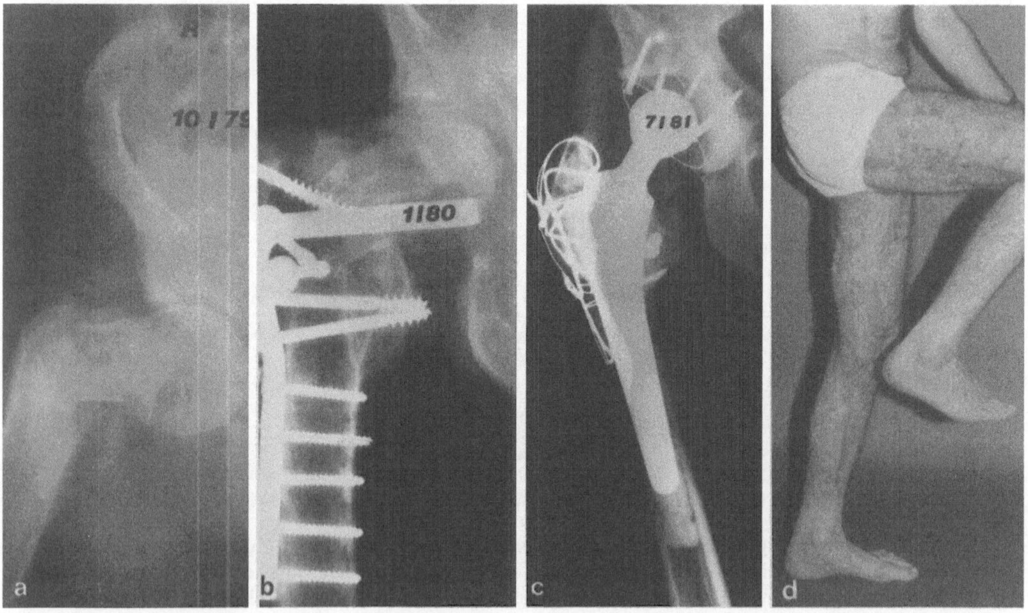

Abb. 5a–d. 47jähriger Mann: Instabile pertrochantäre Fraktur, die unzureichend mit einer Kondylenplatte stabilisiert wurde, 3 Monate später Zusammenbruch der Osteosynthese und Hüftkopfnekrose. Wegen anhaltender Schmerzen bestehen erhebliche Muskelkontrakturen, so daß nach Metallentfernung und Trochanterosteotomie Außenrotatoren und Adduktoren sowie die Sehne des M. iliopsoas durchtrennt werden müssen. Hüftgelenksersatz durch Geradschaftprothese mit isoelastischer Hüftpfanne, Trochanterzuggurtung. Präoperative Beinverkürzung 5 cm, postoperativ 2 cm. 2 Jahre später schmerzfreie Beweglichkeit und Belastbarkeit des Hüftgelenkes. Korrekturosteotomie einer fehlverheilten Tibiakopffraktur mit Genu valgum. Danach weitere Verbesserung der Gehfähigkeit ohne Stock

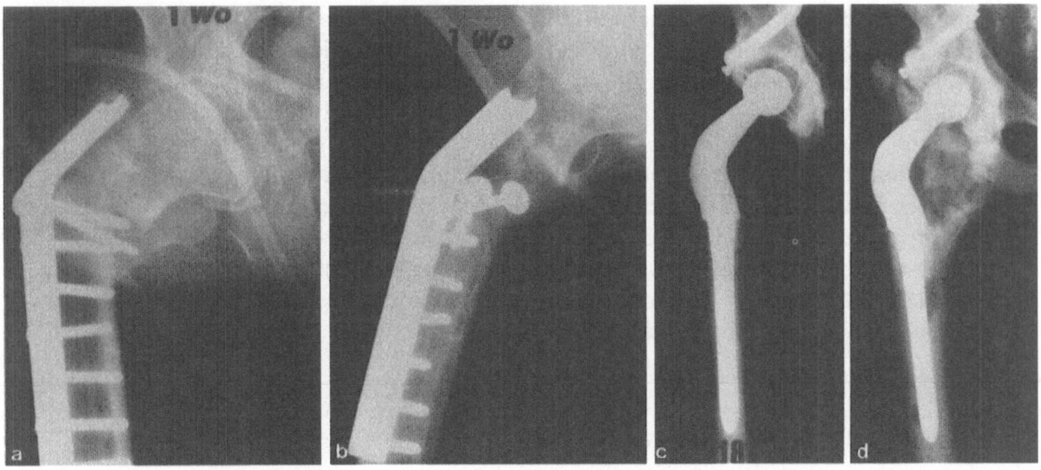

Abb. 6 a–d. 55jähriger, biologisch vorgealteter Mann: Mißlungene Resektions-Valgisations-Osteosynthese einer instabilen pertrochantären Fraktur. Resektion des proximalen Femurendes. Ersatz durch eine kurze Krückstockprothese. Verstärkung des Pfannendaches durch 3 Pfahlschrauben. Volle Wiederherstellung der Gehfähigkeit. 2 Jahre später Muskelverkalkungen mit schmerzloser Ankylose nach 1jähriger intensiver Krankengymnastik mit zunehmender Einsteifung. Gehen mit einem Stock

die posttraumatische Arthrose nach fest verheilter Hüftpfannenfraktur, jedoch frühestens 1 Jahr nach dem Unfallereignis.

Bei diesen Patienten sind allerdings zusätzliche Maßnahmen, wie Trochanterosteotomie und -versetzung oder Tenotomie der Außenrotatoren, Adduktoren oder des M. iliopsoas häufiger erforderlich, um durch Beseitigung der Kontrakturen postoperativ ein freibewegliches Hüftgelenk und möglichst auch einen exakten Längenausgleich zu erzielen (Abb. 5). Außerdem ist bei diesen Sekundäroperationen besonders auf den zentralen Verlauf der Traglinie im Kniegelenk durch Vermeidung einer übermäßigen Varus- oder Valgusposition der Hüftprothese zu achten, wobei eine geringe Valgusabweichung eher zu tolerieren ist als jede Varusdeformität. Nach mißlungenen Osteosynthesen ist nach Entfernung des Osteosynthesematerials meist eine Langschaftprothese erforderlich. Wenn gleichzeitig auch der Knochen am proximalen Femurende zerstört oder devitalisiert ist, bevorzugen wir auch hier die Resektion mit Ersatz durch die kurze Krückstockprothese, zumal auch in diesen Fällen die Trochanterschale mit den Muskelansätzen meist noch erhalten ist und sicher an der Krückstockprothese verschraubt werden kann (Abb. 6).

Pathologische Frakturen

Eine weitere, zunehmend wichtige Indikation zum Hüftgelenkersatz sind Metastasen, die bevorzugt am proximalen Femurende zu pathologischen Frakturen führen. In jedem Falle wird hier ebenfalls der tumortragende Anteil des proximalen Femurschaftes reseziert und durch eine Krückstockprothese ersetzt, die ohne Antetorsion einzementiert wird. Wenn gleichzeitig auch die Hüftpfanne und der angrenzende Beckenknochen befallen sind, wird hier ebenfalls die möglichst radikale Resektion mit Wiederaufbau der Pfanne durch Metallimplantate, homologen Knochen und Knochenzement oder – bei Einzelmetastase – durch ein Polyacetalimplantat vorgenommen. Da postoperativ bei diesen Prothesen auch bei regelrecht implantierter Pfanne mit 10° Antetorsion eine erhebliche Luxationsgefahr besteht, verwenden wir für diese Indikation seit Jahren eine Schnappfanne, die sich in über 50 Fällen bei Tumorprothesen oder TEP-Wechsel als luxationssicher bewährt hat. Bei 31 Tumorprothesen, die wegen Metastasen implantiert wurden, betrug die mittlere Überlebenszeit 23,3 Monate. Während dieser Zeit waren die Patienten schmerzfrei voll gehfähig, z. T. sogar ohne Stockhilfe.

Einzeitiger Prothesenwechsel (Tabelle 3)

Prothesenlockerung, Pfannenlockerung und -perforation oder rezidivierende Luxationen sind die häufigsten Indikationen zur Reoperation, die generell mit 12% in den letzten 10 Jahren angegeben wird [4] und auch im unfallchirurgischen Kranken-

Tabelle 3. Einzeitiger TEP-Wechsel

Prothesenlockerung
Pfannenlockerung und -perforation
Rezidivierende Luxationen

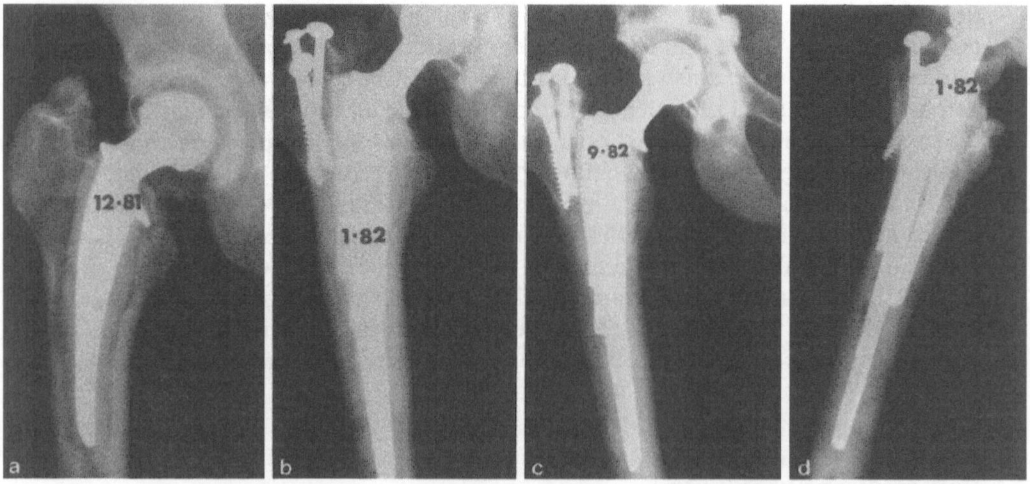

Abb. 7 a–d. Zustand nach außerhalb durchgeführten Totalendoprothesen beider Hüftgelenke mit extremer Schaftlockerung rechts, so daß schmerzhafte Rotationsbewegungen des Femurs um den Prothesenschaft auftreten. Linke Hüftprothese intakt. Rechts Prothesenwechsel mit Trochanterosteotomie und Reimplantation einer Langschaftprothese, die wegen der weiten Markhöhle mit 3 AO-Platten verkeilt wird. Glatter postoperativer Verlauf und volle Stand- und Gangfestigkeit 9 Monate später, das Hüftgelenk ist schmerzfrei beweglich. Keine Rehabilitation oder sonstige Physiotherapie, lediglich Gehschule

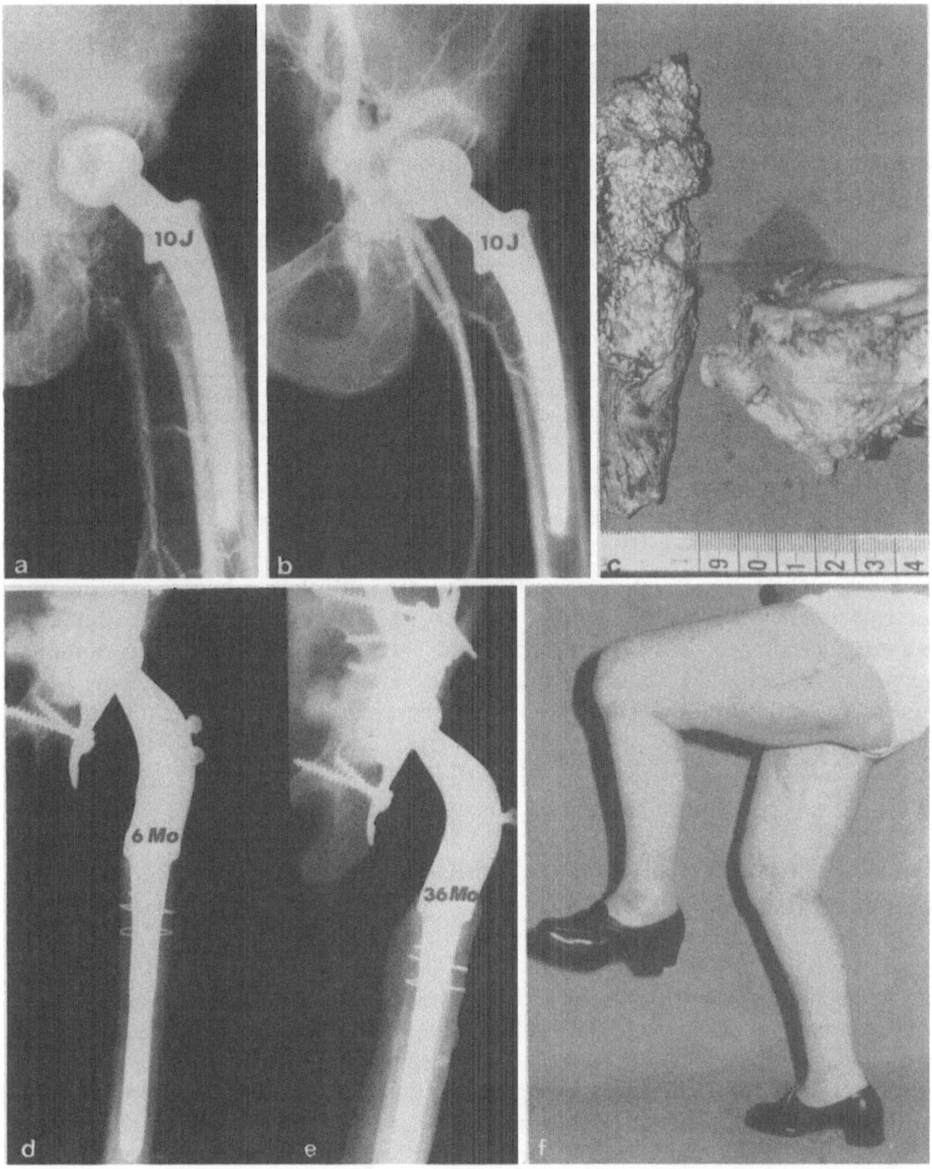

Abb. 8a–f. 57jährige adipöse Patientin: 1969 Totalendoprothese wegen posttraumatischer Koxarthrose. 1977 Reoperation wegen Prothesenlockerung. 1979 Hüftpfannenprotrusion und -lockerung. Sturz mit zentraler Luxation und Beckenfraktur, Reoperation: TEP-Wechsel; dabei Ruptur der A. obturatoria. Wiederaufbau der Hüftpfanne mit Knochentransplantaten und Stützring. Plattenosteosynthese der Beckenfraktur. Schmerzfreie Vollbelastung ohne Stockhilfe 3 Jahre später

gut eine Rolle spielt, wenn die Erstoperation in der eigenen Klinik durchgeführt wurde oder die akute Notsituation des Patienten Anlaß zur Einweisung in die Unfallchirurgie ist (Abb. 7). Von 22 Patienten, bei denen eine Reoperation erforderlich war, stammten nur 4 Fälle aus dem eigenen Krankengut, die wegen Pfannenlockerung oder rezidivierender Luxationen reoperiert werden mußten. 18 Patienten waren dagegen anderwärts voroperiert und hatten z. T. schon 3–4 Reoperationen nach primärem Hüftgelenkersatz hinter sich.

Beispiel (Abb. 8): 57jährige, übergewichtige Patientin, bei der 1969 wegen einer posttraumatischen Arthrose nach Hüftpfannenfraktur der Hüftgelenkersatz durch eine Totalendoprothese vorgenommen worden war. 1977, 8 Jahre später, Reoperation wegen Lockerung des Prothesenschaftes, der ersetzt wurde. 1979 Hüftpfannenlockerung mit fortschreitender Pfannenprotrusion, die dann akut zur Blockierung des Hüftgelenkes mit Sturz, Beckenfraktur und zentraler Hüftpfannenluxation führte.

Bei der Reoperation bestand nach Extraktion der luxierten Hüftpfanne und Knochenzement ein großer Hüftpfannendefekt. Erhebliche Blutung durch Zerreißung der A. obturatoria, die retroperitoneal ligiert wurde. Gleichzeitig Stabilisierung der Beckenfraktur durch Plattenosteosynthese und Wiederaufbau der Hüftpfanne mit autologen und homologen Knochenspänen und Hüftpfannenstützring, in den dann die neue Hüftpfanne implantiert werden konnte. Postoperativ Entlastung für 6 Monate, dann wieder schmerzfreier Gang mit Vollbelastung und ohne Stockhilfe bei der Nachuntersuchung, 3 Jahre später.

Nach mehrfacher Reoperation ist häufig die Hüftpfanne bereits zerstört und keine ausreichende Abstützung mehr möglich, so daß ein regelrechter Pfannenaufbau mit homologem Knochenmaterial und Plattenosteosynthese vorgenommen werden muß, bevor die neue Hüftpfanne fest verankert werden kann. Eine 3- bis 6monatige Entlastung des Hüftgelenkes ist allerdings dann postoperativ erforderlich.

Zweizeitiger Hüftgelenkersatz bei schleichender oder florider TEP-Infektion (Tabelle 4)

Bei schleichender oder florider Infektion der Hüftgelenkprothese sind konservative Maßnahmen, wie parenterale Antibiotikatherapie und Spül-Saug-Drainage, ebenso wie der einseitige Prothesenwechsel mit gentamycinhaltigem Knochenzement in der Regel erfolglos [2]. Die totale Entfernung der Hüftgelenkprothese mit Ausräumung des Infektherdes und Schaffung einer Resektionshüfte nach Girdlestone ist funktionell unbefriedigend und bedeutet in der Regel Rollstuhlinvalidität.

Unter dem Eindruck der guten Behandlungsergebnisse, die in der Osteomyelitisbehandlung mit der hochdosierten lokalen Gentamycintherapie durch Implantation von PMMA-Ketten nach radikaler Herdausräumung erzielt wurden, haben wir daher seit 5 Jahren das Prinzip des zweizeitigen Hüftwechsels entwickelt und bei

Tabelle 4. Zweizeitiger TEP-Wechsel

Septische Lockerung und Eiter
Schwere Destruktion und Infektion
Starke Sekretion nach mehrfacher Voroperation

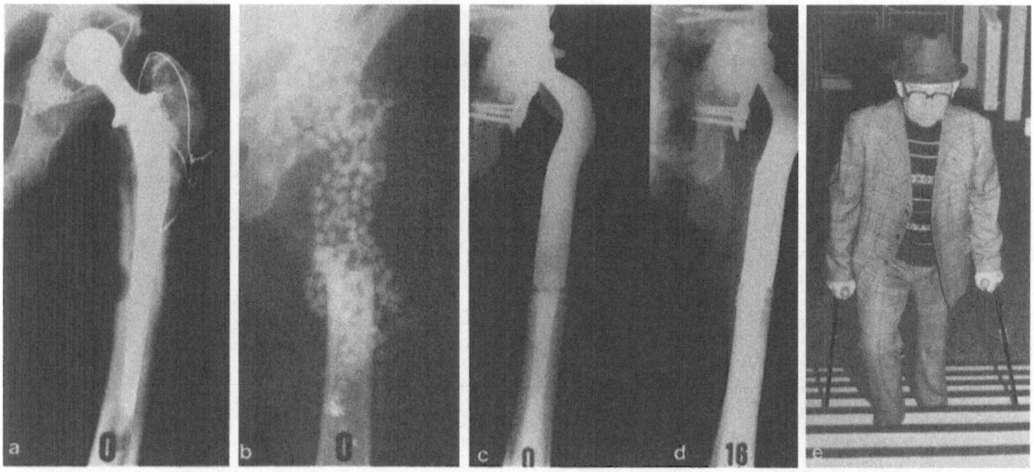

Abb. 9a–e. 71jähriger Mann: Zustand nach Schenkelhalsfraktur mit primärem Hüftgelenkersatz, Prothesenlockerung und Reoperation mit Langschaftprothese. Postoperativ Trochanterpseudarthrose, Ostolysen im Femurschaft und Verdacht auf schleichende Infektion. 1 Jahr später vollständige Lockerung des Femurschaftes und Pfannenlockerung. Kein florider Infekt, aber eine Schleichinfektion, die den proximalen Femurschaft und die Hüftpfanne weitgehend zerstört hat. Resektion des proximalen Femurs, Pfannenaufbau mit autologem und homologem Knochen sowie Pfannenersatzschale nach Schneider, die zur besseren Stabilisierung hier auch distal mit Schrauben verankert wird. Implantation einer Krückstockprothese und einer Schnappfanne, so daß die postoperative Luxationsgefahr ausgeschaltet ist. Nach Hämatomausräumung glatter postoperativer Verlauf. Schmerzfreie Gehfähigkeit. Entlastung 6 Monate, Teilbelastung 3 Monate

14 Patienten mit schleichender oder florider Infektion, septischer Lockerung und z. T. massiver Fisteleiterung erfolgreich angewandt. Die Behandlung gliedert sich in folgende Schritte (Abb. 9):

1. Keimisolierung und quantitativer Nachweis der Gentamycinempfindlichkeit im Antibiogramm.
2. Entfernung der Prothese und des Knochenzements sowie ausgiebiges Knochen- und Weichteildébridement, wobei alle Knochennekrosen und massiv infizierten Knochenabschnitte entfernt werden.
3. Implantation von 10–12 PMMA-Ketten mit je 30 Kugeln, entsprechend einer Gesamtmenge von ca. 1,5 g Gentamycin, ausgiebige Redon-Saug-Drainage und primärer Wundverschluß.
4. Tibiakopfextension mit 8–10 kg zwecks Ausschaltung postoperativer Schmerzen und Muskelverkürzung. Nach Abheilung der Weichteile kann außerdem während des ca. 6wöchigen Intervalls bis zur Reoperation die krankengymnastische Übungsbehandlung der betroffenen Muskulatur trotz Extension schmerzfrei durchgeführt werden.
5. Hochdosierte parenterale Antibiotikatherapie und regelmäßige Leukozyten- und BSG-Kontrollen als klinisch sicherster Nachweis für die Infektsanierung, die innerhalb von 6 Wochen in allen Fällen erreicht wurde, bis zur vollständigen Normalisierung der BSG.
6. Reoperation: Entfernung der Kugelketten, erneutes Débridement des Knochens und der Weichteile und Reimplantation einer Hüftgelenktotalendoprothese.

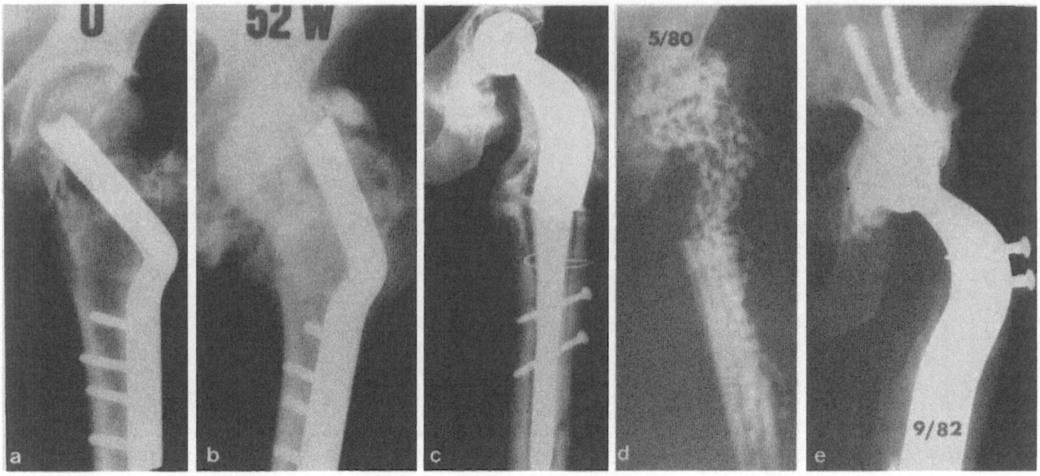

Abb. 10 a–e. 66jährige Patientin: 1978 TEP mit postoperativer Infektion. 1979 florides Infektrezidiv: TEP-Ausbau, Herdausräumung, PMMA-Ketten-Implantation, Extension 6 Wochen. BSG-Abfall von 60/100 auf 7/26. Herdausräumung und Reimplantation einer TEP. 3 Jahre später schmerz- und infektfrei, voll belastbar ohne Stock

7. Postoperative Fortsetzung der parenteralen Antibiotikatherapie bis zum vollständigen Abschluß der Wundheilung, bei fieberfreiem Verlauf und dosierter krankengymnastischer Behandlung. Mobilisierung nach Wundheilung und Entlastung über 3 Monate.

Beispiel (Abb. 10): 68jährige Patienten. 1977 Umlagerungsosteotomie einer Schenkelhalsfraktur mit Hüftkopfnekrose 1 Jahr später. Hüftgelenkersatz durch Totalendoprothese mit folgender Infektion, die außerhalb durch Spül-Saug-Drainage und parenteraler Antibiotikatherapie vorübergehend beherrscht werden konnte. Innerhalb eines Jahres Infektrezidiv mit eitrig-sezernierender Fistel, fortschreitender, septischer Lockerung der Femurschaftprothese und Fieberschüben. BSG 60/100. Staphylokokkennachweis, hochempfindlich gegenüber Gentamycin. Nach Entfernung der Prothese und Herdausräumung sowie Implantation von Gentamycin-PMMA-Ketten vollständiges Abklingen der Infektion mit Abfall der BSG auf 7/16 innerhalb von 6 Wochen. Reoperation und Implantation einer Krückstockprothese mit Hüftpfannenabstützschale und Schnappfanne. Glatter postoperativer Verlauf und nunmehr 3jährige Infektfreiheit bei schmerzfrei beweglicher und voll belastbarer Hüfte ohne Lockerungszeichen.

Von 14 operierten Patienten sind 2 infolge unabhängiger Erkrankungen verstorben. Alle übrigen 12 Patienten sind postoperativ infektfrei geblieben, ohne BSG-Anstieg oder Zeichen der Hüftlockerung. Bei einer Patientin mußte nicht nur der proximale Femurschaft, sondern nach 4 Reoperationen mit 3maligem TEP-Wechsel und totaler Zerstörung des Femurschaftes eine Femurtotalprothese als Durchsteckprothese mit Kniegelenkersatz angefertigt und nach Infektberuhigung implantiert werden. Auch diese Patientin ist seit 2 Jahren infektfrei und voll gehfähig (Abb. 11).

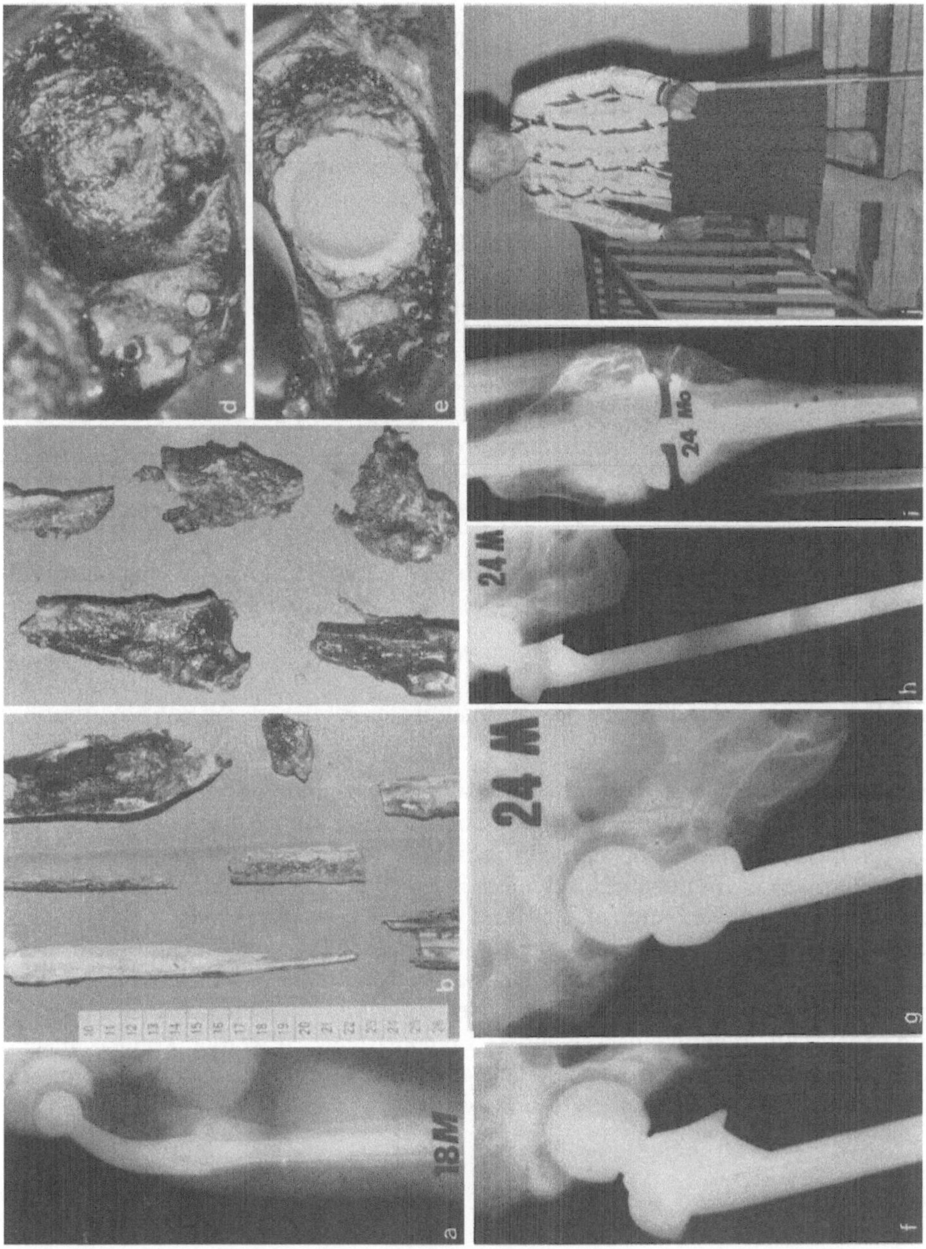

Abb. 11 a–j. 65jährige Patientin: Totalendoprothese wegen Schenkelhalsfraktur. In der Folgezeit 4 Reoperationen und 3maliger Hüftgelenksersatz, der nach Implantation einer Langschaftprothese bei fortschreitender Schleichinfektion zur vollständigen Zerstörung des proximalen Femurschaftes geführt hat. Radikales Débridement unter Wegnahme von ⅔ des Femurschaftes mit Narbengewebe. Implantation von Gentamycin-PMMA-Ketten ca. 1,5 g. Primärer Wundverschluß und 6wöchige Extension mit Normalisierung der BSG. Zwischenzeitlich Anfertigung einer maßgerechten Femurschaftdurchsteckprothese mit Kniegelenk, die unter parenteralem Antibiotikaschutz glatt einheilt, ohne wiederaufflackernde Infektion in den nächsten Jahren. Schmerzfreie Geh- und Standfestigkeit, unbegrenzte Gehstrecke. Bewegungseinschränkung im Kniegelenk, die bereits durch die langdauernde Ruhigstellung zur Kapselschrumpfung und Kontraktur geführt hat. Tenotomie und glatter Verlauf mit Wiederherstellung der normalen Hüftgelenksbeweglichkeit und -belastbarkeit. Sicherer Gang mit einem Stock

Ergebnisse

Von 1975–1981 wurden in der Abteilung für Unfallchirurgie des Universitätsklinikums Essen 244 Hüftgelenkprothesen implantiert:

- *177 Prothesen zum Gelenkersatz bei frischen Verletzungen oder Verletzungsfolgen.* In 6 Fällen (3,4%) traten postoperative Komplikationen auf:
  4 rezidivierende Luxationen und Pfannenlockerungen, die eine Reoperation erforderlich machten.
  2 Infektionen (1,1%), die durch späteren, zweizeitigen Prothesenwechsel rezidivfrei geblieben sind.
- *31 Tumorprothesen bei Metastasen am proximalen Femurende,* mit einer mittleren Überlebenszeit von 23,3 Monaten. Keine postoperativen Komplikationen.
- *22 Prothesenwechsel wegen aseptischer Prothesenlockerung, Hüftpfannenlockerung, Pfannenperforation* oder rezidivierender Luxation.
  2 Patienten sind verstorben, 20 Patienten sind komplikationslos verheilt mit voll belastbarem Hüftgelenk.
- *14 zweizeitige Hüftwechsel wegen infizierter Totalprothesen,* davon
  2 Todesfälle, Op-unabhängig
  12 Patienten sind infektfrei und komplikationslos geblieben, mit voll belastbarem Hüftgelenk.

Mit Ausnahme der Verstorbenen wurden alle Patienten mit einzeitigem oder zweizeitigem Prothesenwechsel sowie mit Tumorprothesen nachuntersucht. Von den 177 Totalprothesen aus rein unfallchirurgischer Indikation sind 5 zwischenzeitlich verstorben, alle nachuntersuchten Patienten boten ein vollbefriedigendes Ergebnis mit schmerzfreier Gehfähigkeit, stockfrei oder mit einer Stockhilfe. Insgesamt ist daher festzustellen, daß bei strenger Indikationsstellung auch bei unfallchirurgischen Patienten sowie bei scheinbar irreparablen Situationen und infizierten Prothesen durch konsequente Anwendung der vorgenannten Behandlungsprinzipien und exakter Op-Technik ausgezeichnete Ergebnisse erzielt werden können, insbesondere mit einer sehr niedrigen Infektrate bei primär implantierten Prothesen, obwohl wir über keine ultrasterile Op-Box verfügen können.

Literatur

1. Böhler J (1978) Differenzierte Indikationsstellung bei Schenkelhalsbrüchen. Unfallheilk 81: 55
2. Ganz R (1979) Hüftprothesen. In: Müller ME (Hrsg) Operativer Gelenkersatz. Huber, Bern Stuttgart Wien
3. Garden RS (1961) Low-angle fixation in fractures of the femoral head. J Bone Joint Surg [Br] 43: 647
4. Griss P, Hackenbroch MH, Jaeger M et al. (1980) Therapie-Ergebnisse der Total-Endoprothese am Hüftgelenk. In: Burri C, Herfarth G, Jaeger M (Hrsg) Aktuelle Probleme in Chirurgie und Orthopädie. Huber, Bern Stuttgart Wien
5. Kletter M (1975) Die Entwicklung der Total-Endoprothese der Hüfte. Dissertationsschrift, Universität München
6. Schwarz N (1982) Die Verschraubung subcapitaler Schenkelhalsbrüche. Unfallheilkd 85: 457

Totale und partielle innere Hemipelvektomie[1]

C. Burri und C. Etter[2]

Einleitung

Primäre Knochentumoren an Becken und Hüfte stellen, wie an den anderen Lokalisationen des Skelettsystems, im Vergleich zu den Weichteiltumoren und Metastasen eine sehr seltene Geschwulstform dar. Maligne Knochentumoren treten in ca. 1% aller bösartigen Geschwülste [18, 26] auf. Die jährliche Inzidenz dieser Erkrankung schwankt zwischen 0,5 und 3 pro Hunderttausend der Bevölkerung [24].

Für die Gefahr einer malignen Entartung einer primär vorwiegend gutartigen oder semimalignen Geschwulstform spielen neben Umwelteinflüssen, wie z. B. Bestrahlungen, nicht zuletzt die Lokalisationen des Tumors eine bedeutende Rolle. So besteht z. B. für Chondrome in körpernahen Abschnitten, wie Becken, proximales Femur und Wirbelsäule, im Gegensatz zu den distalen Extremitätenpartien eine signifikant höhere Tendenz zur malignen Entartung [23]. Zudem stellt bei Kindern und Jugendlichen der Bereich des koxalen Femurendes aufgrund der Wachstumsleistung der Epi- und Metaphysen, beim Erwachsenen die gesamte Hüftgelenksregion sowie das Becken wegen ihrer architektonisch strukturellen Reaktionsfähigkeit gegenüber statischen Veränderungen eine bedeutsame Lokalisation für Knochentumoren dar [17]. Das auf der WHO-Klassifikation der Knochengeschwülste [23] sowie auf der Einteilung von Dahlin [6] auf histologischen Kriterien basierende Schema gilt auch, mit unterschiedlicher Gewichtung, für die primären Tumoren von Becken und Hüften (Tabelle 1). Zusätzlich wird hier in Anlehnung an Betzler [1] die Gruppe von semimalignen Tumoren aufgeführt, die im englischen

Tabelle 1. Primäre Beckentumoren

Condrom	3
Chondrosarkom	9
Riesenzelltumor	3
Synovialom	1
Osteosarkom	1
Fibrosarkom	1
Plasmozytom	1
Insgesamt	19
Davon Rezidive	6 (!)

1 Mit Unterstützung der AO International.

2 Prof. Dr. C. Burri, Ärztlicher Leiter und Dr. C. Etter, Departement für Chirurgie der Universität, Steinhövelstraße 9, D-7900 Ulm.

Schrifttum die Bezeichnung „low grade malignancy“ trägt. Diese Formen mit invasivem und destruktivem Wachstum neigen häufig zu lokalen Rezidiven, metastasieren nicht, können aber sekundär entarten (Chondrom). Hierzu gehören der Riesenzelltumor, das Chondromyxoidfibrom, großzentrale und epiexostitische Chondrome [23] sowie nach Heymer u. Mohr [10] das Hämangioendotheliom und das Hämangioperizytom.

Symptomatik und Diagnose der Knochentumoren im Bereich des Beckens [2, 7, 13–16, 19, 25]

Die klinische Symptomatik eines primären Knochentumors, insbesondere im Beckenbereich, ist weitgehend unspezifisch und uncharakteristisch. Die bekannten Zeichen des malignen Tumors, wie Gewichtsverlust, Leistungsknick, sekundäre Anämie und erhöhte Blutsenkung, fehlen hier meistens [19], die Vierzigerregel von Remagen [18] erreicht z. T. eine untergeordnete Bedeutung. Bei Tumorlokalisation im Bereich des Hüftgelenkes treten belastungsabhängige Schmerzen, später Bewegungseinschränkungen auf. In manchen Fällen stellt die Spontanfraktur das erste Symptom mit Hinweis auf einen Tumor dar. Ausgedehnte maligne Formationen führen zu Obstipation, Stuhlinkontinenz, Dysurie sowie zu sensorischen und motorischen Defiziten an den unteren Extremitäten [15]. Gelegentlich zeigt sich eine Entzündung mit Schwellung und Überwärmung, wie sie auch bei rheumatischen Erkrankungen, der Ischialgie, aber auch bei Koxarthrosen und Wirbelsäulensyndromen auftreten kann. Diese Tatsache stellt die Ursache zahlreicher Beobachtungen dar, wonach viele Patienten monatelang ohne radiologische Abklärung symptomatisch behandelt werden. Damit wurde bereits ausgesagt, daß der Röntgendiagnostik überragende Bedeutung zukommt! Neben den Übersichtsaufnahmen kommen Tomographie oder Xeroradiographie in Frage, die Angiographie und insbesondere die Computertomographie sind von größter Wichtigkeit. Sekelettszintigraphie und Ultraschalldiagnostik ergänzen diese Verfahren. Labor- und biochemische Untersuchungen besitzen gegenüber der Radiologie für Patienten mit Knochentumoren, mit Ausnahme des Plasmozytoms, in der Regel nur einen begrenzten diagnostischen und prognostischen Aussagewert [7, 14].

Für die endgültige Diagnostik und damit für die Festlegung des endgültigen Therapieplanes spielt die Probeexzision eine tragende Rolle. Das Elektronenmikroskop führt insbesondere beim Ewing-Sarkom und bei Lymphomen zu einer diagnostischen Verbesserung [14]. Es sei darauf hingewiesen, daß Biopsien an verschiedenen Tumorlokalisationen und in unterschiedlicher Tiefe entnommen werden sollen, die Zahl ist auf Minimum 3 anzusetzen.

Die dargestellten Tatsachen führen zu dem Ergebnis, daß in der klinischen, radiologischen und histologischen Beurteilung eines Knochentumors an Becken und Hüften die enge Zusammenarbeit zwischen den einzelnen Fachgruppen, wie sie am besten in einem onkologischen Arbeitskreis vereinigt sind, erforderlich wird.

Therapie der Tumoren am Becken [2, 3, 8, 9, 11, 12, 14–17, 20–22, 26]

Benigne Formen erfordern lediglich dann eine aktive Therapie, wenn sie Beschwerden verursachen. Semimaligne Tumoren sowie Tumoren mit „low grade malignancy“ verlangen nach einer Kontinuitätsresektion und entsprechendem Wiederaufbau des Beckens. Die Kryochirurgie stellt in der Behandlung von Knochentumoren ein relativ unbelastendes und einfaches Verfahren dar, das in Zukunft wohl vermehrt, besonders bei der Behandlung von semimalignen Tumoren, Anwendung finden wird [16]. Die Strahlentherapie dagegen soll wegen der Gefahr der malignen Entartung hier keine Anwendung finden [20].

Die Therapie der primär malignen Tumoren am Becken verlangt nach einem radikalchirurgischen Vorgehen [11], wobei beim Ewing-Sarkom die Strahlen- und Chemotherapie im Vordergrund steht. Diejenigen Formen, die mit einer Kombinationstherapie behandelt werden können, sollen einer solchen zugeführt werden. Das wichtigste Beispiel stellt das osteogene Sarkom dar.

Der operative Eingriff hat die radikale Entfernung des Tumors zum Ziel, was bis vor kurzem die verstümmelnde Hemipelvektomie bedeutete. Die in letzter Zeit erreichten Verbesserungen in der adjuvanten Therapie lassen jedoch heute Verfahren zur Anwendung kommen, die dem Patienten die Extremität erhalten und die Gehfähigkeit wiederherstellen können. Unter diesen Bedingungen kann eine radikale Resektion bei sorgfältiger Planung des Eingriffes ein der Ablatio gleichwertiges Verfahren quo ad vitam sein [4], bei gleichzeitig ungleich günstigerem funktionellem Ergebnis.

Im angelsächsischen Sprachraum haben Enneking et al. [8] und Erikson u. Hielmstedt [9] seit Jahren Kontinuitätsresektionen mit Verbindung der erhaltenen ossären Strukturen untereinander, oder aber auch unter Inkaufnahme großer ossärer Defekte, wichtige Grundlagen geschaffen. Die funktionellen Ergebnisse sind oft besser, als man sich erhoffen konnte. Funktionell sicher günstigere Ergebnisse bringen die Eingriffe, die auf eine Rekonstruktion des Beckenringes und des Hüftgelenkes abzielen. Seit 1970 haben wir deshalb versucht, Defekte am Becken durch Verbundosteosynthesen belastungsstabil zu überbrücken [3]. Scales [21] berichtet über einen bereits in den 60er Jahren operierten Fall, bei dem ein erweiterter prothetischer Ersatz des Hüftgelenkes mit einer mechanisch komplizierten Pfannenprothese durchgeführt wurde. Es kam dabei zum Infekt, und das Implantat mußte wieder entfernt werden, der Patient verstarb 1,5 Jahre später. Burri u. Rüter [3] propagierten 1974 die Verbundosteosynthese bei größeren Beckenresektionen. Im gleichen Jahr gaben Schöllner u. Ruck [22] ein Implantat aus Stahl zum partiellen Beckenersatz an; dieses Vorgehen wurde modifiziert von Karpf u. Mang [12] übernommen.

1977 führten wir zum ersten Mal den totalen inneren Ersatz einer Beckenhälfte mit einer Prothese aus Polyacetalharz durch und konnten 1979 über die Ergebnisse von 3 derartigen Fällen berichten [5].

Heute glauben wir, differenzierte Verfahren, je nach histologischer Diagnose und Ausdehnung des Tumors, anwenden zu können: Kleinere, intraossär gelegene Tumoren im Frühstadium können durch Kontinuitätsresektion unter Mitnahme des angrenzenden Weichteilmantels reseziert werden, der Wiederaufbau des Beckens kann durch Osteosynthese und Anwendung autologen Knochens durchgeführt werden. Daneben stehen uns totale Beckenhälften, die individuell angefertigt werden, aus dem genannten Kunststoff zur Verfügung, die sich intraoperativ entsprechend der resezierten Beckenmasse einpassen und mit Platten oder Schrauben stabil verankern lassen.

Bei ausgedehntem Knochen- und Weichteilbefall erachten wir die totale innere Hemipelvektomie als Vorgehen der Wahl, solange keine Fernmetastasen, retroperitonealer Lymphknotenbefall vorhanden, bzw. Nervenplexus oder die großen Beingefäße tumorumwachsen sind.

Operationstechnik

Zugänge

Die Zugänge zum knöchernen Becken sind weitgehend identisch mit denjenigen, wie sie zur Frakturversorgung angegeben werden [17]: Von einer Inzision aus, die vom Iliosakralgelenk dem Beckenkamm bis zur Symphyse folgt, kann unter Abschieben oder Mitnahme der Beckeninnen- -bzw. -außenmuskulatur unter Schonung des Plexus ischiadicus, der Glutäalgefäße und -nerven sowie vorne der großen Beingefäße und des N. femoralis das ganze Becken entfernt und ersetzt werden. Liegt ein klar umschriebener Tumor im Bereich des Hüftgelenkes vor, bevorzugen wir den Zugang nach Marcy, Fletcher und Mueller. Die Inzision beginnt an der Darmbeinkante und zieht schräg nach unten über den Trochanter major hinaus. Der laterale Rand des M. glutaeus maximus bietet das Leitgebilde zum Vordringen in die Tiefe, wobei der große und der mittlere Glutäalmuskel stumpf getrennt, ihre Insertionen an der Darmbeinkante abgelöst werden. Darunter liegen die Außenrotatoren frei, proximal der Sehne des M. piriformis kann das obere Glutäalgefäßnervenbündel präpariert und angeschlungen werden. Durch weiteres Abschieben der Gesäßmuskulatur und Zurückklappen der Außenrotatoren kann nun die gesamte hintere Beckenhälfte von der Darmbeinkante bis zum Sitzbeinhöcker übersichtlich dargestellt werden. Die Osteotomie des Trochanters und das Proximalverschieben desselben mit der Glutäalmuskulatur bringt die Übersicht nach vorne.

Der eingangs erwähnte große Schnitt über den gesamten Darmbeinkamm kann statt über die Symphyse in den Oberschenkel hineingeführt werden, was bei Tumoren ventralseits des Acetabulums, die nach distal vordringen, äußerst nützlich sein kann. Die Resektion des Schenkelhalses und der totalprothetische Ersatz zwischen Femur und Kunststoffprothese gelingt von proximal ohne größere Schwierigkeiten.

Die Beckenprothese aus Polyacetalharz [5]

Da das menschliche Becken in bezug auf Größe und Form sehr variable Gestaltung aufweist, wurde ein Verfahren entwickelt, das die Herstellung einer individuellen Beckenform erlaubt: Aus dem Computertomogramm mit klar definiertem Maßstab und einer Schichtdicke von 1,5 cm kann unter Verwendung von Styroporplatten die Beckenhälfte formgerecht nachgebildet werden. Entsprechend diesem Modell wird

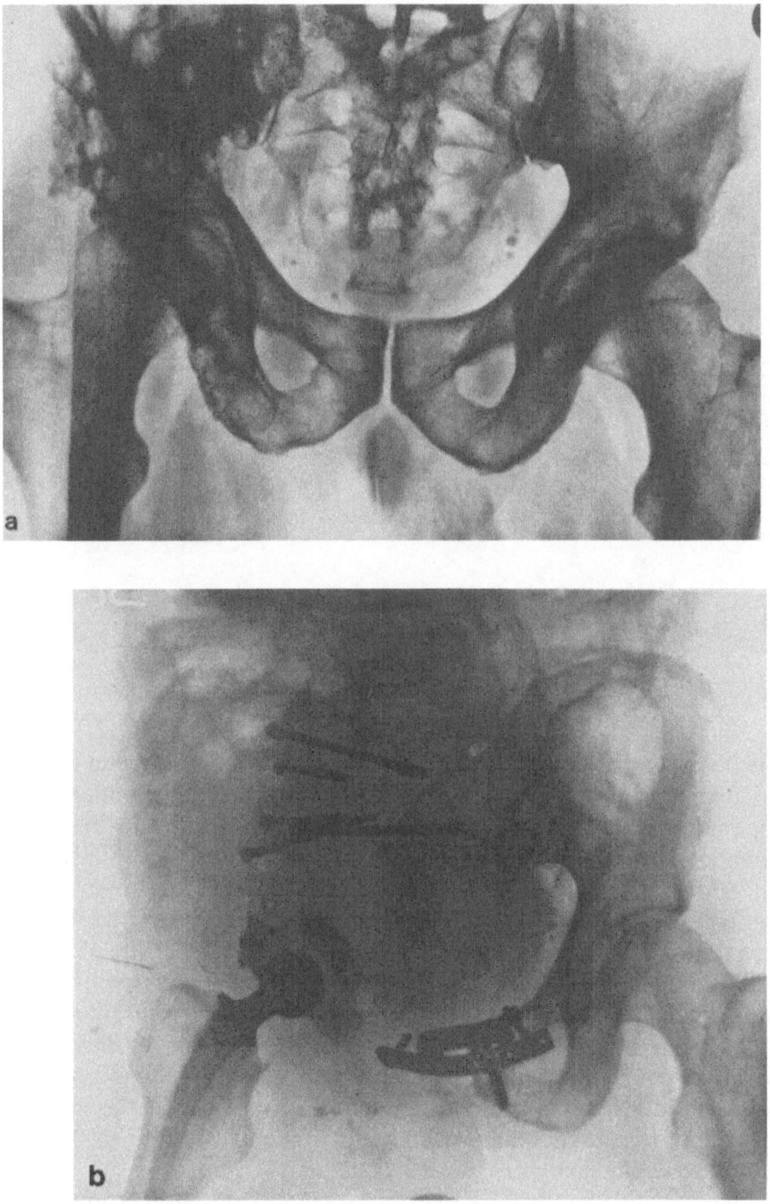

Abb. 1a–c. Chondrosarkom. **a** Präoperativer Befund; **b** postoperativ: Totale innere Hemipelvektomie, prothetischer Ersatz; **c** funktionelles Ergebnis

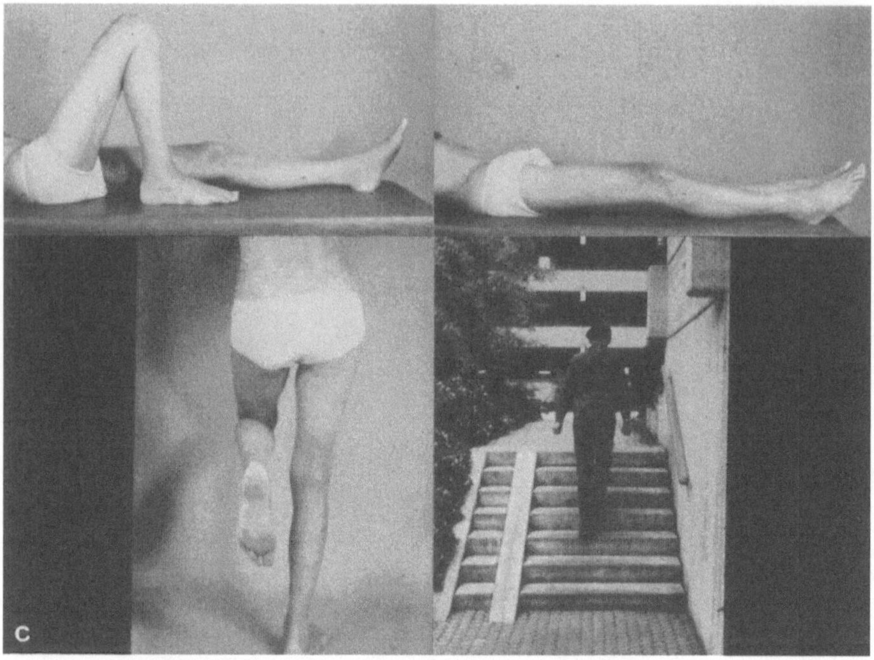

Abb. 1 c

die Kunststoffprothese hergestellt und garantiert damit einen formschlüssigen Sitz an Symphyse und Iliosakralgelenk (Abb. 1). Entschließt man sich während der Operation zu einer subtotalen Beckenresektion, kann nun dieses Modell entsprechend mit der Vibrationssäge zurechtgeschnitten und eingepaßt werden (Abb. 2).

Anhand von Berechnungen und verschiedenen Experimenten kann die Schraubenlage an der Verbindung Kunststoffbecken/Iliosakralgelenk klar definiert werden: Die proximalen Spongiosaschrauben sollen von außen oben nach innen unten in die Ala geführt werden, die distalen von distal außen nach proximal innen. Die Verbindung an der Symphyse erfolgt mit einer oder zwei Unterschenkelplatten der AO. Zur weiteren Absicherung können im Bereich der Verbindung am Iliosakralgelenk, wo das Kunststoffbecken Lücken aufweist, kortikospongiöse Späne in diese und an die Ala des Sacrums angeschraubt werden. Die Aussparungen im Bereich der Beckenschaufel dienen zur Vereinigung der verbliebenen Beckeninnen- mit der Beckenaußenmuskulatur.

Der totale oder partielle Beckenersatz mit Kunststoffprothesen erlaubt dem Patienten das Aufstehen bereits in der ersten Woche nach dem Eingriff, Vollbelastung kann in 6–8 Wochen erreicht werden. Entsprechend unseren Beobachtungen an nun über 10 Fällen bedeutet ein Schraubenbruch im Bereich der iliosakralen Verbindung keineswegs eine Katastrophe, da das die Prothese umhüllende Bindegewebe die Kraftübertragung zwischen Prothese und dem Sacrum voll zu übernehmen vermag.

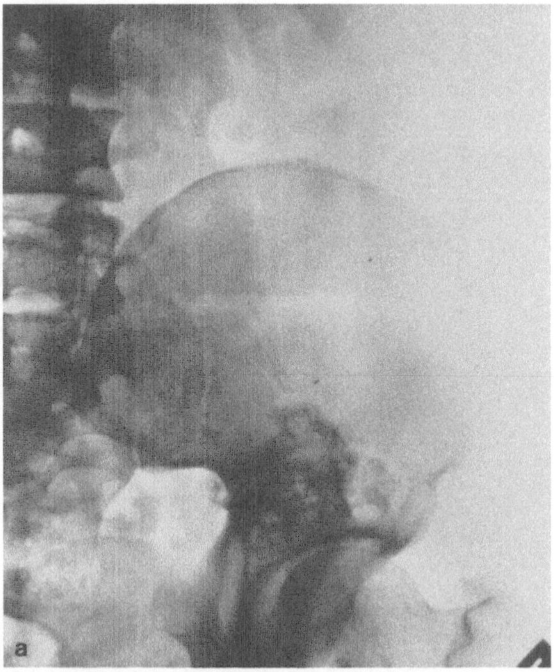

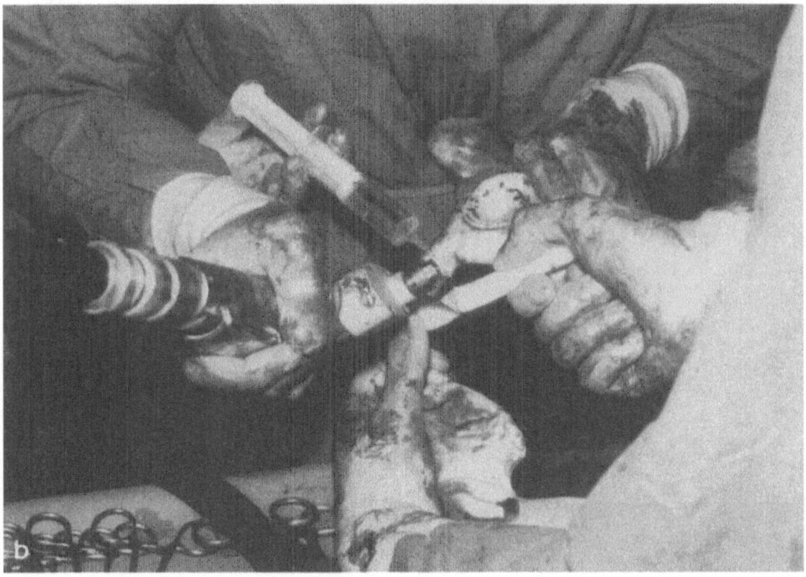

Abb. 2 a–e. Zentrales Chondrosarkom. **a** Präoperativer Befund; **b** Bearbeitung der Prothese unter der Operation zur Gestaltung einer idealen Paßform; **c** postoperatives Bild bei partiellem Beckenersatz; **d, e** funktionelles Ergebnis

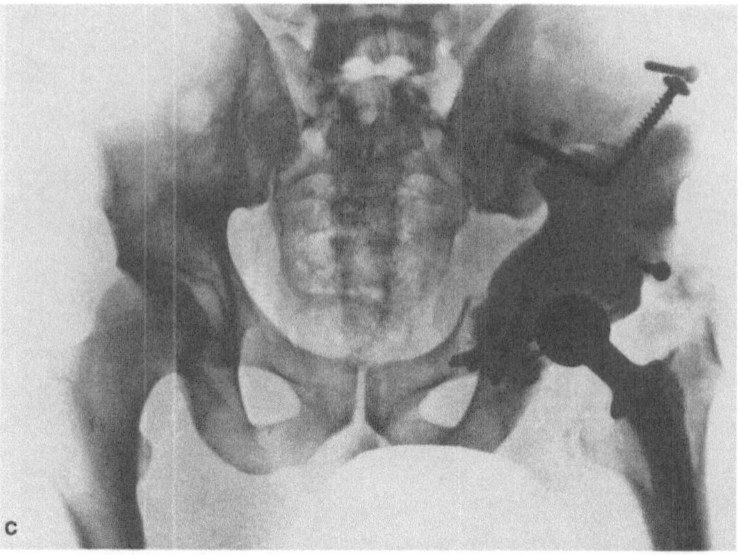

Abb. 2c

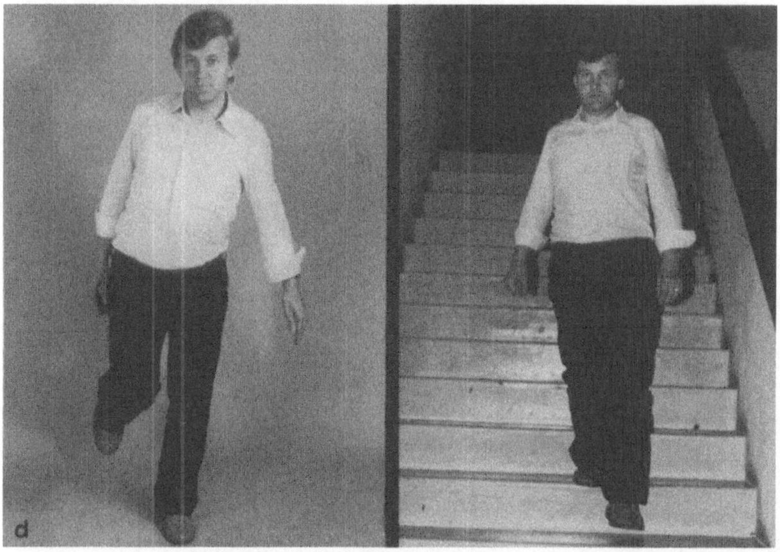

Abb. 2d, e

Eigene Ergebnisse mit dem dargestellten Verfahren

In den letzten Jahren haben wir 19 Patienten mit semimalignen und malignen Tumoren des Beckens mit dem dargestellten Verfahren behandelt, in 6 Fällen handelte es sich dabei bereits um Rezidive (Tabelle 1). Von diesen 19 Patienten verstarben 4 nach einer mittleren Zeit von 10,6 Monaten. 15 Patienten mit einer mittleren Überlebenszeit von 30 Monaten sind heute noch am Leben (Tabelle 2).

Tabelle 2. Ergebnisse (n = 19)

Gestorben	4 Patienten (10,6 Monate)
Überleben	15 Patienten (30 Monate)
	Minimum 3 Monate
	Maximum 84 Monate

Tabelle 3. Komplikationen (n = 19)

Gefäßläsion	1	(Naht)
Infekt	2	(Drainage, Entfernung)
Fibularisläsion	2	
Strahlennekrose	1	(Hemipelvektomie)
Hämatom	3	
Luxation	4	

Tabelle 4. Funktionelle Ergebnisse (n = 15)

Voll aktiv (arbeitsfähig)	10
Eingeschränkt	3
Pflegebedürftig	2

In den 19 Fällen trat eine relativ hohe Zahl von Komplikationen auf, nämlich 1 Gefäßläsion, die durch Naht behoben werden konnte, 2 Infektionen, 2 Fibularisparesen, 1 Strahlennekrose, 3 Hämatome und 4 Luxationen der Totalprothese. Die Infektionen machten bei einem Patienten die Entfernung des Kunststoffanteils notwendig; er weist heute eine instabile Situation auf, ist aber an einer Stütze gehfähig. Beim zweiten, über 70jährigen Patienten, konnte durch eine Dauerdrainage Gehfähigkeit erreicht werden. Eine Strahlennekrose bei Eingriff 3 Monate nach Bestrahlung eines malignen Synovialoms machte eine Hemipelvektomie notwendig. Die Hämatome und Luxationen heilten nach Behandlung folgenlos aus (Tabelle 3).

Von den 15 überlebenden Patienten sind 10 voll aktiv und arbeitsfähig, 3 eingeschränkt, 2 teilweise oder ganz pflegebedürftig (Tabelle 4).

Unsere vorläufigen Ergebnisse zeigen, daß unter Beachtung einer sorgfältigen Planung die totale oder innere Hemipelvektomie unter Ausschöpfung der adjuvanten Tumortherapie günstige Resultate zu bringen scheint. Diese Aussage ist als eine vorläufige zu betrachten, sind doch unsere Beobachtungszeiten noch zu kurz, um bindende Schlußfolgerungen ziehen zu können.

Literatur

1. Betzler M (1977) Klinik der Knochentumoren. Aktuel Probl Chir Orthop 5: 10
2. Burri C, Betzler M (Hrsg) (1977) Knochentumoren. Aktuel Probl Chir Orthop 5
3. Burri C, Rüter A (1974) Erweiterte Versorgung bei pathologischen Frakturen und Tumoren im Hüftbereich. Aktuel Traumatol 4: 281

4. Burri C, Schulter JA (1980) Operationsindikation und chirurgische Technik bei Beckentumoren. Langenbecks Arch Chir 352: 465
5. Burri C, Claes L, Gerngroß H, Mathys R Jr (1979) Total „internal" hemipelvectomy. Arch Orthop Trauma Surg 94: 219
6. Dahlin DC, Krishnan K, Matsuno T (1977) Malignant (fibrous) histiocytoma of bone fact or fancy? Cancer 39: 1508
7. Dominok GW, Knoch HG (1978) Knochengeschwülste und geschwulstähnliche Knochenerkrankungen, 2. Aufl. Fischer, Jena
8. Enneking WF, Dunham WKA (1978) Resection and reconstruction for primary neoplasms involving the innominate bone. J Bone Joint Surg 60-A: 731
9. Erikson U, Hielmstedt A (1976) Limb-saving radical resection of chondrosarcoma of the pelvis. J Bone Joint Surg 58-A: 568
10. Heymer B, Mohr W (1977) Morphologie der semimalignen Knochentumoren. Aktuel Probl Chir Orthop 5: 43
11. Immenkamp M (1974) Operative Behandlungsmöglichkeiten bei Knochentumoren. Dtsch Aerztebl 18: 1299
12. Karpf PM, Mang W (1978) Das Retikulumzellsarkom des Beckens. Fortschr Med 96: 1559
13. Kratochwil A, Ramach W (1978) Die Ultraschalldiagnostik bei primär malignen Knochentumoren. Z Orthop 116: 503
14. Mankin HJ (1979) Advances in diagnosis and treatment of bone tumors. N Engl J Med 300: 10, 543
15. Müller W (1972) Möglichkeiten des plastischen Ersatzes bei tumorbedingten Resektionen großer Gelenke. Ther Umsch 29: 669
16. Pang-Fu K, Pu-Fan C, Hua-Feng T, Tsai-Wei S (1979) Cryosurgery in giant cell tumor of bone. Chin Med J 92/2: 125
17. Refior HJ, Holbe R (1973) Möglichkeiten der operativen Behandlung von Tumoren des coxalen Femurendes. Arch Orthop Trauma Surg 76: 290
18. Remagen W (1976) Klassifikation und pathologische Anatomie der Knochentumoren. Orthopaede 5: 108
19. Roggatz J (1968) Schwierigkeiten in der Diagnostik maligner Knochentumoren. Melsunger Med Mitt [Suppl II] 42: 7–12
20. Rüter A, Burri C (1977) Chirurgische Behandlung von Knochentumoren. Aktuel Probl Chir Orthop 5: 91
21. Scales JT (1978) Massive bone and joint replacement involving the upper femur, acetabulum, and iliac bone. In: The Hip: Proceedings of the Third Open Scientific Meeting of the Hip Society, St. Louis Mosby F815, 245
22. Schöllner D, Ruck W (1974) Die Beckenendoprothese – eine Alternative zur Hemipelvektomie bei Tumorpatienten. Z. Orthop 112: 968
23. Uehlinger E (1974) Pathologische Anatomie der Knochengeschwülste (unter besonderer Berücksichtigung der semimalignen Formen). Chirurg 45: 62
24. Wagner G (1979) Zur Epidemiologie der Knochentumoren. Acta Fac Med Univ Brun 64: 95
25. Weigand H, Sarvestani M, Georgi M, Günther R (1978) Angiographische Untersuchungen bei malignen Knochentumoren. Z Orthop 116: 487
26. Winter W, Decker S, Müller-Färber J (1979) Klinischer Beitrag zur Häufigkeit, Lokalisation und chirurgischen Therapie der Knochentumoren. Arch Orthop Trauma Surg 95: 285

Spezielle Indikationen und Techniken für den Hüftgelenkersatz

R. Rahmanzadeh, M. Faensen und F. Enes-Gaiao[1]

Die routinemäßige Implantation von Hüftgelenksendoprothesen, wie sie überwiegend bei Koxarthrosen oder nach medialen Schenkelhalsfrakturen vorgenommen wird, war standardisiert und bereitete nur selten technische Schwierigkeiten. Der

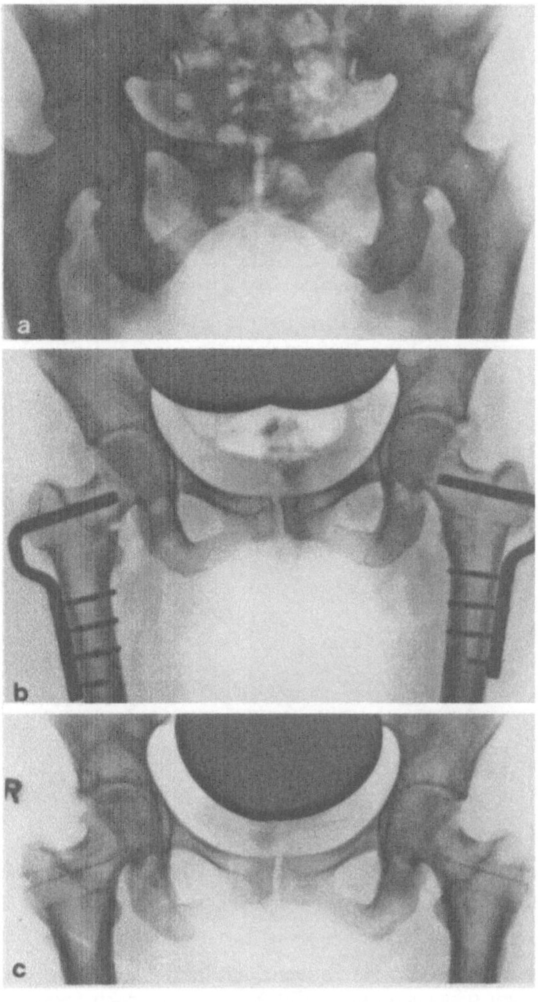

Abb. 1 a–c. 34jährige Patientin mit zunehmenden Schmerzen erst in der rechten, dann auch in der linken Leiste, beginnend vor 4 Jahren. Deutliche Bewegungseinschränkung, Außenrotation-Innenrotation beiderseits 20-0-15, Abduktion beiderseits 30°. Mäßige Koxarthrose bei einem CCD-Winkel von ca. 115°. Nach Medialisierung und Valgisierung deutliche Befundbesserung, 4 Jahre nach der Operation ist die Patientin unter alltäglicher Belastung beschwerdefrei, so daß sie auch wieder etwas Sport betreibt

1 Prof. Dr. R. Rahmanzadeh, Leiter, Priv.-Doz. Dr. M. Faensen und Dr. F. Enes-Gaiao, Oberarzt, Abteilung für Unfall- und Wiederherstellungschirurgie, Klinikum Steglitz der Freien Universität Berlin, Hindenburgdamm 30, 1000 Berlin 45.

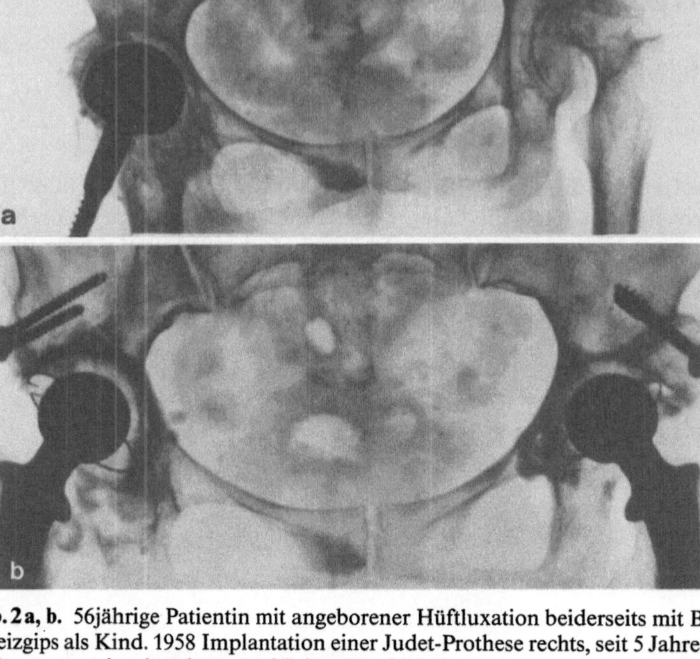

Abb. 2a, b. 56jährige Patientin mit angeborener Hüftluxation beiderseits mit Behandlung in einem Spreizgips als Kind. 1958 Implantation einer Judet-Prothese rechts, seit 5 Jahren stärker zunehmende Bewegungseinschränkung und Schmerzhaftigkeit rechts mit einer Beinverkürzung von 6 cm. Bei der Vorstellung fand sich das rechte Hüftgelenk versteift, links Extension/Flexion 0/0/45, Aufhebung der Rotation, Abduktion 5°. Links Coxa magna mit Deformität. Die Patientin benutzte seit 23 Jahren Gehhilfen. Es erfolgte der totalendoprothetische Hüftgelenksersatz beiderseits mit einer Erweiterung des Pfannendaches durch eine autologe Spongiosaplastik aus dem linken Hüftkopf. Röntgenbilder 1 Jahr nach der Operation zeigen den vollständigen Einbau der Transplantate, 4 Jahre nach der Operation ist die Patientin ohne Gehstützen schmerzfrei gehfähig.

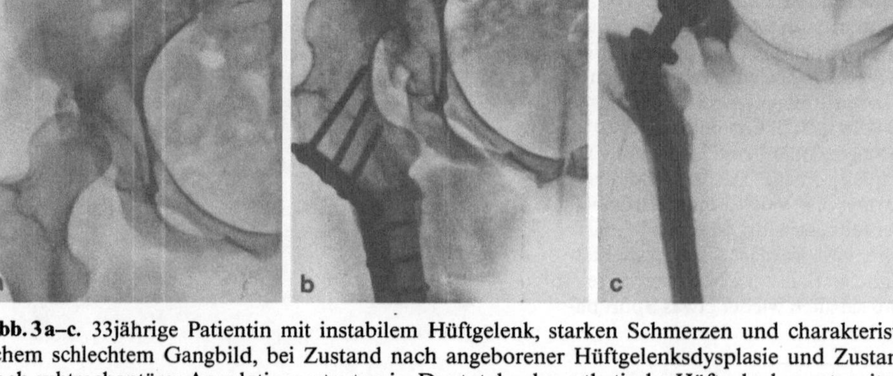

Abb. 3a–c. 33jährige Patientin mit instabilem Hüftgelenk, starken Schmerzen und charakteristischem schlechtem Gangbild, bei Zustand nach angeborener Hüftgelenksdysplasie und Zustand nach subtrochantärer Angulationsosteotomie. Der totalendoprothetische Hüftgelenksersatz mit einem speziell geformten Schaft für Hüften nach Umstellungsosteotomien machte die Patientin schmerzfrei gehfähig mit unauffälligem Gangbild

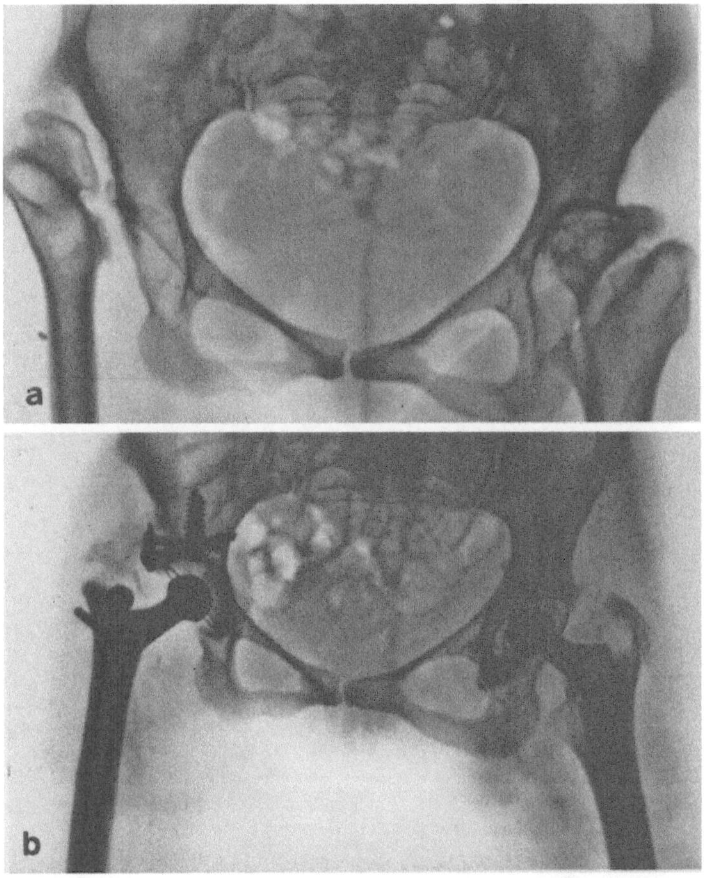

Abb. 4 a, b. 37jährige Patientin mit angeborener Hüftgelenksluxation beiderseits. Bei Behandlungsbeginn ist die Patientin gehunfähig, sie hat links eine Beugekontraktur (Extension-Flexion 0-30-90), rechts einen dysplastischen Hüftkopf und eine Arthrose. Beiderseits erfolgte der totalendoprothetische Hüftgelenksersatz mit einer Dysplasieprothese nach M. Müller und Pfannendachplastik. Ohne Gehhilfen ist die Patientin nun 2 Jahre nach der Operation gut gehfähig und schmerzfrei

operative Aufwand ist jedoch größer geworden, seitdem bekannt ist, daß in der Größe möglichst exakt angepaßte Schäfte und Pfannen die Prognose bezüglich der Standfestigkeit verbessern. Zusätzliche Maßnahmen am Acetabulum, wie Spongiosaplastiken und Pfannenarmierungen, finden zunehmend Anwendung, wo früher nur Knochenzement benutzt wurde. Die individuelle Anpassung der Prothese an den Patienten wird zur Regel. Patienten, bei denen früher ein Hüftgelenkersatz nicht gewagt wurde, können mit den zur Verfügung stehenden Möglichkeiten mit befriedigender Prognose endoprothetisch versorgt werden.

Die Erfahrungen und neuen operationstechnischen Möglichkeiten haben mit Recht nicht zu einer Erweiterung der Indikation geführt. Es scheint aber heute nicht mehr gerechtfertigt, jüngere Patienten nur aufgrund ihres Alters von dem Verfahren auszuschließen, ohne ihnen eine andere Therapie anbieten zu können. Es kann im Gegenteil sogar durch Aufschieben der Operation eine Verschlechterung des Be-

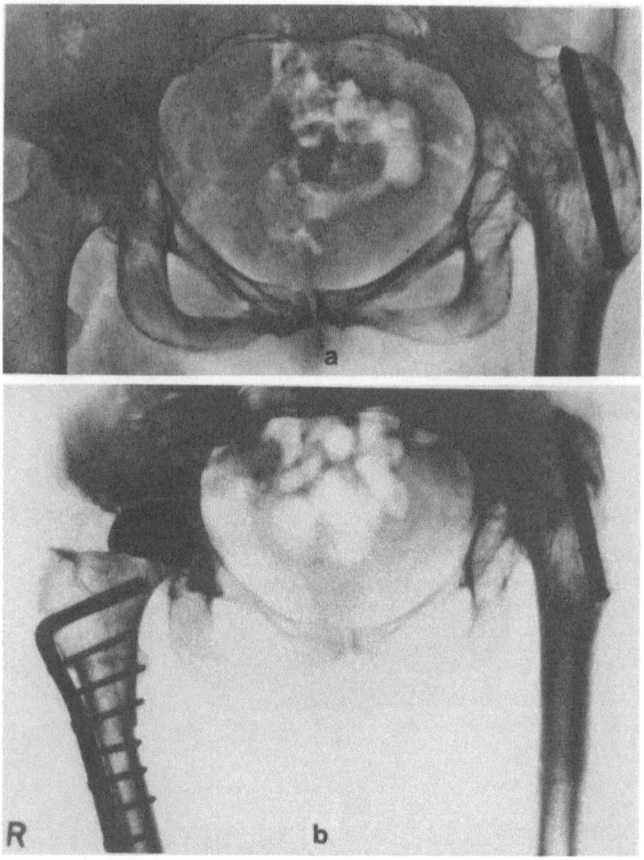

Abb. 5 a, b. 49jährige Patientin mit angeborener Hüftgelenksluxation beiderseits. Vor 14 Jahren erfolgte die Arthrodese links, jetzt stellt sich die Patientin wegen vermehrter Schmerzen rechts vor. Die Rotationsfähigkeit ist aufgehoben, die Abduktion beträgt 20°, Extension-Flexion 0-0-90. Durch die Arthrodese kam es zu einer relativen Beinverlängerung rechts von 5 cm. Um die Beinverkürzung zu beseitigen und gleichzeitig den Gelenkersatz vornehmen zu können, wurde die intertrochantäre Verkürzungsosteotomie vorgenommen, die den Beinlängenunterschied bis auf 1 cm ausglich, und es wurde eine Doppelschalenprothese eingesetzt. Durch die Kombination dieser beiden Verfahren war nur ein Eingriff erforderlich

fundes eintreten, die den Eingriff erschwert und die Prognose der Prothese verschlechtert. Gerade in der aktiven Zeit des Lebens ist der Patient auf Mobilität und Schmerzfreiheit angewiesen, und so ist es für ihn wenig tröstlich, wenn man ihm eine Prothese im höheren Alter in Aussicht stellt, womit das Problem kurzfristig nur für den Arzt gelöst ist.

Es sind besonders vier Indikationen, die auch beim jüngeren Patienten den Hüftgelenkersatz erfordern können

1. Die angeborene Hüftgelenksdysplasie in all ihren Formen und Stadien,
2. die chronische Polyarthritis,
3. die Hüftkopfnekrose bei Dialysepatienten und nach Transplantation,
4. Tumoren.

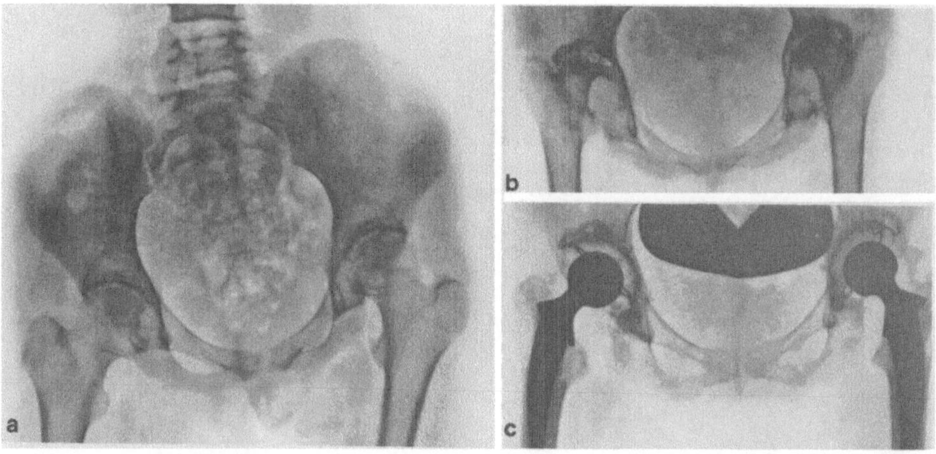

Abb. 6 a–c. 34jährige Patientin, die seit dem 8. Lebensjahr an einer progredienten rheumatoiden Arthritis bei Still-Syndrom leidet. Durch die häufige Anwendung von Analgetika kam es zu einer chronischen Niereninsuffizienz, durch die Kortisontherapie zum blutenden Ulcus duodeni. **a** Beckenübersicht 3 Jahre, bevor die Patientin in unsere Behandlung kam, mit noch weitgehend intakten Hüftgelenken und mäßiger Knochenatrophie. **b** In den letzten Jahren entstandene Destruktion der Skelettanteile, die für die Prothesenverankerung entscheidend sind. **c** Nach dem Ersatz beider Hüftgelenke wurden auch beide Kniegelenke, beide Sprunggelenke, beide Ellbogengelenke und ein Handgelenk endoprothetisch ersetzt. Der Allgemeinzustand der Patientin besserte sich, sie war zwischenzeitlich gut gehfähig, doch kam es zu einer terminalen Niereninsuffizienz, die eine Nierentransplantation erforderlich machte. Von seiten der operierten Gelenke ist die Patientin beschwerdearm und kann ohne Hilfe gehen

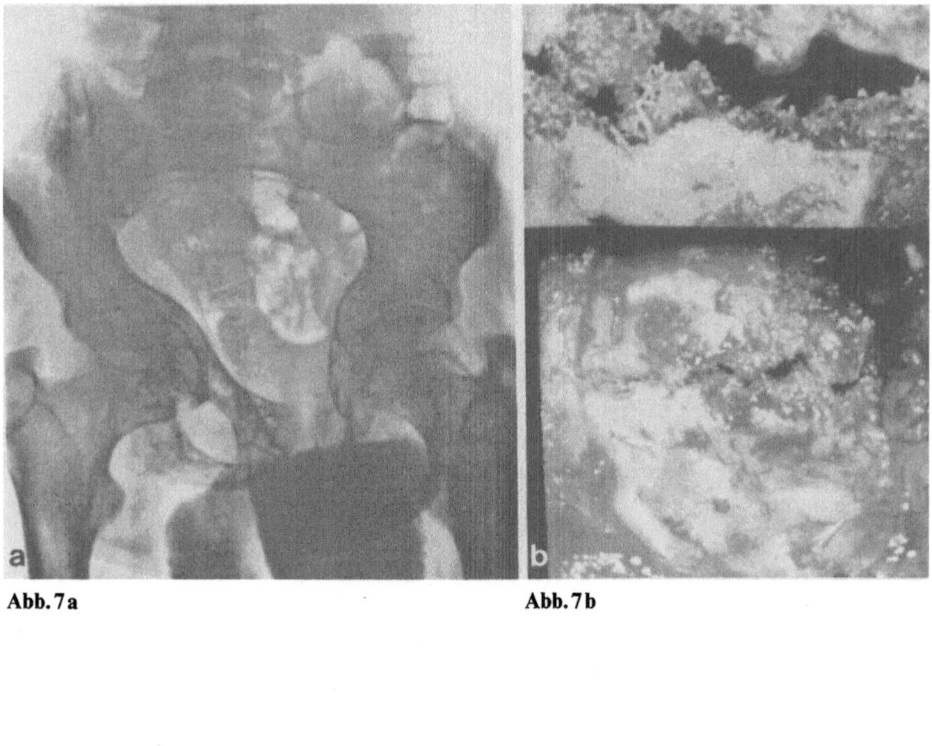

Abb. 7 a **Abb. 7 b**

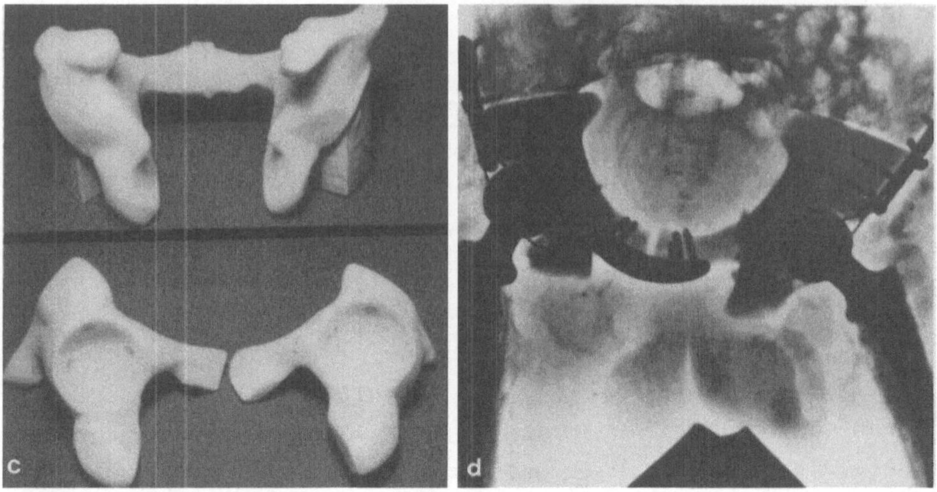

Abb. 7 a–d. Der 14jährige Patient wurde aus der Kinderklinik mit der Diagnose einer Angiomatose des Beckens mit starker Deformation, Instabilität und Gehunfähigkeit zu uns verlegt. **a** Deformiertes instabiles Becken; **b** Pfannengrund an beiden Hüftgelenken mit weitgehender Destruktion. **c** Durch ein nach Röntgenbildern gefertigtes Kunststoffbecken aus Polyacetalharz wurde bis auf die Beckenschaufeln der Becken- und Hüftgelenkersatz beiderseits vorgenommen. In die vorgefertigten Hüftpfannen wurden Polyäthylenpfannen zementiert. **d** 6 Monate nach dem Eingriff war der Junge ohne Hilfe gehfähig, er konnte Treppen steigen, sitzen und knien

Bei der Hüftgelenksdysplasie müssen alle gelenkerhaltenden Verfahren gescheitert oder aussichtslos sein, bevor der Gelenkersatz vorgenommen wird. Besteht keine andere Möglichkeit, dann soll ohne wesentliche Verzögerung operiert werden, um Gelenkschäden an den anderen Extremitäten und der Wirbelsäule sowie eine zunehmende Inaktivitätsatrophie des Femurs und des Acetabulums zu verhindern.

Bei der chronischen Polyarthritis ist bei gesicherter Diagnose der Gelenkersatz indiziert, wenn die Schmerzen regelmäßig Analgetika erforderlich machen und der Patient immobil wird. Im weiteren Verlauf wird durch die zunehmende Destruktion der gelenkbildenden Skelettanteile und Atrophie des Knochens die Implantation schwieriger und die Prognose für die Prothese schlechter.

Die Hüftkopfnekrose bei Dialysepatienten und nach Nierentransplantation und Kortisontherapie stellt eine Indikation zur Totalendoprothese dar, die selten besondere technische Anforderungen stellt. Diese Diagnose rechtfertigt auch beim jungen Patienten den prothetischen Gelenkersatz.

Maligne und semimaligne Tumoren des koxalen Femurs und des Beckens erfordern die En-bloc-Resektion. Für die Wiederherstellung der Funktion ist der prothetische Gelenkersatz oft in erweiterter Form das einzige Mittel.

Die Kasuistik soll an ausgewählten Fällen (s. Abb. 1–7) beispielhaft zeigen, welche speziellen Techniken und Implantate zur Verfügung stehen, um den Gelenkersatz sicherer zu machen oder sogar erst zu ermöglichen.

Schlußwort

R. Schneider[1]

Drei verschiedene Mechanismen der aseptischen Lockerung sind zu unterscheiden:

Der erste Mechanismus ist rein biomechanisch. Bei weiter Markhöhle, dünnem Prothesenstiel und viel Zement kann die Belastungsdeformation des prothesentragenden Schaftsegmentes wegen fehlender Verkeilung nicht verhindert werden. Es entstehen dadurch Relativbewegungen an den Grenzflächen mit dekompensiertem Nulldurchgang und Osteolyse. Es gibt so Lockerungen bei völlig intaktem Zementlager und ohne Infekt. Wir haben Ermüdungsbrüche der früheren gegossenen Prothesenschäfte in einem völlig intakten Zementbett beobachtet.

Der zweite Grund zur aseptischen Lockerung sind die Zementzwischenfälle, die v. a. so lange beobachtet wurden, als der Zement noch die Rolle des initialen Stabilisators und Hauptkraftüberträgers spielte. Bei den Zementzwischenfällen haben wir auch 3 Gruppen zu unterscheiden:

a Das unvollständige Zementlager: Beim Einführen des Prothesenstiels kann der Zement einseitig nach distal verlagert werden. Schnittuntersuchungen haben ergeben, daß deshalb die Einbettung oft ungenügend war. Sie ist auch ungenügend, wenn bei einseitigem Anschlag eines Prothesenkragens auf dem Schenkelhalsstumpf eine Schwenkbewegung des Prothesenstiels eine Spalte zwischen Metall und Zement entstehen läßt.

b Die Inhomogenität des Zementes durch Schichtbildung bei fehlerhafter Zementierungstechnik: Bei portionsweisem Einbringen des Zementes sind Schichtbildungen nicht zu vermeiden. Wenn eine solche Schicht im lateralen Zugbereich liegt und zufällig parallel zum Röntgenstrahl verläuft, kommt sie mit der Zeit als Spalte im Zement zur Darstellung. Verläuft sie jedoch schräg, bleibt sie unsichtbar. Bei der dynamischen Belastungsdeformation entsteht Reibung an den Grenzschichten. Dadurch entsteht ein Abriebpulver mit viel größerem Volumen. Dieses Pulver pulsiert lokal und verursacht lokale Osteolyseherde, die bis unter das Periost reichen können. Wir haben diese Beobachtungen vor 10 Jahren „herdförmige Osteolysen" genannt. Histologisch kann es sich nur um Nekrosen ohne Speichergewebe handeln.

c) Die mechanische Störung in einer späten Gelphase. Wenn kurz vor dem Eintritt der Polymerisation die Lage des Implantates noch geändert wird, kann der Zement vielfach zerrissen werden. Die Analyse der Zementfragmente ergibt normale Festigkeitswerte und normale elektronenmikroskopische Befunde.

Die vielfach geäußerte Meinung, der Zement werde mit der Zeit insuffizient, gründet auf den erwähnten Zementzwischenfällen. Kirschner hat nach 10 Jahren an ausgebautem Zement normale Kugeldruck- und Biegefestigkeit messen können.

1 Prof. Dr. R. Schneider, Spezialarzt FMH für Chirurgie, Klinik Linde Blumenrain 101, CH-2502 Biel.

Gute Langzeitresultate von Charnley über 20 Jahre sprechen auch gegen eine schicksalhaft zunehmende Zementinsuffizienz. Entscheidend ist, daß er vor Überbelastung geschützt wird. Er soll nicht mehr initialer Stabilisator und nicht mehr Überträger der Hauptlast sein.

Die dritte Ursache der aseptischen Lockerung ist die Kortikalisnekrose. Sie wurde beobachtet nach motorischer Markraumbohrung mit anschließendem Zementverschluß der Markhöhle. Der Zementverschluß verzögert die Rekonstruktion des medullären Gefäßsystems. Die Revaskularisierung der nach Markraumbohrung avitalen inneren Hälfte des Kortikalisrohres kann zu lange ausbleiben, so daß ein mechanischer Zusammenbruch der inneren Knochenstrukturen erfolgt. Wir haben diese Erfahrung bei der Geradschaftprothese mit Verwendung der motorisch betriebenen Reibahle gemacht. Seitdem wir nur noch die Langschaftraspel oder besser die Formraspeln verwenden, ist diese Komplikation ausgeblieben. Motorische Markraumbohrung wird bei Zweiteingriffen besser vertragen, weil in diesen Fällen der Knochen vermehrt im Umbau und intensiver durchblutet ist. Es heilen ja auch Frakturen viel besser, wenn der Knochen vermehrt im Umbau ist.

Nur noch historische Bedeutung als Lockerungsursache hat der übermäßige Anfall von Abriebpartikeln, wie wir ihn mit der Teflonpfanne und mit der früheren Weber-Prothese erlebt haben. Die Dekompensation zwischen Partikelanfall und Abtransportmöglichkeit läßt eine große aseptische Entzündung entstehen. Wir nehmen an, daß diese Entzündung genau wie die septische, den unter stabilen Verhältnissen andauernden Knochenanbau stört. Wir nennen diesen Anbau Kompensationsmechanismus. Eine Dauerstabilität unserer Implantate ist nur durch diese andauernde Leistung des vitalen Knochens überhaupt zu erwarten.

Sachverzeichnis